Stb

Letztlich siegt immer die Liebe.

In Gedenken an Gerdi Fröhlich

Gerdi Fröhlich

Märchen für die Seele

Stb

Folgende Märchen erschienen bereits 1996 im Schirner Verlag:

Der Holunder

Goldi

Der Königssohn

Der Heiler

Engelchen

Teufelchen

Drachenmädchen

ISBN 978-3-89767-4529-0

4. Auflage 2011

Umschlag: Murat Karaçay
Satz: Elke Truckses
Printed by: FINIDR, Czech Republik

www.schirner.com

Inhaltsverzeichnis

Der Holunder

Es war einmal ein Holunderstrauch, der hatte schon viele Sommer und Winter erlebt. In dieser langen Zeit hatte er viele Erfahrungen sammeln können und war zu einem hohen, kräftigen Busch, ja, fast schon einem Baum herangewachsen. Unter seinen ausladenden Ästen bot er vielen Lebewesen Schutz und Geborgenheit. Das tat er auch sehr gerne, und viele kamen dankbar: Die Kaninchen versteckten sich unter seinen tiefhängenden Zweigen, um den scharfen Augen des Habichts, der über ihnen seine Kreise zog, zu entgehen, und auch die Mäuse fanden bei ihm Zuflucht, wenn sie von ihren Feinden gejagt wurden. Zahlreiche Tiere kannten die hilfreiche Heilkraft des Holunders und fraßen bei Krankheit mit Vorliebe seine Blätter, Blüten und Beeren oder nagten an seiner Rinde. Gutmütig ließ sich der Strauch das alles gefallen und freute sich, wenn er durch sein Dasein das Schicksal der Lebewesen um ihn herum erleichtern konnte.

* * *

Doch das war nicht immer so gewesen. Wenn der Holunder an seine frühen Jahre zurückdachte, lächelte er auf seine Weise über die damalige Unwissenheit, mit der er sich und anderen das Leben schwergemacht hatte. Große Dankbarkeit erfüllte ihn, daß er seitdem einen reichen Schatz an Erfahrungen hatte sammeln dürfen, die ihn zu dem gemacht hatten, was er heute war. Er erinnerte sich genau, wie zornig er als junger Trieb gewesen war, weil Würmer und Käfer im Erdreich um ihn herum ihr betriebsames Leben führten – auf seine Kosten, wie es ihm schien. Der Holunder versank in alten Erinnerungen . . .

Auf einmal war er wieder jung und unwissend, stürmisch und zornig, ein typischer Halbwüchsiger. Er stand voller Saft und Kraft auf seinem Platz und ärgerte sich, wie jeden Tag, über die frechen Mitbewohner.

Sie gruben und wühlten tagein, tagaus und legten an seinen Wurzeln ihre Eier ab. Ihre Nachkommenschaft ließen sie an seinen Wurzeltrieben nagen, ohne auch nur zu fragen, ob es ihm recht war. Was hatte dieses Krabbelvolk eigentlich bei ihm zu suchen? Dies hier war *sein* Platz, er wollte von ihnen in Ruhe gelassen werden. Sie sollten sich gefälligst eine andere Bleibe suchen. Es gab so viele andere Möglichkeiten für sie, warum mußten sie sich gerade in seiner Nachbarschaft niederlassen und ihre Gänge graben?

Der junge Holunder dachte an die vergangenen Frühjahrsstürme und daran, mit welcher Kraft er sich mit seinen Wurzeln hatte festkrallen müssen, um nicht ausgerissen zu werden. Wenn der Boden durch die vielen Gänge und Hohlräume nicht so aufgelockert gewesen wäre, hätte er durch das Gewicht der dichten Erde viel besseren Halt gehabt. Es hätte ihn längst nicht so viel Mühe gekostet, der Gewalt der heftigen Frühlingswinde zu widerstehen.

Aber dieses Volk grub und grub und machte dabei die Krume so leicht, daß er sich kaum darin halten konnte. Der junge Holunder war voller Wut über soviel Rücksichtslosigkeit und wünschte allen Käfern, Würmern und Ameisen um sich herum den Teufel an den Hals. Sollten sie sehen, wo sie blieben – bei ihm nicht! Der Zorn auf seine Nachbarn im Boden wurde mit der Zeit zum Haß und schließlich so groß, daß er einen Saft auszuscheiden begann, den diese Lebewesen nicht mochten.

Nach und nach zogen sie sich nun immer weiter aus dem Erdreich um ihn herum zurück und suchten sich eine andere Unterkunft. Der Holunder war sehr zufrieden. Richtig stolz war er auf seine Leistung und kam sich großartig vor, weil er es geschafft hatte, das Kleingetier zu vertreiben. Für die Birke und die Heckenrose, die seine Flüchtlinge liebevoll aufnahmen, hatte er nur Verachtung übrig. Diese wiederum beobachteten erstaunt und verwundert die Machenschaften ihres jungen Nachbarn. ›Soll das olle Kroppzeug doch denken, was es will‹, dachte er hochmütig, ›die werden sich schon noch wundern.‹ Auf jeden Fall hatte er jetzt endlich Ruhe vor den Wühlern. Überzeugt von der Richtigkeit seines Tuns genoß er seinen Sieg und kam sich besonders prächtig vor. Nach einiger Zeit bemerkte der Holunder, daß sich nun auch Gras und Kräuter von ihm zurückzogen. Nur ein paar zähe, hartnäckige Pflanzen blieben an ihren angestammten Plätzen in seiner Nähe. Doch auch sie ließen ihn auf ihre Art wissen, daß sie sein Verhalten nicht billigten. Aus der Zufriedenheit über seinen Sieg wurde Verblüffung, die sich ob der Geschehnisse rund um ihn her wieder in Zorn wandelte. Er wurde immer wütender auf die scheinbaren Neider, die ihm seinen Erfolg nicht gönnen wollten, und fühlte sich mehr und mehr im Recht. Im nächsten Frühling streckte er seine Wurzeln, die in der feuchten Erde ungehindert wachsen konnten, weit aus, machte sich breit und genoß seine Vormachtstellung. Er hatte es allen gezeigt!

Als aber die Sommersonne stärker wurde, trocknete der Boden um ihn herum so stark aus wie nie zuvor. Schwer lag er auf seinen Wurzeln. Damit hatte der Holunder nicht gerechnet. Der Boden, der ihn bisher sanft gehalten und genährt hatte, fing an, ihn zu beschweren und zu belasten. Dicht und bleiern lag er nun auf ihm. Nur unter großer Anstrengung konnte er sein Wurzelwerk weiter ausbreiten und noch Wasser finden. Da er seine Kraft bei dieser Plakkerei fast völlig erschöpfte, blieb ihm nur sehr wenig Energie, mit der er sein Blätterkleid richtig entfalten konnte. Zum Blühen reichte es nicht mehr, und so mußte er in jenem Jahr auf Blüten und Früchte verzichten. Das war ein harter Schicksalsschlag für den Holunder, und seine Wut über die Natur ringsum wurde immer mächtiger.

Als dann der Regen endlich einsetzte, glaubte er, nun würde alles wieder gut. Doch dann merkte er, daß das Wasser nicht in der Erde versickern konnte, weil sie mittlerweile fast undurchdringlich fest geworden war – er fühlte sich, als wäre er von Stein umgeben. Jetzt ging es dem jungen Holunder ans Leben! Mit letzter, verzweifelter Kraft trieb er sein Wurzelwerk gegen die harte Erde. Als er schon alle Hoffnung aufgeben wollte, erschienen einige feine Risse im Boden, und das Wasser strömte doch noch bis an seine Wurzeln. Die Erleichterung währte aber nur kurz, denn er mußte sich immer wieder gegen den anwachsenden Druck des Bodens wehren. Die Mühe und Arbeit, sich Wasser zu verschaffen, zehrten sehr an ihm. Wieder und wieder wurde es nötig, den Boden mit gewaltiger Kraft aufzureißen, damit das lebenspendende Naß zu ihm gelangen konnte. Er begann zu verzweifeln, weil er mit soviel Anstrengung um sein Leben kämpfen mußte. Warum nur war ihm die Natur so feindlich gesinnt? Alles, was er wollte, war, in Ruhe und Frieden zu leben. Was hatte er nur falsch gemacht?

In diesem nun so schweren Lebenskampf verebbte der Zorn, und an seine Stelle trat eine große Traurigkeit. Es war ihm, als hätten sich alle von ihm abgewandt. Hilfe konnte er keine erwarten. Nein, er würde sich auch nicht helfen lassen, das ließ sein Stolz nicht zu. Die anderen sollten nicht sehen, wie schwach er war. Er brauchte kein Mitleid! Lieber kämpfte er weiter.

Doch es war schon lange zu sehen, wie sehr ihn das erbarmungslose Ringen auslaugte. Seine wenigen Blätter hingen stumpf und kraftlos an den Zweigen, und viele fielen schon weit vor der Zeit ab. Verzweifelt und ohne rechte Zuversicht kämpfte er weiter, und seine Sehnsucht nach Ruhe und Frieden wurde immer größer.

Die umliegenden Bäume und Sträucher beobachteten seinen Kampf, die Insekten, Würmer und Käfer schauten voller Mitgefühl zu. Doch solange er nicht um Hilfe bat, konnten sie nichts für ihn tun.

Der Holunder wurde immer kraftloser. Er würde den nächsten Winter nicht überleben, das spürte er auf einmal sehr deutlich, er würde erfrieren, verdursten oder einfach nicht mehr die Kraft haben, im nächsten Frühjahr von vorn zu beginnen. In einer besonders dunklen Nacht begann er, seine Lebenskraft mehr und mehr aus den Wurzeln zu ziehen, er richtete sich auf den Tod ein. Und dann, endlich, als ihm bereits die Sinne zu schwinden begannen, rief eine leise Stimme in ihm um Hilfe, die leise Stimme, die er nie zugelassen hatte, solange er sich noch irgendwie aufrecht halten konnte.

Und auf einmal kitzelte es ihn ganz sanft an einer seiner Wurzeln. Sofort richtete er seine ganze Aufmerksamkeit auf das Kitzeln. Er entdeckte einen kleinen Drahtwurm, der sich durch die verdichtete Erde bis zu ihm durchgegraben hatte. Süße Freude stieg im Holunder auf, und ein Strahl der Hoffnung erleuchtete seine innere Dunkelheit. Mit ganzer Seele hieß er den kleinen Wurm willkommen, und ein mächtiges Glücksgefühl breitete sich in ihm aus. Als er ihn an seinen angestrengten und ausgelaugten Wurzeln graben spürte, wußte er plötzlich, was er so lange vermißt hatte.

Der Wurm bohrte und wühlte in der Erde herum und hatte bald ein kleines Stück festgepackten Boden gelockert. Das Glück des Holunders und sein warmes Willkommen schien die Würmer wie magisch anzuziehen, denn nach dem ersten kamen noch mehr aus seiner Familie und gruben emsig um den Wurzelstock herum ihre Gänge. Bald nahm der Holunder wahr, daß diese Gänge auch von anderen Lebewesen benutzt wurden, und nach ein paar Wochen war das ganze Krabbelvolk wieder versammelt, genau wie früher. Wie froh war der Holunder, und er begrüßte jede neue Art, die sich bei ihm niederlassen wollte, herzlich. Das ganze Erdreich um ihn wurde nun wieder locker und leicht, das Wasser fand den Weg zu seinen Wurzeln und konnte ihn mit Nahrung versorgen.

Da wurde ihm klar, was er falsch gemacht hatte, und er schämte sich seiner Dummheit und seines Hochmuts sehr. Dankbar genoß der Holunder nun das rege Treiben seiner Nachbarn im Boden und betrachtete sie fortan mit liebevoller Gelassenheit, auch wenn sie manches Mal ein wenig übermütig waren und zu viel an seinen Wurzeln nagten.

Als im Herbst die Stürme heftig über das Land fegten, war er überrascht, mit welcher Leichtigkeit er sich im Boden halten konnte, obwohl der so locker und durchlässig war. Seine Wurzeln waren aufgrund des Ringens um Wasser dick und stark geworden, und er brauchte keine Angst mehr zu haben, durch die Stürme aus dem Erdreich gerissen zu werden. So hatte auch die Zeit des Elends ihre guten Seiten gehabt, und er nahm diese Erfahrung mit Dankbarkeit an.

* * *

In einem Jahr, erinnerte sich der Holunder, nahmen seine wühlenden Untermieter beinahe überhand. Doch es lag ihm nun fern, sich rücksichtslos gegen sie zur Wehr zu setzen. Gleichzeitig war ihm bewußt, daß der jetzige Zustand unhaltbar war, es waren einfach zu viele, die an seinen Wurzeln nagten und bei ihm Schutz suchten. Auch Birke und Heckenrose hatten unter der Zunahme des Volks an ihren Wurzeln zu leiden.

Doch da kam Hilfe aus einer anderen Richtung. Eines Tages erschien ein Maulwurf, der auf die Vielfalt an Freßbarem aufmerksam geworden war, und begann, seine Gänge unter den Hecken ringsum zu graben. Fleißig bediente er sich an dem überreichlich gedeckten Tisch. Es dauerte einige Zeit, doch schließlich war das Gleichgewicht wiederhergestellt. Später zog eine Spitzmaus in einen der Maulwurfgänge, um dort ihre Nachkommenschaft großzuziehen. Sie sorgte neben Vögeln, Eichhörnchen, Igeln und anderen Tieren dafür, daß das Krabbelvolk im rechten Gleichgewicht mit seiner Umgebung blieb. Der Holunder staunte sehr, mit welchem Einfallsreichtum Mutter Natur für alle ihre Kinder sorgte. Er war sehr dankbar, daß er auch zu dieser Familie gehörte und daß er mittlerweile klug genug war, sich nicht mehr gegen sie zu sträuben, sondern im Einklang mit ihr zu leben.

Im Laufe der Jahre hatten sich auch in seinen Ästen und Zweigen, die immer größer und stärker geworden waren, kleinere und größere Tiere angesiedelt. Sie unterstützten sich durch ihre pure Anwesenheit und ihre unterschiedlichen Lebensgewohnheiten gegenseitig. Geschah es, daß sich die Waagschale zugunsten einer Art senkte, dann war gewiß bald eine andere da, die dem wilden Treiben Einhalt gebot. So fanden in einem Jahr die Spinnen einen üppig gedeckten Tisch, ein andermal die Amsel, die ihr Nest in den Zweigen des Holunders baute, und im Jahr darauf tollten die hübschen Marienkäfer durch seine Zweige.

* * *

Die Vielfalt des Lebens, das sich um ihn scharte, machte den Holunder froh, und deshalb hielten sich diese Geschöpfe auch gerne bei ihm auf. Jedes Jahr lernte er neue Tiere und ihre Gewohnheiten kennen, und er hatte seine Freude daran, ihre Nachkommen heranwachsen zu sehen. Manchmal hatte er Bewohner in seinem Geäst, die mit großer Rücksichtslosigkeit seine Blätter benagten oder ihm sonst einen Schaden zufügten. Aber auch wenn er einmal fast kahlgefressen war, nahm er sie hin und tröstete sich damit, daß er ja im nächsten Frühjahr neue Blätter treiben konnte.

So, wie stets neue Besucher kamen, blieben die einen

oder anderen alten Bekannten aus. Er hatte aber auch Stammgäste, mit denen er in schöner Ausgewogenheit harmonisch lebte. Auf ein zu nasses Jahr, in dem die Schimmelpilze reichlich zu tun hatten, folgte meist ein Jahr der Trockenheit, in dem er Mühe hatte, den dürren Sommer zu überstehen. Meist war alles im Gleichgewicht, und es ließ sich durchaus wohl leben.

* * *

In einem besonders bunten und warmen Frühling wählte ein Grasmückenpärchen den Holunder als Heim. Fleißig schleppten sie kleine Zweige heran, um ihren Neubau mit ordentlichen Grundmauern zu versehen. Sie nutzten besonders die feinen, zarten Zweige der Birke, die sich geschmeidig nach dem Willen der Vögel formen ließen. Aber sie wirkten auch dünne Zweige des Ginsters mit ein, denn diese hielten die Milben fern. Der Holunder war beeindruckt, mit welchem Sachverstand diese Vögel ihr Haus bauten. ›Ein guter Nestbauer weiß um die hilfreichen Eigenschaften der verschiedenen Pflanzen und kennt sogar den richtigen Zeitpunkt zum Bauen, damit das Nest trocken bleibt‹, dachte er fasziniert. Das Paar scheute keine Mühe, seinen Bau auf das beste auszustatten. Nachdem der Rohbau fertig war, trugen sie allerlei Polstermaterial herbei, damit es die Jungen später schön warm und weich hätten. Wenn sie ihr Federkleid in Ordnung brachten, fiel so manches Flaumfederchen ab, das sich gut zur Ausstattung eignete. Sie fanden ein Büschel Schafswolle und organisierten gar ein paar Haare aus dem weichen Fell eines Hasen. Alles wurde mit feinen, weichen Gräsern abgedeckt – nun war die Arbeit vollendet. Nachdem ihr Heim fertiggestellt war, setzte sich das Grasmückenweibchen hinein und fand es wohl gelungen.

Weil es so schön gemütlich war, blieb sie gleich darin sitzen. Sie zupfte noch hier und dort eine kleine Unebenheit zurecht und begann, Eier zu legen. Das dauerte einige Zeit, aber sie hatte ja keine Eile. Als sie fertig war, hüpfte sie auf den Rand des Nests und begutachtete ihr Werk. Fünf schöne Eier hatte sie gelegt, darauf konnte sie wirklich stolz sein. Sie rückte ihr Gelege etwas zurecht und flog dann zu ihrem Mann auf die Birke. In der nächsten Zeit würde er dort sitzen, um sein Revier zu bewachen. Weithin schallte sein trillernder Gesang, mit dem er möglichen Konkurrenten klarmachte, daß dieser Brutplatz schon besetzt war. Aber er half ihr auch beim Brüten, wenn sie auf Futtersuche ging. Bevor sie endgültig mit dem Brüten beginnen würden – es würde nicht lange dauern, bis die Küken schlüpften –, flog das Grasmückenpärchen noch ein letztes Mal gemeinsam auf Futtersuche.

Auf diesen günstigen Augenblick hatte das Kuckucksweibchen nur gewartet. Schon seit einiger Zeit hatte sie das Paar beim Nestbau beobachtet. Das war für sie eine gute Gelegenheit, ahnungslosen Vogeleltern eines ihrer Eier unterzuschieben. Kaum hatten die Grasmücken ihrem Nest den Rücken gekehrt, schlüpfte sie hinein und warf unbemerkt eines der Eier hinaus. Rasch und geschickt legte sie ein Ei. Es unterschied sich kaum von den anderen, und wie sie wußte, würde ihr Junges von den Wirtseltern gut versorgt werden.

Schon oft hatte sie dieses Spielchen getrieben, und weil sie so gewitzt war, kam es nur selten vor, daß sie erwischt wurde. Aber selbst wenn man sie bemerkte, wurden die anderen nicht klug aus dem, was sie in deren Nest trieb. Meistens blieben sie in sicherer Entfernung und schimpften zwar, griffen aber nicht ein. Wenn das Kuckucksweibchen schließlich verschwand, freuten sie sich und glaubten, den großen, fremden Vogel durch ihr Geschrei verjagt zu haben. Und weil das Gelege scheinbar vollständig in Ordnung war, setzte sich das Weibchen zufrieden ins Nest und brütete weiter, völlig ahnungslos, daß ihr ein fremdes Ei untergeschoben worden war. Auf diese Weise konnte die Kuckucksdame in einem Jahr bis zu zwanzig Eier unter die Vögel bringen.

Als die Grasmücken nach einer Weile zurückkamen, fanden sie ihr Nest scheinbar genau so vor, wie sie es verlassen hatten. Das Kuckucksei war den ihren so ähnlich, daß kein Unterschied zu erkennen war. Das Weibchen ließ sich auf ihrem Gelege nieder und hörte zufrieden dem Gesang ihres Männchens zu. Elf Tage brütete sie mit Unterstützung ihres Mannes, dann war es soweit. Es war wie jedes Jahr ein spannender Augenblick, als das erste Junge schlüpfte, und das Vogelpärchen betrachtete stolz ihr Ältestes. Sorgfältig entfernte das Weibchen die Eierschalen aus dem Nest und brütete dann weiter. Aber nach einiger Zeit fing das Junge an, sie heftig zu stupsen und zu bedrängen, so daß sie davonflog, um für ihren Erstling Futter zu suchen.

Der junge Kuckuck, der als erster geschlüpft war, fing an, sich im Nest breitzumachen. Die anderen Eier störten ihn sehr, und so fing er an, eins nach dem anderen aus dem Nest zu werfen. Als die neuen Zieheltern kamen, war er mit der schweren Arbeit fertig und dabei so hungrig geworden, daß er den Schnabel weit aufsperrte und laut zeterte. Die Eltern fütterten ihn mit Insekten und Beeren, aber den Hunger des kleinen Nimmersatt schienen sie niemals stillen zu können. Den ganzen Tag flogen sie hin und her und stopften alles in ihn hinein, was Mutter Natur ihnen zu bieten hatte. Durch das viele Fressen wurde der kleine Kuckuck immer größer und füllte bald das ganze Nest aus. Die Grasmückeneltern hatten noch immer nicht bemerkt, wie unähnlich ihr Nestling ihnen war. Sein dauerndes Geschrei nach Futter ließ sie ständig auf Futtersuche gehen, so daß sie überhaupt keine Zeit hatten, sich ihre Brut einmal genauer anzusehen. Irgendwann hatten sie sich so daran gewöhnt, den dicken Schreihals zu versorgen, daß sie überhaupt nicht auf die Idee kamen, an seiner Herkunft zu zweifeln.

Drei Wochen lang fütterten sie ihn nun schon, und das kleine Nest platzte fast aus allen Nähten, so groß war das Junge geworden. Jetzt saß es meistens auf dem Rand und erprobte die Kraft seiner Flügel. Von Zeit zu Zeit hüpfte es im Gezweig des Holunders herum, um das Landen zu üben.

Die Eltern suchten stetig, den Jungvogel zum Fliegen zu ermutigen, indem sie ihn von näheren und weiter entfernten Ästen aus zu sich lockten. Endlich war es soweit: Mit einem Mal nahm er seinen ganzen Mut zusammen, warf sich in die Luft und flog mit unbeholfenen Flügelschlägen bis zur Birke, wo er mit einem Leckerbissen empfangen wurde. Sein Herz schlug heftig vor Anstrengung und Stolz. Von nun an verbesserten sich seine Flugkünste von Tag zu Tag, während ihn die Eltern noch mit Futter versorgten. Aber nach weiteren zwei Wochen fand das Wohlleben schließlich ein Ende. Das Grasmückenpärchen zog sich von ihm zurück, sein Geschrei bewirkte nichts mehr. So blieb ihm denn nichts anderes übrig, als selbst auf Futtersuche zu gehen. Er hatte oft genug zugesehen, wie die beiden Alten Nahrung gefunden hatten. Es dauerte nicht lange, bis er den Wald entdeckte und darin verschwand.

Das zweite Gelege der Grasmücken in jenem Jahr blieb unbehelligt, und als es an der Zeit war, flog das stolze Pärchen mit seiner Kinderschar zufrieden in den Süden.

* * *

Der Holunder erwachte aus seinen Träumen. Er hatte wirklich schon viel erlebt. Die Herbststürme hatten eingesetzt, und langsam zog er seine Lebenssäfte erst aus den Blättern, dann auch aus den Ästen in die Wurzeln zurück. Mit jeder Bö rissen sich ein paar der Blätter los und torkelten zu Boden, den sie allmählich wie ein Teppich bedeckten. Der leichte Regen, den der Wind vor sich herblies, ließ sie schwer und klebrig werden, so daß sie nicht weit fortfliegen konnten. Die Gräser und Kräuter, die sich um den Holunder angesiedelt hatten, freuten sich über das sanfte Blätterdach. Es würde sie ein wenig vor der Kälte schützen und versprach ihnen gleichzeitig Nahrung für das kommende Jahr.

Viele Tiere hatten schon ihr Winterquartier bezogen oder waren gerade dabei, sich ein solches zu suchen. Eine Raupe kletterte an einem der stärksten Äste des Holunders hoch und untersuchte ihn auf das genaueste. Leicht belustigt beobachtete der Holunderstrauch die Raupe. Bei ihm würde sie keine besonders gute Nahrung mehr finden. Was von seinem Blätterkleid noch hing, war hart und bitter geworden, daraus würde sich nicht mehr viel Kraft ziehen lassen. Aber sein Erstaunen war groß, als er merkte, daß diese Raupe nicht mit der Absicht, zu fressen, gekommen war. Achtlos krabbelte sie an einigen noch recht saftig aussehenden Blättern vorüber, untersuchte dabei aber genau die Beschaffenheit des Astes, auf dem sie sich befand. Unermüdlich und mit großer Sorgfalt begutachtete die Raupe jedes noch so kleine Zweiglein. Was suchte dieses Tier bei ihm? Noch nie hatte der Holunder um diese Jahreszeit eine Raupe bei sich beherbergt. Er konnte sich auch nicht vorstellen, was er ihr zu dieser Jahreszeit noch an Annehmlichkeiten bieten könnte. Sein schützendes Blätterkleid wurde immer dürftiger und seine Rinde immer fester. Die Raupe aber schien genau zu wissen, was sie suchte, und sie nahm sich tagelang Zeit dafür.

Der Holunder sah dem Treiben seines neuen Gastes mit liebevoller Aufmerksamkeit zu. Da sich seine mächtigen Äste weit verzweigten, dauerte es lange, bis die Raupe alle bis ins kleinste geprüft hatte. Nachdem auch der letzte Zweig in Augenschein genommen worden war, krabbelte die Raupe zielstrebig zu einem besonders geschützten Ast zurück und blieb in der Astgabel sitzen. Wollte sie sich hier häuslich niederlassen? Ein guter Platz für den Winter wäre es schon gewesen, wenn dieses Tierchen nur nicht so zart und fein gewesen wäre. Mit solch einer dünnen Haut konnte sie bestimmt keinen Winter ohne Schutzhülle überstehen. Lange Zeit saß die Raupe da und tat gar nichts. Noch nicht einmal zum Fressen suchte sie sich etwas. Dabei mußte sie einmal zu den gefräßigsten aller Raupen gehört haben, denn ihr Leib war dick und prall, jeder Vogel hätte seine Freude an einem so fetten Happen gehabt. Aber es waren ja nur noch wenige Vögel da, die meisten waren schon in südlichere Gefilde aufgebrochen. So hatte die Raupe recht gute Chancen, zu überleben, wenn sie eine Möglichkeit fand, den Winter in einer geschützten Behausung zu verbringen. Aber sie hockte einfach nur da, was den Holunder sehr verwunderte.

Doch auf einmal kam Bewegung in die Gestalt. Sachte und langsam umrundete sie den Ast und sonderte dabei einen Faden aus, den sie fein säuberlich am Ast befestigte. Der Holunder staunte. Er hatte nicht gewußt, daß Raupen so schöne Seidenfäden hervorbringen konnten, obwohl er in den vielen Jahren seines Lebens wirklich einige Raupen gefüttert und beherbergt hatte. Aber dieses seltsame Treiben hatte er noch nie erlebt. Er hatte die Spinnen immer wegen ihrer zauberhaften Kunstwerke bewundert. Jetzt hatte er hier eine Raupe, die mit der gleichen Fertigkeit ein kleines Netz spann und es gut verankerte. Doch mit der Zeit merkte der Holunder, daß die Raupe nach einem anderen Plan vorging als die Spinnen. Ihr Netz war klein und dicht gesponnen, und jetzt fing sie auch noch an, sich selbst darin einzuwickeln. Wenn sie so weitermachte, mußte sie ein Loch in ihr Gespinst machen, um ihr Kunstwerk wieder verlassen zu können. Aber die Raupe dachte nicht daran, mit ihrer Arbeit aufzuhören, und das Netz um sie herum wurde immer dichter. Auf einmal wurde dem Holunder klar, was das Geschöpf dort machte: Es baute sich ein Winterquartier.

So fein, so zart, so weiß hing der Kokon in der Astgabelung, und sein kleiner Insasse gab erst Ruhe, als auch die letzte Lücke mit seinen Fäden zugesponnen war. Danach wurde es ruhig, und der Holunder wußte, daß sein Gast eingeschlafen war. Jetzt erinnerte er sich auch wieder daran, daß er selbst noch nicht alle seine Säfte im Wurzelstock gesammelt hatte, und machte sich daran, die letzten Vorbereitungen für die Winterzeit zu treffen.

Sturm und Regen und vor allem die Nachtfröste machten es ihm leicht, sein buntes Blätterkleid loszulassen und sich in die Erde zurückzuziehen. Nackt und kahl stand sein Astwerk in der Landschaft, und so war er gut gerüstet für die kommende Zeit der Ruhe. Auch der kleine Kokon hatte Sturm, Regen und Kälte bis jetzt unbeschädigt überstanden und damit gezeigt, daß er seiner Aufgabe wohl gewachsen war. Seine feinen Fäden waren geschickt mit dem Ast verwoben und hielten jeder Zerreißprobe stand. Nachdem sich die Herbststürme ausgetobt hatten, setzte sanft der Schneefall ein und hüllte den Strauch zusammen mit dem kleinen Kokon in eine weiße Winterdecke.

* * *

Viele lange Wochen ruhten sie jetzt beide, um für das kommende Frühjahr Kraft zu schöpfen. Die Kälte konnte ihnen nichts anhaben, denn die Schneedecke mummte sie schützend ein. Doch an einem schönen Märzmorgen schien die Sonne so kräftig, daß der Schnee anfing zu tauen. In kleinen Rinnsalen floß das Schmelzwasser an den Zweigen entlang und tropfte mit einem satten Ton auf die Erde. Die Schneedecke wurde immer löchriger, und an manchen Stellen war sie schon ganz geschmolzen. Auch der kleine Kokon wurde mit der Zeit freigelegt und von der Märzsonne erwärmt.

Das kleine Lebewesen, das in dem Kokon seinen Winterschlaf hielt, war sich seines Daseins noch nicht bewußt, so fest war sein Schlaf. Aber die Sonnenwärme hatte doch etwas verändert, denn es begann zu träumen. Der Traum handelte von einem großen, weiten Raum. Ein Raum ohne Grenzen, der sich endlos in alle Richtungen ausbreitete und ganz erfüllt war von der Farbe Blau. Begleitet wurde diese Farbe von einem wunderbaren, hell klingenden Ton. Dieser war noch zart und leise und fühlte sich sehr gut an. Mit dem Ton kam ein betörender Duft in den Traum, der zudem noch köstlich schmeckte. Das kleine Wesen fühlte sich in dem Raum sehr wohl und genoß das Blau, den Ton und Duft mit allen Sinnen. Aber diese Eindrücke waren so anstrengend, daß es erneut in einen tiefen Schlaf fiel. Doch die Sonne kam wieder, und der Kokon war durchlässig genug, um ihre Wärme in sein Inneres hineinströmen zu lassen. Der Bewohner des Kokons begann abermals zu träumen. Mit der Zeit gewöhnte er sich an die Träume, und der blaue, klingende und duftende Raum wurde ihm recht vertraut.

Die Sonne stieg höher, es wurde milder. Im Kokon wurde es richtig warm, und das wirkte sich auf den Traum des kleinen Schläfers aus. In dem alles erfüllenden Blau erschien nämlich plötzlich ein kleiner, goldener Punkt. Überwältigt gab sich das kleine Wesen dem Gold hin und ließ es auf sich einwirken. Diese neue Farbe weckte ganz andere mächtige Gefühle in seinen Sinnen als zuvor das Blau. Ja, es begann sogar, sich immer mehr nach diesem goldenen Punkt zu sehnen. Unter seinem Begehren entfaltete sich der strahlende Punkt im blauen Raum immer weiter und regte das kleine Geschöpf zu neuen Sehnsüchten an;

es wollte von dem Gold ganz durchdrungen werden. Da sein Wunsch danach so groß war, rückten die goldenen Strahlen immer näher und umhüllten es schließlich ganz. Voller Glück und Zufriedenheit schwelgte das kleine Wesen in der goldenen Fülle und genoß die sanften Klänge und Düfte mit großem Behagen.

Diese Träume wurden immer wieder durch tiefen Schlaf abgelöst, in dem sich das kleine Geschöpf weiter stärkte. Mit jedem Sonnenstrahl kam ein neuer Traum und schürte die Erinnerung und das Sehnen der vorherigen Träume.

Nachdem sich der Träumer ganz und gar mit Gold vollgesogen hatte, wuchs in ihm ein Verlangen nach Veränderung. Er fing an, das Blau des Raumes mit dem Gold zu mischen. So entstand ein sattes Grün, das ihn in eine Welt völlig neuer Sinnesfreuden warf. Voller Begeisterung nahm das kleine Lebewesen die neue Farbe an und ließ sich davon durchdringen. Die Klänge, die das Grün begleiteten, verbanden sich mit den Tönen der Farben Blau und Gold zu einer zauberhaften Melodie. Dieses wundersame Lied erfüllte den Träumer mit neuem Sehnen, das von den vereinten Düften, die auch dem Gaumen schmeichelten, und den intensiven Gefühlen noch verstärkt wurde.

Die wachsende Kraft der Sonne hatte seine Träume immer lebhafter und wirklicher werden lassen. Mit Freude vermischte das kleine Wesen nun die Farben und konnte so immer mehr Grüntöne herstellen, die alle ihre eigene Welt in ihm entstehen ließen. Es schlief jetzt nicht mehr so lange und tief wie zuvor, und seine Träume wurden jedesmal lebendiger. Mit Feuereifer füllte es den Raum mit einem leuchtenden Paradies aus Blau-, Gold- und Grüntönen und schwelgte in dieser Farbenpracht. Seine Sinne blühten auf und boten ihm mittlerweile ein buntes Kaleidoskop von verschiedenen Empfindungen, die auch seine Wahrnehmung schärften.

Tag um Tag kletterte die Sonne höher, und die Macht ihrer Strahlen nahm stetig zu. Zu den Farben, die in der Traumwelt des kleinen Schläfers herrschten, gesellte sich eine weitere – das feurige Rot.

Das war eine Farbe, die eine so mächtige Kraft aussandte wie keine der anderen. Das kleine Lebewesen sog sie tief ein, und seine Lebensgeister stiegen mit jedem Atemzug. Das Rot war begleitet von einem kräftigen, tiefen Glockenton, der dem kleinen Geschöpf einen Eindruck von Stärke vermittelte. Der Geruch war aufreizend und der Geschmack anregend. Das Herz des kleinen Wesens schlug schneller, und der Saft des Lebens schoß kräftig in seine Glieder. Dieses rote Feuer bewirkte in ihm einen solchen Drang, sich zu recken und zu strecken, daß es ganz unbewußt anfing, sich zu bewegen. Als das Wesen zum ersten Mal seiner Bewegung gewahr wurde, begann sein Herz heftig zu schlagen, und es versank vor Schreck wieder in Schlaf. Doch die starken Rottöne mit ihrer belebenden Wärme ließen ihm keine Ruhe und forderten es zu Taten heraus. So dehnte es seine Glieder immer wieder, streckte sich, räkelte sich, sein Herzschlag beschleunigte sich und wurde stärker.

Der kleine Gast des Holunders erwachte nun allmählich zum Leben. Zuerst war es nur ein dumpfes, aber angenehmes Gefühl, das mit keiner anderen Erfahrung gekoppelt war. Aber je mehr Rot in den Träumen des Schläfers vorkam, um so öfter kam dieses Gefühl zurück und verstärkte sich. Er begann, dieses neue Gefühl zu erforschen, und entdeckte seinen Körper. Er konnte jetzt bewußt einzelne Glieder bewegen und den Herzschlag beeinflussen. Durch das Konzert der Farben, Düfte und Formen in seinen Träumen wurde der Drang, sich in diesen Raum hineinzuschwingen, immer stärker.

Das Leben des kleinen Wesens bestand jetzt aus drei Teilen: Schlafen, Träumen und Wachen. Jeden dieser Zustände liebte es auf seine Weise. In den Träumen mischte es fleißig neue Farben und hatte bald eine Palette von Violett-, Braun- und Orangetönen entworfen. Diese Farben spendeten ihm Kraft und ließen es sanft in den Wachzustand gleiten. Die üppig bunte Vielfalt hatte auch die Melodie der Farben zur Symphonie seines Lebens abgerundet.

Eines Tages schließlich war das Geschöpf so weit gereift, daß es seinen Körper als Ganzes wahrnahm. Das war wieder ein großer Schock, denn im selben Augenblick erkannte es, daß es in einer seltsamen Hülle steckte, daß es etwas um es herum gab, was nicht zu seinem Körper gehörte. Das war eine ganz neue Erfahrung, die es zunächst nicht einzuordnen wußte. Doch mit jedem neuen Schub an Stärke, den die Sonne ihm sandte, machte sich das kleine Lebewesen auf, diese Grenzen zu erkunden.

Bald kannte es seinen Körper so genau, daß es ihn ganz erfassen konnte. Zielgerichtet zog es dieses oder jenes Glied an oder streckte es aus. Trotz der Schranken, die sein waches Leben bestimmten, bereitete es ihm Vergnügen, die Kraft, die es aus seinen Träumen mit ins Wachsein brachte, mit seinem Körper auszuleben.

Die Wände, an die es immer wieder stieß, hinterließen in ihm ein unbehagliches Gefühl. In dem blau-bunten Raum seiner Träume, der angefüllt war mit Düften, Klängen, Geschmack und Gefühl, gab es nichts, was sich ihm entgegenstellte. Es war sich aus irgendeinem Grunde sicher, daß diese Grenzen zu überwinden waren. Außerdem fingen sie an, es zu bedrängen und Widerstand in ihm auszulösen. Die Hülle um ihn herum war zwar nachgiebig, gleichzeitig aber fest und dabei lückenlos dicht.

Die Sehnsucht des kleinen Wesens nach Freiheit wurde drängender, und immer wieder stieß es gegen die Umzäunung seiner wachen Welt an. Dabei stellte es fest, daß diese Grenze ohne Farbe war. Es versuchte diese Finsternis mit Farbe zu beleben, aber wenn es wach war, gelang ihm das nicht. Auch Gerüche und Geschmack konnte es im Wachen nicht erschaffen, und Klang gab es nur als angedeutete, dumpfe, einfache Töne, mehr zu erahnen als wirklich zu hören.

Ein anderes Hindernis war die Widerstandsfähigkeit seiner Umhüllung, die jeder Bemühung standhielt, seinen Körper weiter auszudehnen. Doch das innere Feuer, das nun in ihm brannte, ließ es immer wieder versuchen, einen Ausweg aus seinem Gefängnis zu finden. Wenn es in seinem Traum keine Grenzen gab, dann durfte es auch für seinen wachen Körper keine geben. Seine große Sehnsucht war es, den Traum vollkommen zur Wirklichkeit zu machen. Jedesmal, wenn es erwachte, war der Wunsch, sich zu befreien, drängender. Es tastete die Wände um sich herum ab und versuchte, die Umhüllung mit seiner nun nicht unbeträchtlichen Stärke zu zerreißen. Aber damit hatte es keinen Erfolg. Erschöpft schlief es nach diesen fruchtlosen Kämpfen wieder ein.

Als das Wesen wieder einmal erwachte, bemerkte es zum ersten Mal einen Geschmack. Es prüfte, ob es durch reine Vorstellung Farben hervorrufen könnte, damit es sicher war, nicht zu träumen. Nein, keine Farben. Das ließ seine Lebensgeister kräftiger werden. Es untersuchte vorsichtig den neuen Geschmack und stellte fest, daß es diesen in Form von Saft selbst hervorbrachte. Trat dieser an die Luft, so verbreitete er einen durchdringenden, stechenden Geruch. Als der Saft auf seine Umhüllung tropfte, löste sich diese an dieser Stelle ein wenig auf. Endlich! Immer wieder stieß es neuen Saft aus und veränderte damit die Beschaffenheit des Kokons beträchtlich. Noch immer war es dunkel und lautlos, und das trieb es stets von neuem an, einen Weg aus seinem zum Kerker gewordenen Kokon zu finden.

Da das Geschöpf durch seine Träume wieder mit Kraft versorgt wurde, gelang es ihm von Mal zu Mal besser, den ätzenden Saft zu bereiten. Es hatte sich mittlerweile für eine bestimmte Stelle in seiner Umhüllung entschieden, die es jetzt stetig beträufelte. Nach jedem Erwachen erschien ihm seine Behausung noch enger, und es drängte es, dieser Enge zu entfliehen und sich die Freiheit seiner Träume zu erringen, so daß es unaufhaltsam weiterarbeitete. Schließlich wurde die Ausdauer des Wesens mit Erfolg belohnt: Die Hülle wurde an jener Stelle, die es mit seinem Saft beträufelte, immer dünner. Von draußen drangen endlich auch Geräusche herein, und die Finsternis wurde von einem zarten Schimmer erhellt. Eines Tages war es dann soweit: Die Hülle gab eine winzige Öffnung frei! Das kleine Geschöpf war der Freiheit fühlbar nahe, und es erschrak vor den Möglichkeiten, die auf einmal vor ihm lagen.

Erschöpft ließ es sich noch einmal in Schlaf hüllen, aus dem es quicklebendig und voller Tatendrang erwachte.

Es war ihm nun ein leichtes, das Loch so weit zu vergrößern, daß es endlich seinem Gefängnis entrinnen konnte.

* * *

Der Holunder war verblüfft. Er kannte ja die Schmetterlinge, die seine Blüten besuchten, aber daß sie diesen Weg gingen, hatte er nicht gewußt. Schon die ganze Zeit hatte er den Kokon beobachtet und wohl bemerkt, daß darin wieder Leben war. Auch die immer hartnäckigeren Bemühungen des kleinen Bewohners, der klebrigen Schutzhülle zu entrinnen, waren ihm nicht entgangen. Er freute sich, daß es dem kleinen Wesen nun gelungen war, ans Licht zu kommen.

Und da saß nun die ehemals dicke Raupe und war zum Schmetterling geworden. Wie eine wunderbare bunte Blüte balancierte er auf dem Ast. Bis jetzt war die Pracht allerdings nicht ganz vollkommen, denn die Flügel waren noch auf dem Rücken gefaltet und wirkten ein wenig zerknittert. Der Schmetterling hockte ganz still und ließ die Freiheit auf sich wirken. Der blaue Raum war so groß und weit, daß er noch unendlicher und grenzenloser erschien als in seiner Erinnerung an die Träume. Das sanfte Säuseln des Windes, das Rauschen der Blätter, der Gesang der Vögel und all die anderen Geräusche waren für ihn das schönste Lied, das er je vernommen hatte. Die saftig grüne Farbe der ersten Blätter des Holunders, die goldenen Sonnenstrahlen, der blaue Himmel, die bunten Blumen auf der Wiese ringsum weiteten sein Herz vor Glück. Der Duft von frischer Erde, Kräutern und Blumen ließ auch seinen Geschmacksinn erwachen. Die warmen Sonnenstrahlen schienen zusammen mit dem sanften Wind seine Haut leise zu streicheln. Dies ließ seinen Körper vollends zu sich kommen, und genießerisch reckte und streckte er sich über die ganze Länge seiner Glieder, denen nun endlich nichts mehr im Wege stand. Noch nie hatte er sich so weit entfalten können, und er genoß mit Behagen die Ausdehnung seines Körpers.

All diese Erlebnisse und neuen Eindrücke vermittelten ihm ein Gefühl der Macht. So groß, so weit, so gewaltig konnte er sich ausbreiten, daß es ihm schien, als könne er die ganze Welt umarmen. Dieser Drang, die Welt zu umfassen, wurde immer stärker in dem Schmetterling und ließ ihn seine Glieder immer wieder kraftvoll bewegen. So mit Lebenssaft versorgt, begannen seine Flügel allmählich Form anzunehmen, sie glätteten sich und falteten sich schließlich auseinander. Da spürte er, daß die Luft bereit war, ihn zu tragen. Fleißig übte er, hob und senkte seine Flügel, und bald hatte er den Mut, sich mit dem Wind zu wiegen. Noch einmal verharrte er, breitete endlich seine Flügel aus, und im Vertrauen auf seine eigene Kraft schwang er sich in die Luft und nahm seine Welt in Besitz.

Der Kokon aber, der den ganzen Winter über so standhaft der Witterung getrotzt hatte, war in kurzer Zeit zu einem grauen, trockenen und unansehnlichen Fetzen geworden, der schließlich von einem starken Windstoß fortgewirbelt wurde.

* * *

Im März endlich begann der Winter seine eisige Hand zurückzuziehen. Das Erdreich um den Holunder herum fing an, sich wieder zu beleben. Überall wurde eine Art Frühjahrsputz gemacht und der gesammelte Winterschmutz weggeräumt. Auch über der Erde gab es wieder mehr Bewegung. Die Spitzmaus lief emsig zwischen den letzten Schneeresten umher und suchte nach den ersten Maden. Ihre Wintervorräte waren schon seit längerem aufgebraucht, und während der darauffolgenden Fastenzeit war sie dankbar für jeden eßbaren Krümel, der sich ihr bot. Auf ihren Streifzügen hatte sie einen flotten Mausemann getroffen, mit dem sie eine vergnügliche Zeit verbrachte. Diese Tage waren nicht spurlos an ihr vorübergegangen, und es wurde Zeit, ihr Mauseloch zu säubern und es für einen neuen Wurf vorzubereiten. Wenn sie Glück hatte, dachte sie, fand sie dabei sogar etwas Nahrung, vielleicht eine Schnecke oder einen Regenwurm. Dann könnte sie in Ruhe und Frieden ihre Hausarbeit verrichten. Zu dieser Jahreszeit mußte sie auf ihren Runden besonders aufpassen, wenn sie ihre Höhle verließ. Kaum streckte sie den Kopf aus dem Bau, sah sie einen Raubvogel am Himmel kreisen. Und war die Luft über ihr einmal rein, so lungerte bestimmt ein Fuchs oder ein Marder in der Nähe herum. Im Sommer hatte sie viele Möglichkeiten, sich unter den Pflanzen zu verstecken, aber nicht im März. Weder der Holunder noch die anderen Hecken in der Nähe waren bereits in der Lage, ihr ausreichend Schutz zu bieten. Sie mußte sehr auf der Hut sein, um nicht entdeckt zu werden. Die ganze Tierwelt war in Aufbruch, und alle suchten Nahrung, die in dieser frühen Zeit noch recht spärlich war.

Aber nicht nur im Tierreich erwachte das Leben, auch die Pflanzen fingen an auszuschlagen. Die neuen Samen streckten vorsichtig ihre ersten, zarten Triebe und tranken das Sonnenlicht, das ihnen die schöne grüne Farbe verlieh. Ein paar ganz vorwitzige Pflanzen begannen bereits, Blüten anzusetzen, und der Holunder wußte, daß bald alles ringsum voll gelber Sterne stehen würde. Er freute sich auf diesen Augenblick. Je länger die Tage wurden, desto mehr Farben würde die Natur hervorbringen, und jeder konnte sich daran ergötzen. Auch er selbst hatte schon angefangen, seine Säfte nach oben in die Äste und Zweige zu pressen, und es machte ihm Vergnügen, nach dieser Zeit der Ruhe seine ganze angesammelte Kraft wieder nutzen zu dürfen.

Im Laufe der Jahre hatte er gelernt, mit diesem Lebensfeuer richtig hauszuhalten. Er erinnerte sich ganz genau, wie er einmal in jungen Jahren voller Ungestüm in den ersten warmen Tagen seine ganzen Säfte nach oben gedrückt hatte, damit sich recht schnell seine Blätter entfalten konnten. Dem Schafbockskraut hatte er es gleichtun wollen. Aber ein später Nachtfrost hatte ihn um einen großen Teil seiner Triebe gebracht. Da bedauerte er seine Voreiligkeit, denn in jenem Jahr war sein Blätterkleid dann recht dürftig ausgefallen. Jetzt teilte er sich seine Zeit für die Frühjahrsarbeit ein, denn er wußte, daß er nicht mit anderen Pflanzen wetteifern mußte. Genau so, wie er es machte und wie es ihm gefiel, genau so war es richtig. Er hatte ein feines Gefühl dafür bekommen, wann für ihn der richtige Zeitpunkt gekommen war, welche Blätter und Triebe er bereits bilden konnte, mit welchen er sich noch ein wenig zurückhalten sollte. Er wußte in seinem tiefsten Inneren, was richtig war. Heute verurteilte er sich aber auch selbst nicht mehr wegen seiner Fehler und der Dummheiten, die er gemacht hatte. Diese Fehler hatten ihm meist schmerzhafte Lehren erwiesen. Sie waren es aber auch, die ihn zu einer größeren inneren Reife geführt hatten. Deshalb nahm er betrübliche Erfahrungen heute mit der gleichen liebevollen Geduld an wie freudige Ereignisse.

Wieder erinnerte sich der Holunder an ein Ereignis aus seinen jungen Jahren. Wie stolz und erfreut war er gewesen, als in seiner Nähe einer seiner Samen Wurzel faßte und zu sprießen anfing! Sein Abkömmling! Sein erster, selbständiger Sprößling! Er war so selig über dieses Ereignis, daß er sofort seine Wurzeln in die Richtung des neuen Triebes wachsen ließ, um ihm von seiner Fülle abzugeben. Der junge Trieb wehrte sich jedoch heftig dagegen, daß sich der große Holunder so stark in sein Leben einmischte. Aber die fürsorgliche Zuwendung, durch die er auch leichter an Nahrung kam, ließ seinen Widerstand bald erlahmen. Es wurde ihm schließlich zur Selbstverständlichkeit, daß er von dem Mutterstrauch versorgt wurde.

Bald wurde er dick und fett und verlangte immer mehr Aufmerksamkeit. Kam dann einmal eine harte Jahreszeit, so hatte der Holunder oft nicht genug für sich selbst übrig, weil sein Ableger zuviel von ihm verlangte. Als dann ringsum noch mehr Holundertriebe sichtbar wurden, kam dem Mutterstrauch die Erkenntnis, daß er nicht in der Lage war, sich um alle seine Abkömmlinge in der gleichen Weise zu kümmern. Das würde er nicht überleben. Wenn sie also nicht kräftig genug waren, sich selbst zu versorgen, so mußten sie eingehen. Er erinnerte sich, daß er in seiner ersten Zeit auch keine Unterstützung gehabt hatte und sehen mußte, wie er allein zurechtkam. Warum sollten das seine Sprößlinge nicht auch können? Also hörte er auf, sich weiter um seinen Erstling zu kümmern. Dieser war erst völlig verblüfft und hilflos. Dann fing er an, Wut zu entwickeln, und wollte Unterstützung vom Mutterstrauch erzwingen. Da dies aber nicht fruchtete, zog er sich in seinem Elend zurück und unternahm nicht einmal den Versuch, sich selbst zu ernähren. Er hatte nie gelernt, für sich zu sorgen, und weigerte sich jetzt, diese Aufgabe zu übernehmen. Da der Strauch aber nicht willens war, ihm weiterhin beizustehen, wurde er immer schwächer. Während einer langen, regenlosen und heißen Zeit wich denn auch das letzte Quentchen Lebenssaft aus seinen Wurzeln.

Der Holunder war traurig über dieses Ereignis, das doch so glückbringend angefangen hatte. Aber die Erfahrungen, die er daraus ziehen konnte, waren so vielfältig, daß er bald wieder in seine ruhige Gelassenheit zurückfand. Er betrachtete seine anderen Abkömmlinge wohlwollend, aber von ferne, und siehe da: Nicht wenige von ihnen wurden groß und stark und konnten bald Früchte treiben, um die Art zu erhalten, und das alles ganz aus eigener Kraft.

Dem Holunder wurde klar, daß es manchmal großes Unrecht war, anderen Lebewesen, ja selbst seinen eigenen Abkömmlingen, zu helfen. Denn dadurch wurden sie schwach und waren nicht in der Lage, Verantwortung für sich selbst zu übernehmen. Die zähen Abkömmlinge des Holunders jedoch, die es schafften, sich mit dem zu versorgen, was sie zum Leben benötigten, gaben ihre Stärke auch an ihre Nachkommen weiter. So wurde die Familie des Holunders von Generation zu Generation immer widerstandsfähiger und paßte sich ihrer Umwelt immer besser an. Und das gelang nur, weil jeder einzelne gelernt hatte, in der richtigen Weise für sich selbst zu sorgen.

›Ja‹, dachte der Holunder, ›selbst ich lerne noch dazu und staune über die Möglichkeiten, die uns die Natur bietet. So ist der Lauf der Natur. Wenn wir ihre Wege anerkennen und ihrem Wirken keinen Widerstand entgegensetzen, dann können wir gut mit ihr leben. Fangen wir aber an, etwas, was seinen natürlichen Weg geht, abzulehnen, dann wird bald ein Kampf daraus, der sehr schnell ins Elend führt. Sind wir aber gewillt, aus unserem Leid zu lernen, so ist die Natur sofort bereit, uns wieder aufzunehmen, und unsere Erfahrungen werden in Stärke und Weisheit umgemünzt.‹

Dem Holunder wurde es ganz warm ums Herz, wenn er daran dachte, wie oft ihm Mutter Natur schon seine Fehler verziehen und ihm ihre ganze Fülle wieder zur Verfügung gestellt hatte, wenn er aufhörte, sich zu sträuben, und demütig das empfing, was sie ihm bot. Wenn er auch oft nicht verstand, warum er gerade zu diesem Zeitpunkt eine solche Erfahrung machen sollte, nahm er sie doch an, weil er wußte, daß sie ihren Sinn hatte.

* * *

In einem Jahr, erinnerte er sich, wimmelte es nur so von Raupen. Wie eine Horde Vandalen fielen sie über alles her, was grün war. Da gab es viele in seiner Umgebung, die vor diesem Kahlfraß eine solche Angst hatten, daß sie einen Saft entwickelten, der die Vielfraße abwehren sollte. Aber diese schienen sich nicht das mindeste aus dieser Abwehr zu machen, denn trotz ihres Widerstands wurden auch diese Pflanzen abgefressen.

Als dann der ganze Spuk vorbei war, hatten jene, die

sich gewehrt hatten, kaum noch die Kraft, sich am Leben zu erhalten. Andere hingegen, die nicht gekämpft hatten, waren bald in der Lage, wieder neue Blätter zu treiben. Auch der Holunder hatte den Ansturm ruhig über sich ergehen lassen. Da er nun in diesem Jahr keine Blätter mehr zu versorgen hatte, konnte er sich ganz dem Ausbau seiner Wurzeln zuwenden.

Im nächsten Sommer regnete es über viele Wochen hinweg nicht. Da mußte er zwar seine Säfte aus den Blättern abziehen, aber die Wurzeln waren jetzt sehr zäh und konnten auch einmal mit etwas weniger Zufuhr von außen auskommen. Im darauffolgenden Frühjahr entstand sein Blätterkleid in voller Pracht aufs neue, seine Blüten dufteten stark und lockten zahlreiche Insekten an, die dafür sorgten, daß er viele Früchte haben konnte. Die Beeren wurden schön kräftig, und viele davon konnten Wurzeln fassen und aufkeimen, als sie im Herbst auf den Boden fielen.

Alles im Leben hatte seinen Sinn, wenn es auch oft etwas länger dauerte, bis dieser hinter dem Gang der Natur offenbar wurde.

›Eigentlich spielt es auch keine Rolle, ob wir wissen, aus welchem Grund ein jeder sein Schicksal ertragen muß. Jede Form von Angst und Gegenwehr macht alles nur noch schlimmer und führt bestimmt zu keinem guten Ende. Denn hatte einer einmal zu kämpfen begonnen, so würde er auch in der nächsten schwierigen Situation mit dem Schicksal ringen. Das geht so lange, bis er bereit war, die Situation in Ruhe und Frieden anzunehmen und daran zu glauben, daß ihm der natürliche Lauf der Lebens immer wieder die Kraft verleihen würde, die Verluste auszugleichen. Wenn wir Schwierigkeiten mit Mut, Entschlossenheit und einem offenen Herzen entgegenblicken, ist es sehr wahrscheinlich, daß wir sie auch überwinden können. Und immer gehen wir gestärkt daraus hervor. Kommen wir ein zweites Mal in eine ähnliche Lage, dann können wir ihr ruhig und geduldig entgegenblicken, weil wir wissen, daß solche Geschehnisse zu bewältigen sind.‹

* * *

Dieses Jahr würde wohl ein nasses Jahr werden. Die Sonne schaffte es kaum, durch die schweren Wolken hindurch die Erde zu erhellen. Doch brach sie einmal hindurch, sogen ihre Strahlen das Wasser auf, und wie hauchzarte Schleier stiegen die Nebel nach oben. Von der großen Feuchtigkeit mit reichlich Nahrung versorgt, waren die Pflanzen wie in einem Treibhaus üppig gewachsen, und alle hatten sich in Windeseile ausgebreitet. Wie im Schlaraffenland kamen sie sich bei diesem Überangebot an Nahrung vor.

Doch ab einem bestimmten Zeitpunkt wurde aus diesem Überfluß eine Plage. Die Erde war so mit Flüssigkeit gesättigt, daß sie nichts mehr aufnehmen konnte. Überall standen Pfützen und kleine Tümpel, und das Wasser konnte nicht mehr abfließen, weil alles mehr als satt war. Der kleine Bach in der Nähe war über die Ufer getreten und weitete sich allmählich zu einem Tümpel. Er brachte Tiere mit, die sonst in der Nähe des Holunders nur selten anzutreffen waren. Frösche und Unken vermehrten sich fröhlich, und sogar Wasserratten hatten sich schon blicken lassen.

Sie alle fanden eine Fülle von Nahrung. Die Frösche ernährten sich von den vielen Stechmücken und anderen

Geschöpfen, die sich in diesen feuchten Gefilden wohl fühlten. Der Storch wiederum hatte seine Freude an den Fröschen und brachte seinen Kindern reichlich Zappelsalat mit nach Hause.

Dem Bussard, ein alter Feind der Spitzmaus, mochte die Wahl bei dem üppigen Angebot manchmal recht schwer fallen. Die Maus selbst fand auch allerhand, mußte aber ständig aufpassen, weil auch ihre Feinde sich vermehrt hatten. Sie war gerade dabei, einen dicken Regenwurm zu verspeisen, da hörte sie ein Geräusch, das sie noch nie in ihrem Leben vernommen hatte. Das Geräusch war noch weit weg, näherte sich aber unfaßbar schnell und wurde dabei immer lauter. Die ganze Erde fing an zu beben, als würden hundert Pferde über das Land galoppieren. Der Maus war das nicht geheuer. Sie ließ den Rest des Wurmes liegen und versteckte sich in ihrem Loch. Doch auch hier bebte die Erde so stark und das Dröhnen wurde so laut, daß sie sich in ihrer Angst entschloß zu flüchten.

Der Holunder dagegen konnte nicht flüchten und mußte mit ansehen, wie ein großes Ding auf ihn zukam. Es spuckte, keuchte und brüllte in einem fort. Dazu war es umhüllt von heißem, giftigem Gestank. Dieses Ungetüm kam mit großer Geschwindigkeit näher und blieb neben der Birke stehen. Jetzt hörte es auf zu schreien. Der Gestank verflüchtigte sich, und es rührte sich nicht mehr.

Auf einmal öffnete sich ein Loch in dem Nichtwesen, und ihm entstiegen zwei Menschen. Sie kamen in die Nähe des Holunders, und einer der beiden wies auf eine Stelle am Bach.

»Die Grundstücksgrenze verläuft hier an dieser Bachbiegung und geht bis zu der Waldecke dort vorne, dann hinüber bis zu den Feldern. Von dort geradeaus bis zu der Eiche und von dort bis zu unserem Standort zurück. Das ist genau ein Quadratkilometer. Dieses Areal wird groß genug sein für Ihre Fabrik, meine ich.«

»Gut, dann machen Sie den Vertrag fertig. Ich komme dann in der nächsten Woche zur Unterzeichnung. Wann fangen Sie mit dem Bau der Straße an, die zu diesem Grundstück führen wird?«

»Sobald der Vertrag unterzeichnet ist. Nach der Unterschrift können wir mit den ersten Rodungsarbeiten beginnen. Oder legen Sie Wert auf einige der Bäume und Sträucher, die in der Nähe Ihres Grundstückes stehen?«

»Nein, danke. Wenn das Werk erstellt ist, werde ich das Gelände nach meinen eigenen Vorstellungen begrünen. Ich dachte dabei an einen Erholungspark für meine Arbeiter und Angestellten mit einem kleinen Teich, der von dem Bach gespeist wird. Es sollte ein richtiger Ort der Entspannung werden, mit dem auch wir unseren Beitrag zum Naturschutz leisten können. Ich hoffe, das ist auch in Ihrem Interesse.«

»Wir können uns bestimmt darauf verlassen, daß sich alles zu unserer beiderseitigen Zufriedenheit erledigt. Es freut mich, daß Ihnen der Erhalt der Natur am Herzen liegt. Wenn es Ihnen recht ist, werden wir im nächsten Monat mit dem Bau der Straße beginnen.«

»Ich danke Ihnen, daß Sie so großzügig sind und dieses Vorhaben beschleunigen. Das Werk wird für Ihre Gemeinde ein großer Gewinn werden, denn wir schaffen viele Arbeitsplätze, was sich für Sie sicherlich als günstig erweisen dürfte. Ich hoffe, daß wir in vollem Einvernehmen miteinander arbeiten werden.«

Die beiden Menschen klopften sich gegenseitig auf die Schulter, stiegen in ihr Auto und erweckten es zu neuem Leben. Mit großem Getöse und heißen, stinkenden Abgasen setzte sich das Ding in Bewegung und rollte davon.

* * *

Noch viele Stunden lang roch und schmeckte die ganze Gegend nach dem Nichtwesen, und alle Bewohner waren sehr aufgewühlt. »Habt ihr verstanden, was die gemeint haben?« fragte eine Schnecke nervös. ›Wenn sogar die langsamen, vollkommen in sich ruhenden Schnecken nervös werden‹, dachte der Holunder, ›dann ist wirklich Gefahr im Anmarsch.‹ Doch was sollten sie tun? Sie hatten den Menschen nichts entgegenzusetzen außer der Hoffnung auf deren gesunden Verstand und deren Liebe zur Natur, zur Schöpfung und damit zu sich selbst. Doch als es gegen Abend keine unheimlichen Geräusche mehr gab, entspannten sich alle. Auch die Maus kehrte wieder zu ihrer Behausung zurück. Mißtrauisch beschnüffelte sie die ganze Umgebung, bevor sie sich dazu entschloß, in ihr Loch zu schlüpfen. Sofort begann sie mit den Aufräumarbeiten. Durch das Beben der Erde war ein Teil des Stollens verschüttet worden, und sie machte sich geschäftig an die Arbeit, um ihn wieder freizulegen. Sie beeilte sich ein bißchen, denn es würde nicht mehr lange dauern, bis sie ihren ersten Wurf dieses Jahres bekam. Jener flotte Mausemann war wirklich ein Teufelskerl gewesen und hatte mit allen Mausemitteln um sie geworben. Der Spitzmaus klopfte jetzt noch das Herz, wenn sie an ihn dachte. Sobald die Kleinen da wären, hatte er gesagt, würde er zu ihr ziehen, damit sie ihre Kinder gemeinsam aufziehen konnten. Das war wirklich nicht selbstverständlich in ihrer Mäusewelt. Doch diese Gedanken hinderten sie nicht, emsig weiterzuarbeiten, und bald hatte sie alles zu ihrer Zufriedenheit gerichtet. Dabei hatte sie einen dicken, fetten Regenwurm gefunden und einige Maden, so daß sie kaum noch Hunger hatte. Trotzdem schlüpfte sie noch schnell einmal aus dem Bau und fand neben dem Stamm des Holunders noch eine große Schnecke, die sie mit Genuß verzehrte. Spitzmäuse fressen sehr viel, weil sie einen so raschen Stoffwechsel haben, und manchmal wurde ihr diese dauernde Suche nach Nahrung zur Last. Für heute hatte sie genug geschafft. Jetzt war es Zeit für ein Schläfchen. Sie hatte es sich gerade so richtig gemütlich gemacht, als ihr Körper krampfartig zu zucken begann und ihr damit anzeigte, daß ihr neuer Wurf bereit war, das Licht der Welt zu erblicken. Die Geburt ging problemlos vonstatten; glücklich und mit Hingabe beleckte sie ihre neuen Kinder.

Die Spitzmaus war stolz auf ihre Nachkommen. Zwei der Kleinen sahen aus wie ihr Vater und rochen auch so. Dazu waren sie ebenso forsch wie er und hatten bald eine besondere Stellung in der Gruppe eingenommen. Zwei andere hatten sehr viel Ähnlichkeit mit ihr selbst. Sie setzten sich gerne gegen die Zudringlichkeiten ihrer Geschwister zur Wehr. Der Rest des Wurfs war eine aparte Mischung aus Vater und Mutter, was sie ganz besonders liebenswert machte. Die Maus war zufrieden und kümmerte sich mit Freude um ihren Nachwuchs. Von Tag zu Tag wurden sie größer, und das Gerangel um einen guten Platz am Bauch der Mutter nahm nicht ab. Sie ließ sich von ihren Kindern einiges gefallen, duldete ihr Gerangel mit gutmütigem

Brummen, denn das Saugen ihrer Jungen tat ihr wohl, und sie liebte ihre Kinder. Dennoch war ihr die Gefahr bewußt, in der sie schwebten, sie waren auf Gedeih und Verderb dem guten Willen der Menschen ausgeliefert, besonders jetzt, wo sie wegen ihrer Kinder den Bau nicht mehr verlassen und in eine andere Gegend ziehen konnten . . .

Und dann war es soweit: Eines Tages hörte sie das erschreckende, unbekannte Geräusch und spürte das Beben der Erde. Ihre Jungen waren immer noch zu klein, um fliehen zu können. Panisch rannte sie aus ihrem Bau, um die Gefahr abzuschätzen. Das Auto hielt. Einige Männer stiegen aus und begutachteten die Gegend.

»Die Straße wird viel zu nahe an dem Bach gebaut. Wenn der einmal richtig über die Ufer tritt, überschwemmt er die ganze Fahrbahn. Ich hätte die Trasse viel weiter nach drüben verlegt«, sagte einer der Männer und blickte prüfend auf den nassen Boden. Dabei entdeckte er die kleine Spitzmaus. Hurtig verschwand sie in ihrem Bau, streckte aber sofort wieder ihr Näschen heraus. Sie verstand die Sprache der Menschen natürlich nicht, aber sie konnte die Art der Informationen und besonders die Absichten, die dahintersteckten, wie alle Tiere und die meisten Pflanzen intuitiv erfassen. Es gehörte zu ihrem Überlebensinstinkt, ein feines Gespür dafür zu haben, ob ihr jemand wohl- oder feindlichgesinnt war.

»Wenn wir hier bauen, vernichten wir einen ziemlich großen Teil dieser gewachsenen, friedlichen Natur, ist es das wirklich wert?« fragte ein anderer Mann nachdenklich. Auch er hatte die kleine Maus in ihr Loch huschen sehen. Anerkennend strich er dem Holunder über die Zweige, eine

Geste unter Männern, er erkannte dessen Stärke und Widerstandskraft. Er hatte selbst einen Holunderstrauch im Garten, und er liebte ihn sehr. Der Holunder straffte sich und bildete vor Stolz gleich ein neues Blatt.

»Schaut doch, schaut!« Der erste Mann deutete aufgeregt auf den Boden, und alle blickten verblüfft nach unten. Sie konnten nicht glauben, was sie dort sahen. Gemeinsam mit ihrem Mann hatte die Spitzmaus einen todesmutigen Entschluß gefaßt. Eins nach dem anderen hatten sie ihre Kleinen aus dem Bau geholt und in einer Reihe vor die Füße der Männer gesetzt. Ein falscher, unbedachter Schritt hätte alle getötet. Die Kleinen faßten mit ihren winzigen Schnäuzchen jeweils den Schwanz des vorderen, wie sie es immer zu tun pflegten, wenn Gefahr drohte und sie sich nicht verlieren wollten. Andere Tiere waren ebenfalls herangekommen, teilweise trugen auch sie ihre Nachkommenschaft mit sich.

Die Männer schauten sich an, das würde ihnen niemand glauben. Vorsichtig bückte sich einer und strich mit dem Zeigefinger über das weiche Fell der Spitzmaus. Sie ließ es geschehen.

»Wir sollten noch einmal mit dem Bauherrn reden; wenn er etwas für unsere Natur tun will, dann sollte er sie schlicht in Ruhe lassen, und genau das werde ich ihm auch sagen.« Ein imposant wirkender Herr war herangetreten. »Wir werden eine gute Lösung für unser aller Bedürfnisse finden, für diese Maus hier und für die Fabrik, die wir bauen wollen. Es geht ja nur um ein paar Quadratmeter freies Land.«

Kopfschüttelnd und schweigend stiegen sie in ihr Auto, sie fühlten sich seltsam berührt und gestärkt, als hätten sie einen wichtigen, grundsätzlichen Entschluß gefaßt – und genau das war auch geschehen.

Und dann war der Spuk genauso rasch vorbei, wie er begonnen hatte. Der Holunder schüttelte verwundert seine Zweige. Die Spitzmaus eilte mit ihren Jungen zurück in ihren Bau, die Sonne brach durch und überflutete das Land mit ihrem Schimmer, und auf einmal war es, als lachte die Natur hell auf. Die Spitzmaus blickte ihren Mäusemann glücklich an. Ihre Kinder würden in einer guten Welt aufwachsen.

ENDE

Goldi

Goldi

Es war einmal ein junger Mann, der hieß Johannes und wollte für sein Leben gerne ein Abenteuer erleben. Er hatte schon einiges davon gehört und darüber gelesen und glaubte deshalb, er wäre erst richtig erwachsen, wenn er diese Feuerprobe bestanden hätte. Was nun aber genau das für ein Abenteuer sein sollte, das konnte er sich nicht vorstellen. Viele Tage lang grübelte er darüber nach, aber ihm wollte einfach nichts einfallen. Da befragte er einen Freund. Aber auch dieser hatte keine Idee. Die beiden jungen Männer kamen nach langem Nachdenken zu dem Schluß, daß es etwas mit Gefahren zu tun haben müsse. Aber welche? Wiederum waren sie ratlos. Johannes meinte, daß zu einem Abenteuer unter allen Umständen ein Kampf gehören müßte – beispielsweise mit einem großen Tier oder mit Naturgewalten. Oder, wenn es schon kein Kampf war, dann wenigstens die Rettung eines Menschen aus Lebensgefahr. Jetzt wußten sie etwas genauer, wonach sie suchten. Aber um sicherzugehen, fragten sie noch einen sehr alten Mann, was er darunter verstehe. Der Greis hatte viel Zeit und erzählte den beiden jungen Männern Geschichten von Odysseus, Siegfried und anderen Helden. Sie waren rundherum begeistert von den alten Sagen und stellten viele Fragen. Was die beiden am meisten beflügelte, waren die unglaublichen Schätze, die sie dabei erringen konnten. Wenn sie bei ihrem Abenteuer einen Schatz fänden, dann wären sie feine Herren! All die Gefahren, denen sie sich stellen wollten, würden sich auf diese Weise sogar noch auszahlen.

Aber wo sollten sie nach einem Schatz suchen? Gab es denn noch verborgene Schätze, die sie finden konnten? Mußten sie gezielt danach suchen, oder würden sie geradezu darüber stolpern, wenn sie mitten im Abenteuer steckten? In den alten Sagen stießen die Helden immer von allein auf einen Schatz. Die jungen Männer entschieden also folgendes: Da sie sowieso nicht wußten, wo sie nach Abenteuern und Schätzen suchen sollten, müßten diese ihnen eben von allein begegnen. Wenn sie hinausgingen in die Welt, dann lägen die Abenteuer und Schätze bestimmt auf ihrem Weg. Sie müßten nur zugreifen, wenn sich ihnen die Chance bot. War das Abenteuer bestanden und der Schatz errungen, würden sie als reiche und angesehene Leute nach Hause zurückkehren. Ihre Angehörigen schlössen sie glückstrahlend in die Arme, weil sie geglaubt hätten, die Abenteurer wären den Gefahren schon längst erlegen.

Johannes war Feuer und Flamme und wollte sich auf der Stelle in ein Abenteuer stürzen. Er schlug seinem Freund vor, gleich zusammen loszuziehen. Der ging sofort nach Hause und wollte mit dem Packen beginnen. Neugierig versammelte sich seine Familie um ihn und befragte ihn nach seinen Plänen. Als er ihnen von den Abenteuern erzählte, die er zu bestehen gedachte, fing seine Mutter an zu weinen, sein Vater schrie, die Schwestern umklammerten seine Knie und drängten ihn unter Tränen zu bleiben. Unter diesem Ansturm gab er nach, schämte sich aber gegenüber seinem Freund und erfand eine Ausrede, um nicht mitgehen zu müssen.

Also entschloß sich Johannes, allein aufzubrechen. Zuerst überlegte er sich, was er alles brauchte. Da er keine großen Reichtümer besaß, konnte er sich kein Pferd leisten, wie es die Helden in den Sagen alle besaßen. Aber für ein Paar neue Schuhe und einen Rucksack reichte sein Geld noch. Im Rucksack verstaute er einen Teller, einen Becher, einen Löffel und einen Kochtopf. Dazu ein wenig zu essen, damit er unterwegs nicht verhungerte. Eine lange Schnur kam noch hinzu und eine Decke für die Nacht. Zuletzt kaufte er noch einen großen Laib Brot, den er sich unter den Arm klemmte, weil sein Rucksack schon voll war.

Dann ging er noch einmal zu seinem Freund, um sich von ihm zu verabschieden. Der war mittlerweile so voller Einwände und Bedenken, daß er versuchte, seinen unternehmungslustigen Kameraden von dessen Vorhaben abzuhalten. Johannes aber ließ sich nicht beeindrucken und zog frohgemut in die Welt hinaus.

Zuerst marschierte er durch Gegenden, die er gut kannte. Deshalb wurde er von vielen Menschen angesprochen, wohin er denn, so ausgerüstet, ziehe. Er erzählte allen in feurigen Worten, daß er auf Abenteuersuche ging. Einige lachten, als sie davon hörten, andere versuchten, ihm seinen Plan auszureden, indem sie ihn auf die vielen Gefahren hinwiesen, denen er begegnen konnte. Wieder andere freuten sich über seinen Heldenmut und wünschten ihm viel Glück. Jeder, dem er von seinem Plan erzählte, hatte eine andere Vorstellung von dem, was ihn erwartete. Und er mußte sie alle anhören, ob er nun wollte oder nicht. Oft malten sie die schrecklichsten Ereignisse aus, die ganz sicher seiner harrten. Aber gerade das war es ja, was er erleben wollte. So hatte er sich sein Abenteuer auch vorgestellt – voller Gefahren und Schrecken. Als Held war er verpflichtet, all den unangenehmen Geschehnissen standzuhalten.

Bald jedoch kam er in eine Landschaft, die ihm fremd war. Hier fing die Suche nach seinem Abenteuer auch schon an, spannend zu werden. Er wußte überhaupt nicht, wo er hinwollte, und mußte sich an jeder Kreuzung ständig neu entscheiden, welchen Weg er einschlagen sollte.

Gegen Mittag kam er an einen Wald. Dort setzte er sich auf einen Baumstamm und begann, von seinem Brot zu essen. Es war noch ganz frisch und schmeckte köstlich. Als er seinen Hunger gestillt hatte, wurde er durstig. Er hatte zwar einen Becher mitgenommen, aber keine Flasche gefüllt und eingepackt. Woher sollte er jetzt etwas zu trinken bekommen? Auf seinem Weg war er an einigen Bächen vorbeigelaufen, hatte aber nicht weiter darauf geachtet, wo genau sie waren und wie das Wasser in ihnen aussah. Jetzt fing er an, sich seine Umgebung etwas genauer anzusehen. Neben dem Weg verlief eine Wasserrinne, die war aber ganz ausgetrocknet. Er ging weiter und achtete genau darauf, wohin die Rinne führte. Nach einiger Zeit wurde er gewahr, daß sie in einen Graben mündete. Aber darin war auch kein Wasser. So schritt er an ihm weiter, bis er ein kleines aber klares Rinnsal fand, das in den Graben rann. Er hielt seinen Becher in das kalte Wasser und trank davon. Noch nie hatte ihm ein Getränk so gut geschmeckt, wie das Wasser aus diesem kleinen Bächlein. Vielleicht lag es daran, daß er so großen Durst hatte. Wenn er jetzt seines Weges ging, achtete er immer darauf, wo er Wasser finden konnte. Es war gar nicht so schwer, wenn er seine Augen dafür offenhielt.

Als es Abend wurde, überlegte sich der junge Mann, wo er nächtigen sollte. Seit der Mittagszeit waren ihm kaum noch Leute begegnet, und der Weg wurde immer schmaler. Hier in dieser Gegend schienen sich nicht viele Menschen aufzuhalten. Also fing er an, einen Unterschlupf für die Nacht zu suchen. Aber das war nicht einfach. Entweder war eine Stelle zu steinig, zu feucht, zu schmutzig oder sonst nicht nach seinem Geschmack. Er suchte immer weiter, bis er merkte, daß die Nacht hereinbrach. Noch immer hatte er keinen Unterschlupf gefunden. Er setzte sich deshalb auf den Boden und dachte erst einmal genau darüber nach, wie dieses Nachtquartier eigentlich aussehen sollte. Erst jetzt bemerkte er, daß er überhaupt keine klare Vorstellung davon hatte. Trocken und weich müßte der Boden sein und am besten von den Seiten und auch von oben etwas geschützt. Hier am Weg konnte er eine solche Stelle sicher nicht finden. Also ging er etwas tiefer in den Wald hinein und fand einen ganz schmalen Pfad, der sich durch das Dickicht schlängelte. Das war bestimmt die Fährte eines Tieres. Er ging dieser Spur nach und kam in eine immer dichter bewachsene Gegend mit viel Unterholz. Es war schon fast ganz dunkel, als er sich entschloß, unter einer großen Tanne seinen Lagerplatz aufzuschlagen. Der Boden war mit Nadeln bedeckt und somit weich und trocken, wie er es sich gewünscht hatte. Die Äste der Tanne hingen fast bis zum Boden, so daß er sich darunter wie in einem kleinen Häuschen vorkam. Aufatmend befreite er sich von seinem Rucksack und holte die Decke heraus. Er setzte sich darauf und aß einen Teil seines Brotes und ein hartgekochtes Ei, das er von zu Hause mitgebracht hatte. In seinem Becher hatte er noch etwas Wasser, das er von der letzten Quelle aufgehoben hatte, so daß er auch seinen Durst stillen konnte.

Er blickte noch einmal unter seinem grünen Schutzdach hervor, um zu sehen, ob in seiner Umgebung auch alles in Ordnung war. Aber in der Dunkelheit konnte er kaum etwas erkennen. Trotzdem war er sicher, einen guten Platz für die Nacht gefunden zu haben. Er wickelte seine Decke fest um sich herum und legte sich schlafen.

Schon nach kurzer Zeit drückte es ihn sehr am linken Bein. Er richtete sich auf und bemerkte, daß er auf einem Ast lag. Er schob ihn fort und tastete noch einmal sein ganzes Lager ab. Er fand weitere harte Schwellen, die er aber nicht beseitigen konnte, weil sie zum Wurzelwerk der Tanne gehörten. Also verlagerte er seine Schlafstelle so, daß ihn nichts mehr drückte. Zufrieden legte er sich nieder und versuchte einzuschlafen. Doch nach einiger Zeit verkrampfte sich sein Nacken. Er war es nicht gewohnt, so flach zu liegen. Deshalb veränderte er von Zeit zu Zeit seine Stellung, aber das Liegen wurde immer ungemütlicher. Das Marschieren vom Tage hatte ihn ordentlich müde gemacht, so daß er gerne richtig fest geruht hätte. Sein Körper war offensichtlich ziemlich verwöhnt, fand er, es war schließlich ein natürlicher Zustand, in der Natur zu schlafen, aber es ließ sich nun einmal nicht ändern. In einem letzten Anlauf nahm er nun seine Schuhe und legte sie sich unter den Kopf. Jetzt war sein Nacken zufrieden, und endlich schlummerte er ein.

Wie lange er geschlafen hatte, wußte er später nicht mehr, jedoch meldete sich sein Körper schon wieder unter Schmerzen. Ein Tannenzapfen war auf ihn herabgefallen und hatte ihn erschreckt. Mitten in der Nacht kam ihm der Verdacht, daß Abenteuer vielleicht gar nicht so schön waren, wie er sich das vorgestellt hatte. Wahrscheinlich hatten die Helden von früher auch mit solchen Unannehmlichkeiten zu kämpfen, aber davon wurde natürlich nichts überliefert. Es war immer nur von den Heldentaten zu hören, die stets zur Zufriedenheit vollführt wurden. Unter welchen Umständen die früheren Helden litten, um nur eine einzige Nacht im Freien zu verbringen, davon wurde nichts berichtet. Vielleicht litten sie auch gar nicht darunter, sondern waren es gewöhnt? Er würde es ihnen gleichtun. Er wollte nun einmal sein Abenteuer erleben, und dazu gehörte auch, in völliger Fremde unterm Sternenzelt zu übernachten. Verstimmt nahm er seinen leidenden Körper wahr und versuchte dennoch, so gut wie möglich, die Nacht hinter sich zu bringen.

Da an Schlaf nicht mehr zu denken war, drangen nun im Wachliegen einige Geräusche an sein Ohr, die ihm zuvor entgangen waren. So schreckte er immer wieder auf, wenn es in seiner Nähe knackte. Ob das ein wildes Tier war? Welche Tiere gab es hier eigentlich, die ihm gefährlich werden konnten? Nach reiflichem Überlegen kam er zu dem Schluß, daß die einheimische Tierwelt eigentlich recht harmlos war. Er entschloß sich demzufolge, keine Angst vor wilden Tieren mehr zu haben. Er verschloß seine Ohren mit seinem Willen gegen die nächtlichen Geräusche und versuchte, wenigstens noch ein klein wenig Schlaf zu bekommen.

* * *

Er war wirklich noch einmal eingeschlafen und wurde davon wach, daß er bis auf die Knochen durchgefroren war. Er zitterte am ganzen Leib, und die Decke konnte ihn nicht mehr wärmen. Grimmig setzte er sich auf und überlegte, wie er sich gegen die Kälte schützen konnte. Ob er sich ein Feuer machen sollte? Er hatte nicht daran gedacht, sich etwas zum Feueranzünden mitzunehmen. Ein toller Held war er, dachte er. Allerdings hatte ihn der Förster schon als kleinen Jungen gewarnt, daß ein Feuer im Wald gefährlich werden konnte, deshalb war er gar nicht auf die Idee gekommen, für ein Feuer sorgen zu müssen. Zudem mangelte es ihm auch an jeglicher Erfahrung, wie er ein Feuer in freier Natur anfachen sollte. Unterdessen war er innerlich so durchfroren, daß er beschloß aufzustehen, um seine Wanderung fortzusetzen.

Er zog seine Schuhe an und packte seinen Rucksack. Noch einmal tastete er im Dunkeln seinen Lagerplatz ab und fand dabei seinen Becher. Er hätte ihn fast vergessen. Er steckte sich ein Stück Brot in den Mund und trank den letzten Schluck Wasser. Dann hievte er seinen Rucksack hoch und suchte sich einen Weg aus dem Dickicht. Obwohl es recht finster war, konnte er doch genug sehen, um nicht gegen Bäume zu laufen. Doch die Unebenheiten des Bodens waren nicht so gut auszumachen. Er kam nur langsam voran. Auch die Zweige ringsum sah er oft erst im letzten Moment. So wurde sein Fortkommen durch einige schmerzhafte Kratzer im Gesicht und an den Händen behindert. An manchen Stellen war das Unterholz auch so dicht, daß kein Durchkommen war. Dann mußte er wieder zurück. Aber nach einiger Zeit merkte er, daß der Wald lichter wurde, und bald schien er wieder auf einem Weg zu gehen.

Er war kaum ein paar Schritte gegangen, da hörte er das Weinen eines kleinen Kindes. Was machte ein Kind mitten in der Nacht im tiefen Wald? Hatte es sich verlaufen und fror jetzt, so wie er? Mit Sorge im Herzen strebte er in die Richtung, aus der das Weinen kam. Dazu mußte er den Weg wieder verlassen. Vorsichtig tastete er sich voran und kam dem Jammern immer näher. In der Zwischenzeit hatte die Dämmerung eingesetzt, und er konnte jetzt schon etwas besser sehen. Das Kind, das immer noch heulte, mußte ganz in seiner Nähe sein. Er quälte sich zwischen zwei Sträuchern hindurch und kam auf eine Lichtung. In diesem Moment hörte das Weinen auf, und er sah gerade noch, wie zwei kleine Tiere im Wald verschwanden. Hatten sie dem Kind etwas angetan? Sorgsam durchsuchte er das hohe Gras, konnte aber keinen Menschen erblicken. Auch seine Rufe wurden nur von einem Eichelhäher beantwortet. Es war jetzt hell genug, daß er die ganze Lichtung überblicken konnte, aber nirgends sah er Spuren eines Kampfes oder sonst etwas, was er mit dem Jammern in Verbindung bringen konnte. Diese Tiere, die in den Wald entwichen waren, hatten zwar Spuren im Gras hinterlassen, aber die führten zu keinem Menschen. Waren es die Tiere selbst gewesen, die so geschrien hatten? Gab es Tiere im Wald, die weinen konnten wie ein Kind? Er kannte keines. An diesem ersten Tag seiner Wanderung hatte er schon so viel erlebt. Alle diese Erfahrungen zusammengenommen, hatten ihm klargemacht, wie wenig er eigentlich über sich selbst und die Natur um ihn herum wußte. Er schätzte Geräusche und Wahrnehmungen oft falsch ein. Wenn er ein Abenteuer suchte, mußte er erst lernen, mit der Natur zu leben und sie zu verstehen.

Ruhig setzte er sich ins Gras und dachte darüber nach, wie er sich in Einklang mit der Natur bringen könnte. Am besten war es wohl, er blieb an einer Stelle sitzen und beobachtete alles, was sich dort tat, ohne in das Geschehen einzugreifen. Hier auf der Lichtung war ein schöner Platz, um damit anzufangen.

Jetzt, wo die Sonne hervorgekommen war, hatte sich sein Körper wieder aufgewärmt, und er fühlte sich recht wohl. Warum sollte er auf Abenteuersuche gehen, wenn er auch hier warten konnte, bis eines ganz von allein auf ihn zukam? Vielleicht hatte sich eine schöne Königstochter verirrt und kam geradewegs hierher, um sich retten zu lassen. In Gedanken lächelte er über diesen Einfall. So viele Königstöchter gab es gar nicht, daß ihm ausgerechnet hier eine vor die Füße lief. Aber er konnte ja nicht wissen, was das Schicksal mit ihm vorhatte. Er beschloß, im Gras sitzen zu bleiben und auf sein Abenteuer zu warten.

Zuerst geschah gar nichts, davon abgesehen, daß er seinen Sitzplatz verlagern mußte, weil ihn die Ameisen so pikten. Also suchte er sich einen Baumstumpf und legte die Decke darauf. Als Held war er ziemlich empfindlich, dachte er, aber er fing ja auch erst an, diesem Ruf zu folgen.

Auf der Lichtung gab es eigentlich nichts Besonderes zu sehen. Und trotzdem war alles in Bewegung. Die Bäume rauschten wegen der sanften Brise, und die Grashalme neigten sich im Wind. Wenn er längere Zeit nur ein kleines Stück der Wiese betrachtete, dann sah er, wie sich das Leben hier in seiner ganzen Vielfalt ausbreitete. Er stellte fest, daß auch Gräser Blüten trugen und Kräuter bunte Blumen hervorbrachten. Einige davon kannte er sogar mit Namen, aber von den meisten wußte er sie nicht. Schon so viele Jahre lebte er auf dieser Welt, aber wie die Pflanzen hießen, die überall am Wegrand standen, das war ihm nicht bekannt. Es war ihm nie in den Sinn gekommen, sich dafür

Zeit zu nehmen. Warum eigentlich nicht? Wie gerne hätte er jetzt gewußt, ob sie ihm auch als Speise dienen konnten! Löwenzahn und Klee waren eßbar, das wußte er wohl. Deshalb nahm er einige zarte Blättchen von diesen Pflanzen und kostete sie. Der Löwenzahn schmeckte zwar bitter, aber er konnte ihn essen. So unangenehm, wie er es sich immer vorgestellt hatte, war er auch wieder nicht. Der Hornklee mundete ihm sogar ausgesprochen gut. Er hatte einen fast nussigen Geschmack. Kein Wunder, daß die Tiere so gerne ihr Futter auf den Wiesen suchten. Auch das Gänseblümchen war durchaus genießbar, und der Sauerampfer schmeckte herzhaft und erfrischend.

Zufrieden betrachtete er die verschiedenen Pflanzen und Insekten um sich herum. Einige Schmetterlinge kannte er. Da waren der Kohlweißling und das Pfauenauge. Aber noch ein anderer Falter flatterte von Blüte zu Blüte und suchte nach Nektar. Seine Flügel hatten kräftige, bunte Farben wie die des Pfauenauges, aber die runden Augen fehlten darauf. Zudem war er etwas kleiner. Ein anderer Schmetterling war quittengelb und leuchtete nur so in der Sonne. Wie eine kleine gelbe Blume saß er im Gras. Eine ganze Reihe Libellen schwirrte in der Luft herum. Vier verschiedene Arten zählte er. Mit ihrem langen, schmalen Rumpf sahen sie recht gefährlich aus. Aber wenn er sich ruhig verhielt, landeten die Insekten auf Armen und Beinen, ohne ihm etwas zuleide zu tun.

Als ein kleiner Marienkäfer an seinem Bein hochkletterte, wurde es Johannes ganz warm ums Herz. Diese hübschen Kletterer kannte er genau. Schon in Kindertagen hatte er viel Freude an ihnen gehabt. Er entdeckte auch einige größere Käfer, die er nicht mit Namen nennen konnte.

Manche hatten ganz bunt schillernde Flügel und krabbelten recht schwerfällig an den Blütenstengeln empor. Oft bogen sich die Stiele unter ihrer Last. Aber auch sehr zarte und leichte Gestalten schwirrten um ihn herum. Ein paar davon suchten nach Blut und stachen ihn in Arme und Beine. Er ließ es zu, hatte er sich doch vorgenommen, nur zuzuschauen und selbst nichts zu tun. Er beobachtete einen Regenwurm, wie er gemächlich aus dem Erdreich kroch. Kaum war er in voller Länge sichtbar, kam auch schon ein Vogel angeflogen und schleppte ihn davon. Das ging so schnell, daß er nicht einmal feststellen konnte, was für ein Vogel das war. Rund um ihn herum zwitscherte und summte es in den Bäumen, Büschen, im Gras und in der Luft. In der Ferne hörte er auch größere Tiere rufen.

Die Sonne wurde immer wärmer, und Johannes ging zu der Quelle, die am anderen Ende der Lichtung plätscherte. Er füllte seinen Becher und trank das köstliche Naß zu seinem letzten Stück Brot. Danach legte er sich bäuchlings ins Gras und schaute sich die Welt unter ihm genau an. Dabei fiel ihm auf, daß jede Pflanze in ihrem eigenen Rhythmus wiegte. Die Natur führte vor ihm einen berükkenden Reigen auf. Die Schmetterlinge, Käfer, Ameisen und Libellen wirkten darin wie weitere Darsteller, die den Zauber des Augenblicks durch ihre Pirouetten und Tänze noch verstärkten. Der strahlende Sonnenschein schenkte den verschiedenen Farben durch Licht und Schatten erst die richtige Wirkung. Jede Pflanze sorgte mit ihrem Duft dafür, daß er diesen Tanz nicht nur mit den Augen erlebte. Über der ganzen Lichtung lagen Ruhe und Frieden. Das machte Johannes so schläfrig, daß er seine verlorene Nachtruhe jetzt nachholte.

Als er erwachte, stand die Sonne schon im Westen. Er gähnte, streckte sich wohlig und war rundum mit sich und der Welt zufrieden. Er setzte sich auf und beobachtete die Vögel. Die Amseln und Spatzen kannte er genau. Auch die Eichelhäher und die Blaumeisen mit ihrem hohen, zirpenden Piepsen waren ihm bekannt. Aber da waren auch noch andere, ihm fremde Vögel. Eines dieser Vögelchen kam immer wieder in seine Nähe und pickte an einem bestimmten Kraut. Ganz feine, kleine weiße Blüten hatte die Pflanze und winzige Blättchen. Weil der zierliche Vogel so begierig nach diesem Kraut war, versuchte Johannes es auch. Es schmeckte recht gut, was ihn daran erinnerte, daß er hungrig war. Er holte einen Apfel aus seinem Rucksack und biß herzhaft hinein. Wie köstlich schmeckte eine solche Frucht in der freien Natur! Hinterher aß er noch einige Kräuter von der Wiese und stand dann auf, um aus der Quelle zu trinken.

Er erforschte die Umgebung auf der Suche nach einem schönen Schlafplatz, denn er hatte beschlossen, einige Zeit auf der Lichtung zu verweilen. Aus diesem Grunde sollte es ein sicherer Unterschlupf sein. Da es noch recht früh war, hatte er keine Eile und prüfte jede mögliche Stelle auf ihre Tauglichkeit. Dabei stieß er auf einen Baum, der innen ganz hohl war. Er wäre gerne dort geblieben, aber Bienen hatten bereits ein großes Nest hineingebaut. Diesen fleißigen und wehrhaften Geschöpfen wollte er sich wohlweislich nicht aufdrängen. Statt dessen fand er einen Ort, der zwischen verschiedenen Sträuchern gelegen war und ihm ausnehmend gut gefiel. Das Gebüsch war fast in einem Kreis herum um eine mit weichem Gras bedeckte Fläche gewachsen, die gerade ausreichte, einem Menschen bequem Platz zu bieten. Der Boden war frei von großen Wurzelstöcken, die ihm während der Nacht den Schlaf hätten rauben können. Trotzdem schleppte er einen großen Haufen trockenes Laub herbei, um damit sein Lager zu polstern. Am Kopfteil schob er einige Tannenzweige unter, damit sein Nacken für die Nacht ausreichend gestützt war. Nachdem er mit seinem Werk zufrieden war, holte er sich aus dem Wald noch einige Äste, mit denen er sein Nachtlager wie mit einem Dach abdeckte. Darauf schichtete er noch einige Lagen Tannenzweige, um das Dach damit abzudichten. Wie in einem kleinen Zelt kam er sich vor, und die Freude über sein gelungenes Bauwerk machte ihn übermütig.

Er ging wieder zurück zur Lichtung und trank noch etwas Wasser. In der Nähe wuchs ein Strauch, dessen Beeren er sich munden ließ. Als er satt und zufrieden war, setzte er sich, den Rücken an einen Baumstamm gelehnt, ins Gras. Von hier aus konnte er die Quelle gut überblikken. An den Spuren am Ufer war zu erkennen, daß hier viele Tiere zur Tränke kamen. Wenn er sich ruhig verhielte, könnte er vielleicht einige von ihnen beobachten.

Das Plätschern des Wassers führte ihn in eine solche innere Ruhe, wie er sie schon lange nicht mehr erlebt hatte. In der Welt da draußen war alles so eilig und hektisch. Dort kam keiner richtig zu sich selbst. Legte er sich abends ins Bett, so wußte er genau, daß am nächsten Morgen wieder der Alltag mit seinen Pflichten und Sorgen wartete. So konnte er selbst in der Nacht nicht ausruhen. Jetzt aber, hier in dieser Einsamkeit, war niemand da, dessen Erwartungen er erfüllen mußte. Das machte ihn sehr glücklich, und er beschloß, erst einmal gar nichts zu tun. Er blieb einfach ganz still sitzen und verfolgte das Treiben an der Quelle.

Da waren dicke Hummeln, die von Blüte zu Blüte summten und Nektar sammelten. Damit hatten sie viel Arbeit, denn nicht jede der Blüten barg noch den wertvollen Schatz. Einige Blumen waren schon von anderen Insekten besucht worden und hatten deshalb nicht viel zu bieten. Das schien die Hummeln aber nicht weiter zu stören. Unermüdlich suchten sie weiter und trugen bis zum Abend große Pakete an den Hinterbeinen, mit denen sie sich auf den Weg nach Hause machten. In dieser Jahreszeit blühte es überall, und die Natur überschüttete ihre Kinder mit vielfältigen Gaben aus ihrem üppigen Füllhorn. Einige prachtvolle, blau schillernde Libellen surrten zielstrebig um die Quelle herum. Sie schienen mit ihren Flugkünsten einen ganz bestimmten Zweck zu verfolgen. Es war eine reine Freude, ihnen dabei zuzusehen.

Nach einiger Zeit kam ein großer, bunter Vogel angeflogen, ließ sich vorsichtig am Ufer nieder und blickte sich zunächst aufmerksam um. Schließlich trank er aus der Quelle, wobei er seine Umgebung nicht aus den Augen ließ. Johannes hielt vor Staunen den Atem an, denn einen solch schönen Vogel hatte er noch nie gesehen. Nach und nach kamen immer mehr Vögel an die Wasserstelle – große und kleine, farbige und graue. Manche der Vögel nahmen auch ein Bad und spritzten mit Wasser um sich, es war lustig anzusehen, so daß er beinahe laut lachen mußte. Auch ein kleines Eichhörnchen, das seit längerer Zeit in den Bäumen herumgeklettert war, hüpfte nun herbei, um zu trinken.

Dann erschienen auch andere Tiere. Zuerst hoppelte

ein großer Hase heran, der auf seinem Weg noch hie und da an den saftigen Kräutern knabberte. Dann kam ein Tier, dessen Namen Johannes nicht kannte. Vielleicht war es ein Marder oder ein Iltis.

Er beobachtete alles und griff nicht in das Geschehen ein. Manchmal war die Natur aber nicht nur friedlich und schön, sie konnte auch recht grausam sein. Einmal kam eine Maus zu der Wasserstelle und fand dort einen großen Käfer. Sie war gerade dabei, ihren Fang genüßlich zu verspeisen, da kam wie ein Schatten eine große Eule angeflogen und griff sich die Maus im Flug. Wenn die Maus nicht so sehr mit dem Käfer beschäftigt gewesen wäre, hätte sie sich noch rechtzeitig im Gebüsch verstecken können. So hatte ihre Unaufmerksamkeit sie das Leben gekostet.

Als es fast dunkel war und Johannes zu seinem Lagerplatz ziehen wollte, trottete ein Fuchs zur Tränke. Noch nie hatte er einen Fuchs aus einer solchen Nähe betrachten können. Das war ein aufregendes Erlebnis für ihn. Doch der Fuchs hatte kaum ein bißchen Wasser getrunken, da spitzte er schon die Ohren, hob den Kopf und verschwand wieder hurtig im Wald. Er war noch nicht richtig fort, da trat ein mächtiger Hirsch auf die Lichtung. Das war ein so imposanter Anblick, daß Johannes sich nicht zu rühren wagte. Er wollte ihn auf keinen Fall verscheuchen. Zuerst warf der Hirsch einen Blick über die ganze freie Fläche. Auch Johannes beäugte er für einige Zeit mißtrauisch. Als der sich aber nicht regte, fing der Hirsch ruhig zu äsen an. Dabei bewegten sich seine Ohren ständig, damit ihm auch ja keine Gefahr entging. Er blickte zwischendurch immer wieder auf und witterte nach allen Seiten. Später gesellten sich auch ein paar Rehe zu ihm. Sie labten sich an dem saftigen Gras und stillten ihren Durst aus der Quelle. Die ganze Gruppe war ständig auf der Hut. Immer wieder hob eines der Tiere oder mehrere aufmerksam den Kopf. Erst als die Sonne ganz untergegangen war, zogen sich die Tiere wieder in den Wald zurück.

Auch Johannes suchte nun seinen Schlafplatz auf und legte sich zur Ruhe nieder. Er war so angefüllt mit Glück und Freude wegen dieses schönen Tages und all dem, was er erlebt hatte, daß er gleich einschlief.

* * *

Das laute Kindergejammer schreckte ihn aus tiefem Schlaf. Noch nicht ganz wach, rappelte er sich auf und suchte sich in der Dunkelheit einen Weg zur Lichtung. Zuerst konnte er nicht viel sehen. Aber die Dämmerung hatte schon eingesetzt, und nach einigen Minuten konnte er zwei Tiere ausmachen, die miteinander zu kämpfen schienen. Das größere Tier jagte dem etwas kleineren hinterher und warf es immer wieder um. In dieser Position fing das kleine Tier wie ein Kind an zu schreien, während das größere über ihm stand. Entkam es, setzte ihm das große Tier nach. Es ging zu wie beim Katz-und-Maus-Spiel. Doch die beiden Kämpfer waren keine Katzen, sondern Hasen, wie Johannes schließlich feststellen konnte. Noch nie zuvor hatte er einen Hasen schreien hören. Jetzt wußte er, zu welchen Tönen diese Tiere fähig waren. Er vermutete, daß beides Männchen waren und der große Hase sein Revier gegen den kleineren Eindringling verteidigte.

Johannes ging zu der Quelle und trank einen großen Schluck. Er verspürte Lust, sich zu waschen. Anfangs war es doch ein wenig frisch. Er gewöhnte sich jedoch schnell daran und rieb sich vergnügt ab. Seine Haut fühlte sich kribbelig und lebendig an, als er fertig war. Zurück an seinem Schlafplatz, untersuchte er seine Vorräte. Er hatte noch ein gekochtes Ei und ein Päckchen Zwieback. Da das Ei schon etwas angeschlagen war, entschied er sich, es gleich zu essen. Er wunderte sich selbst, wie wenig Hunger er hier in der freien Natur hatte. Wahrscheinlich lag es daran, daß er sich so wenig bewegte. Außerdem fühlte er sich so wohl. Hier gab es keine Sorgen und Probleme zu wälzen. Er mußte sich nur um sich selbst kümmern. Jetzt erst merkte er, wie wenig er brauchte, um sich wohl zu fühlen.

Wonach jagte er eigentlich ständig, wenn er mit anderen Menschen zusammen war? Immer gab es eine Liste von Dingen, die er bis zu einem bestimmten Zeitpunkt erledigen mußte, um andere Leute nicht zu verärgern. Wie kam er eigentlich dazu, so viel für andere zu machen? Was wollte er von diesen Menschen für seine Taten haben? Vor allen Dingen Anerkennung, Respekt und Freundschaft. Hier in der freien Natur brauchte er das nicht. Warum war es ihm aber zu Hause so wichtig? Alle Menschen schienen ständig auf der Suche nach Anerkennung zu sein. Auch er hatte von klein auf gelernt, danach zu streben. Hatte er sein Ziel aber auch erreicht? Ja, es gab schon Zeiten, in denen er von anderen Menschen gelobt wurde. Das hatte ihm auch sehr gutgetan. Deshalb hatte er sich weiter bemüht und immer wieder angestrengt. Aber mit der Zeit führten diese Bemühungen nicht mehr zum gewünschten Erfolg. Die Menschen um ihn hatten sich daran gewöhnt, daß er fleißig war. Wenn er jetzt Anerkennung ernten wollte, mußte er sich noch mehr mühen – und das alles nur für ein paar freundliche Worte. Was machte ihn so versessen darauf, daß er dafür so viel Kraft aufwandte? Es geschah doch nur, damit er sich eine kleine Weile in der Wertschätzung anderer sonnen konnte. Warum aber suchte er danach? Warum konnte er sich die Anerkennung nicht selbst geben? Weil sie nicht stark genug war. Warum eigentlich nicht? Warum brauchte er andere Menschen dazu, seine eigenen Taten und Fähigkeiten zu bewerten? Schon als kleines Kind war er auf das Lob der Eltern angewiesen. War er vor anderen stolz auf sich gewesen und sagte das laut, so wurde er sofort als Angeber abgewertet. Wie traurig! Waren die Menschen sich eigentlich im klaren darüber, was sie sich und anderen damit antaten?

Nachdem Johannes sein Ei gegessen hatte, schlenderte er zur Lichtung zurück und setzte sich auf seinen Stammplatz. Die ganze Umgebung war ihm nun vertraut. Er kannte die Tiere und Pflanzen schon gut, auch ihre Eigenarten. Heute wollte er nicht nach den Einzelheiten Ausschau halten, sondern zu erfassen versuchen, wie dieser Ort als Ganzes auf ihn wirkte. Er lehnte sich gegen den Baumstamm und ließ seine Augen schweifen. Die Sonne stand jetzt hoch am Himmel. Es schien ein heißer Tag zu werden, denn nirgends sah er das allerkleinste Wölkchen. Trotz der Trockenheit der letzten Tage war die Wiese noch saftig grün. Dazwischen blitzten die verschiedenen Farben der Blüten. Das kräftige Gelb des Löwenzahns, das Blau der Glockenblumen, das Weiß der Gänseblümchen, das Rot des Hornklees und das Violett der Vogelwicke. Am Rande des Waldes leuchtete der Ginster in sanften Gelbtönen. An dem kleinen Bach, der von der Quelle gespeist wurde, standen auch größere Gewächse wie Schierling, Riedgras und Binsen. Dazwischen konnten sich die kleinen Tiere gut verstecken.

Der milde Sonnenschein versetzte Johannes erneut in diesen durch und durch behaglichen Zustand. Völlig losgelöst von allen Sorgen, saß er im Gras und ließ die würzige Luft in sich einströmen. Er fühlte das Leben auf diesem Fleckchen Erde ganz besonders stark, und es wurde ihm klar, daß auch er ein Teil dieses Lebens war. Ein großes Glücksgefühl stieg in ihm auf und ließ sein Herz weit werden. Die ganze Natur gehörte ihm, und er gehörte der Natur.

Ja, hier war es schön. Hier wollte er dazugehören, dieses Stückchen Welt wollte er in sich aufnehmen. Das Hier und das Dort hatten sich aufgelöst und waren zu einem einzigen Ganzen geworden. Den ganzen Tag saß er da und ließ dieses Wissen auf sich wirken. Nichts drängte ihn, etwas anderes zu tun. Auch als Wolken aufzogen und es zu regnen begann, blieb er sitzen und sog mit Genuß den Geruch der feuchten Erde ein. Seine kleine Welt war so überaus köstlich, daß er keine Worte für das fand, was er fühlte.

Schließlich tröpfelte es nur noch. Er zog seine Kleider aus und hängte sie zum Trocknen an einen dürren Ast. Nackt lag er nun im Gras und spürte jede Unebenheit des Bodens, jeden Halm und das Kribbeln der Käfer, die sich unter ihm herauswanden. Noch gar nicht lange war es her, da hätte ihn sein empfindsamer Körper bei einer solchen Behandlung überall zu quälen begonnen. In seiner Glückseligkeit machte ihm noch nicht einmal die Kälte des Erdbodens etwas aus. Durch den Regen hatte es merklich abgekühlt, und alles wirkte wie frisch gewaschen. Die bunten Farben der Wiese strahlten mit dem Blau des Himmels und dem Gold der Sonne um die Wette. Dankbar hatten die Erde und ihre Geschöpfe das lebenspendende Naß angenommen. Johannes konnte diese Dankbarkeit und die Freude ringsum genau spüren. Seine Umgebung war ganz erfüllt davon.

Als seine Kleider trocken waren, zog er sie wieder an und lief in den Wald, um sich ein paar Beeren zu pflücken. Auf der Suche danach kam er zu einer Stelle, die über und über mit Sauerklee bewachsen war. Er hatte diese Pflanze noch nie gegessen. Doch der Klee sah so appetitlich aus, daß er nicht widerstehen konnte, ihn einmal zu kosten. Er war überrascht von dem herzhaften Geschmack und aß gleich eine größere Menge davon. Dann ging er zurück zur Quelle und trank von ihrem köstlichen Wasser.

Noch immer lebte Johannes in diesem Empfinden des Einsseins mit der Natur. Er war erstaunt, daß die gute Stimmung so lange anhielt. Kummer und Leid konnte er tagelang mit sich herumtragen, das wußte er nur zu gut. Gute Gefühle dagegen waren wie kleine Stippvisiten. Sie waren leider meist genauso schnell verschwunden, wie sie gekommen waren. Es war das erste Mal, daß er sich über einen so langen Zeitraum hinweg wohl fühlte. Fast hätte er sich daran gewöhnen können. Ein großes Gefühl der Dankbarkeit stieg in ihm auf, und er umarmte in seinem Glück den Baum, unter dem er immer saß.

Als er sein Glück voll ausgekostet hatte, setzte er sich wieder hin und ließ die Natur weiter auf sich einwirken. Seine Gedanken wurden immer träger, während sich seine Wahrnehmung weiter verschärfte. Ihm schien es gar, als könne er die Pflanzen wachsen hören. Jede Art hatte ihren eigenen Ton, ihren ganz einzigartigen Duft, ihre eigene unverwechselbare Farbe, ihren eigenen Geschmack und eine nur ihr eigene Form. Und doch fügten sich diese verschiedenen Eigenarten so gut zueinander, daß daraus eine wunderbare Schöpfung wurde. Eine Schöpfung, die von göttlicher Hand gefügt worden war.

Johannes erschrak ein wenig, als er sich bei diesem Gedanken ertappte. Eigentlich hatte er mit Gott nicht viel im Sinn. Wenn die Menschen zu Hause über Gott sprachen, dann kam ihm alles so unnatürlich und verlogen vor, so daß er sich jeder Kirche fernhielt. Er wollte sich seine Freiheit bewahren. Die Priester und Pfarrer hielten ihre Schäfchen fest an der Kandare und führten sie, wohin es ihnen paßte. Aber hier, in der freien Natur, da hatte das Wort »Gott« plötzlich eine ganz andere Bedeutung. Hierher gehörte Gott. Völlig frei und ohne Zwang ließ Gott die Natur leben, ganz wie sie wollte. Einen solchen Gott konnte er getrost annehmen. Hier gab es keine Fesseln und Gebote, sondern nur Freiheit, und zwar in dem Maße, wie es jedes Wesen selbst wollte.

Hier mußte er sich nicht fremden Regeln unterwerfen, sondern konnte frei und in eigener Verantwortung entscheiden, wie er leben wollte. Ja, ein solcher Gott war gut! Ihm konnte er sich vertrauensvoll hingeben. Er schenkte Glück und Frieden, nicht Strafen und Verbote. Ein Gefühl großer Verbundenheit mit diesem Gott der Natur stieg in ihm auf, und er genoß diese neue, herrliche Empfindung in vollen Zügen.

Nach einiger Zeit wurde er einer Bewegung am anderen Ende der Lichtung gewahr. Das war kein Tier – das war ein Mensch. Mit finsterem Gesicht und hängenden Schultern kam ein Mädchen über die Wiese gestapft. Sie schien die Schönheit ihrer Umgebung nicht wahrzunehmen. Gesenkten Kopfes setzte sie einen Fuß vor den anderen, ohne zu sehen, wohin ihr Weg sie führte. Achtlos ging das Mädchen auch an Johannes vorbei.

»Hallo«, grüßte er leise. Das Mädchen zuckte zusammen und drehte sich entsetzt nach ihm um. Fassungslos blickte sie den Mann an, der ruhig unter einem Baum saß.

»Du brauchst keine Angst zu haben, hier gibt es nichts und niemanden, der dir etwas zuleide tun will.«

»Ich habe keine Angst«, erwiderte das Mädchen trotzig, »ich habe mich nur so erschreckt, weil ich dich nicht gesehen habe.«

»Du hast weder mich bemerkt noch die schöne Wiese, auf der du stehst.«

Das Mädchen sah sich um. »Was ist denn an dieser Wiese schön? Es ist halt eine Wiese.«

»Du kannst ihre Schönheit nicht sehen, weil dein Herz so voller Trauer ist.«

»Unsinn! Woher willst du wissen, daß ich traurig bin? Das stimmt doch gar nicht!«

»Wenn du glücklich wärst, Kleine, dann hättest du das Wunder der Wiese erfaßt. Aber mit den Augen der Trauer ist selbst das Paradies öde und trostlos.«

»Was redest du für dummes Zeug, das stimmt ja alles gar nicht.«

»Und wie ist es deiner Meinung nach richtig?«

Das Mädchen dachte nach und zuckte schließlich mit den Schultern. »Ich weiß auch nicht.«

Das Aufmüpfige in ihrer Haltung wich wieder der Mutlosigkeit. Sie ließ die Schultern hängen, und ihr Gesicht bekam erneut einen düsteren Ausdruck.

»Soll ich dir die Schönheit dieser Wiese zeigen?«

»Nun ja, warum nicht. Es ist doch gleich, was ich mache.«

Er rutschte etwas zur Seite, damit sie sich an den Stamm anlehnen konnte. »Siehst du, wie saftig grün das Gras geworden ist?«

»Gras ist immer grün.«

»Bevor es regnete, war es nicht so schön grün gewesen. Da hatte ganz feiner Staub darauf gelegen und verhindert, daß die Farben so leuchteten wie jetzt. Auch die Blumen strahlen jetzt viel stärker als vorher.«

»Blumen können nicht strahlen.«

»Schau hier, der Löwenzahn. Seine Blüte ist so vollkommen rund und gelb, sie sieht aus wie eine kleine Sonne. Das mußt du doch zugeben.«

»Ja, da magst du schon recht haben.«

»Na also. Die Sonne kann strahlen, und wenn die Blüte vom Löwenzahn wie eine Sonne aussieht, dann kann sie auch strahlen.«

Das Mädchen lachte. »Mein Vater würde jetzt sagen: ›Das sind Spitzfindigkeiten.‹«

»Siehst du, jetzt hast du gelacht, und die Welt wird gleich noch schöner.«

»Wodurch wird die Welt schöner?«

»Durch dein Lachen.«

»Mein Lachen macht doch die Welt nicht schöner.«

»Aber ja! Du müßtest dich einmal sehen, wie schön dein Gesicht ist, wenn du lachst.«

»Ich bin doch nicht schön.«

»Natürlich bist du schön.«

»Das glaube ich nicht.«

»Hast du dich noch nie in einem Spiegel betrachtet?«

»Ja, sicher. Ich habe einen eigenen Spiegel in meinem Zimmer hängen.«

»Dann mußt du doch gesehen haben, daß du schön bist.«

»Nein, das habe ich nicht.«

»Das liegt nur daran, daß du mit den falschen Augen in den Spiegel geschaut hast.«

»Falsche Augen? Ich habe doch keine falschen Augen. Du redest schon wieder dummes Zeug.«

»Gefällt dir die Wiese jetzt ein bißchen besser?«

»Ja, etwas schon. Der Löwenzahn ist wirklich eine schöne Blume.«

»Siehst du. Vorher hast du die Wiese mit deinen traurigen Augen angeschaut. Da war sie nicht schön. Jetzt hast du sie mit deinen lachenden Augen gesehen, und schon ist sie schön.«

»Du glaubst also, wenn ich glücklich bin, dann sehe ich die Welt mit anderen Augen, und alles wird schön?«

»Ja, genau so ist es. Mit deinen glücklichen Augen machst du dir die Welt schön.«

»Weißt du, so hat noch nie jemand zu mir gesprochen.«

»Das glaube ich dir. Viele wissen das nicht.«

»Bist du ein richtiger Mensch?«

»Was soll ich denn sonst sein?«

»Vielleicht ein Zauberer oder ein Engel.«

»Was wäre dir denn lieber?«

»Ein Engel natürlich.«

»Dann stell dir doch einfach vor, ich wäre ein Engel. Ich wäre direkt vom Himmel heruntergestiegen, weil du so traurig bist.«

»Engel haben auch Namen?«

»Natürlich haben Engel Namen. Es gibt doch so viele von ihnen im Himmel, und wenn sie keine Namen hätten, dann könnte sie der liebe Gott doch gar nicht auseinanderhalten.«

»Und wie heißt du?«

»Ich bin Johannes.«

»Das ist ein schöner Name für einen Engel.«

»Ja, ich bin auch sehr stolz auf meinen Namen. Und wie heißt du?«

»Ich bin Goldi.«

»Goldi ist aber ein wunderhübscher Name.«

»Alle nennen mich so. Wegen meiner Haare. Sie schimmern golden, wenn Sonnenlicht darauf fällt.«

»Ja, das stimmt, das ist mir auch schon aufgefallen. Aber bestimmt hast du auch noch einen anderen Namen.«

»Ja, manchmal, wenn jemand böse mit mir ist, heiße ich auch Elisabeth.«

»Elisabeth ist doch ein schöner Name.«

»Ja, Elisabeth und Johannes, das hört sich gut an. Findest du nicht auch?«

»Ja, das finde ich sehr gut. Aber weil ich ganz bestimmt nicht böse mit dir bin, bleiben wir bei Goldi. Stell dir vor, Goldi, daß der liebe Gott mir den Auftrag gegeben hat, dir deine Sorgen zu vertreiben und dich wieder glücklich zu machen. Würde dir das gefallen?«

»Ja . . . ach, ich weiß nicht.«

»Was weißt du nicht?«

»Wenn ich wieder glücklich werde, dann muß ich doch zurück nach Hause, und dann ist das ganze Glück vorbei.«

»Jetzt betrachtest du die Welt wieder mit den falschen Augen.«

»Für die Welt bei mir zu Hause gibt es keine richtigen Augen. Das kann ich mir nicht vorstellen.«

»Hast du es denn schon einmal versucht?«

Goldi dachte lange nach. Ihr Gesicht wurde dabei sehr ernst. Mit einem Mal fing sie bitterlich an zu weinen. Johannes blieb ruhig sitzen und ließ sie weinen. Als ihre Tränenflut nach einiger Zeit versiegte, schien sie sich besser zu fühlen.

»Bist du böse, weil ich geweint habe?«

»Warum sollte ich dir böse sein? Wenn dir das gutgetan hat, dann war es doch richtig.«

»Zu Hause werde ich immer geschimpft, wenn ich weinen muß.«

»Bei mir nicht. Bei mir darfst du soviel weinen, wie du willst, wenn es dir Freude macht.«

»Weinen macht doch keine Freude!«

»Warum hast du dann geweint?«

»Ich weiß nicht. Einfach so. Und damit mir jetzt leichter ist.«

»Siehst du. Du hast geweint, weil es dich erleichtert. Also hast du mit Freude geweint und nicht, weil du dir oder mir etwas Böses wolltest.«

»Du denkst aber wirklich ganz anders als andere Menschen.«

»Vielleicht bin ich wirklich ein Engel.«

Goldi beäugte ihn mißtrauisch von der Seite. »Bist du jetzt einer oder nicht?«

»Ganz wie es dir beliebt.«

»Ich kann doch nicht entscheiden, ob du ein Mensch oder ein Engel bist.«

»Natürlich kannst du das. Wenn du mich mit deinen

glücklichen Augen ansiehst und dir ganz fest wünschst, daß ich ein Engel bin, dann bin ich auch einer. Das liegt ganz bei dir. Wenn du mich mit deinen traurigen Augen anschaust, dann bin ich nur ein Mensch und kann dir auch nicht richtig helfen.«

»Dann will ich dich lieber mit meinen glücklichen Augen ansehen und glauben, daß du ein Engel bist. Du bist nämlich so sonderbar, so sind die Menschen, die ich sonst kenne, nicht.«

»So gefällst du mir. Aber schau mal, Goldi, es wird langsam dunkel, und wir müssen schlafen gehen. Hast du dir bereits Gedanken darüber gemacht, wo du die Nacht verbringen willst?«

»Nein.«

»Wohnst du hier in der Nähe?«

»Nein.«

»Und was machst du mitten in der Nacht in einem dunklen Wald?«

»Weiß ich nicht. Was machst du denn?«

»Ich lege mich hin und schlafe.«

»Wo? Hier auf der Wiese?«

»Drüben im Wald habe ich mir einen kleinen Unterschlupf gebaut, da werde ich die Nacht verbringen.«

»Darf ich mit dir kommen?«

»Du willst im Wald bleiben? Hast du denn keine Angst?«

»Du bist doch mein Engel. Wenn du bei mir bist, dann brauche ich doch keine Angst zu haben.«

»Sucht dich denn niemand, wenn du nicht nach Hause kommst?«

»Ich glaube nicht. Sie merken gar nicht, daß ich da bin. Dann werden sie auch nicht merken, wenn ich fort bin.«

»Das glaube ich nicht. Was ist, wenn sie jetzt doch nach dir suchen?«

»Sollen sie doch nach mir suchen!« sagte sie wieder trotzig. »Ich bin ja weggelaufen von zu Hause, damit ich nicht mehr mit ihnen zusammensein muß. Jetzt will ich lieber bei dir sein.«

»Was tun sie denn so Schlimmes, daß du nicht mehr bei ihnen sein willst?«

»Sie schimpfen mit mir, wenn ich weine.«

»Warum weinst du denn?«

»Weißt du, ich habe seit kurzem einen kleinen Bruder. Seitdem kümmern sich alle nur noch um ihn. Niemand kümmert sich mehr um mich. Mädchen taugen nicht für die Nachfolge, sagt mein Vater. Früher kam er immer an mein Bett und hat mir gute Nacht gesagt. Jetzt ist er nur noch bei meinem Bruder und hat mich ganz vergessen. Wenn ich deswegen weine, dann werde ich dafür auch noch geschimpft. Warum taugen denn Mädchen nicht für die Nachfolge?«

»Weißt du, die Menschen haben bestimmte Regeln aufgestellt, nach denen sie leben. Diese Regeln können oft sehr grausam und obendrein sinnlos sein. Die Menschen leiden dann darunter, aber keiner kommt auf die Idee, die Regeln wieder abzuschaffen. Bestimmt meinen es deine Eltern nicht böse, wenn sie dich weniger beachten.«

»Weniger beachten? Ich werde überhaupt nicht mehr wahrgenommen, nur noch mein Bruder!«

»Und was macht deine Mutter?«

»Die liegt nur im Bett und kümmert sich um das neue Kind. Die hat erst recht keine Zeit für mich.«

»Ist denn sonst keiner da, der dich liebhat?«

»Nein.« Das Kind fing wieder an zu weinen. »Alle haben nur das neue Kind lieb, aber mich nicht mehr.«

»Bist du da ganz sicher?«

»Ja, ganz gewiß bin ich mir da sicher.«

»Ich glaube, du hast dein Zuhause auch nur mit den traurigen Augen angesehen.«

»Ich kann das gar nicht mit glücklichen Augen ansehen. Das geht überhaupt nicht.«

»Hast du es schon einmal versucht?«

»Das hast du mich schon einmal gefragt. Es geht aber wirklich nicht.«

»Zuerst hast du die Wiese auch nur mit den falschen Augen angeschaut, und da war sie ganz trist. Aber jetzt gefällt sie dir doch?«

»Ja, jetzt ist sie schön.«

»Warum ist sie jetzt schön?«

»Weil du da bist.«

»Und weil du gelernt hast, die Wiese mit glücklichen Augen zu sehen. Wenn du jetzt noch lernst, dein Zuhause mit glücklichen Augen zu sehen, bist du alle Sorgen los.«

»Das geht aber nicht.«

»Was geht nicht?«

»Na das, was du gesagt hast. Ich kann zu Hause nicht glücklich sein.«

»Ich kann es dir aber beibringen.«

Sie warf ihm einen zweifelnden Blick zu. »Wie willst du das machen?«

»Wir schauen uns in Gedanken einfach alles an, was dir daheim Kummer bereitet. Ich zeige dir dann, wie du die Dinge mit den richtigen Augen ansehen mußt, um wieder glücklich zu sein.«

»Kannst du das denn?«

»Wir können es ja versuchen. Also, was ist denn das Schlimmste, wenn du an zu Hause denkst?«

»Am schlimmsten ist es, daß keiner mehr für mich da ist.«

Wieder stiegen ihr die Tränen in die Augen, und sie schluchzte verzweifelt auf. Als sie ausgeweint hatte, gab ihr Johannes sein Taschentuch und ließ sie einmal kräftig schneuzen.

»Du glaubst also, es kümmert sich niemand um dich?«

»Ja.«

»Du bekommst aber doch dein Essen gekocht, und deine Kleidung wird auch gewaschen. Also ist jemand da, der für dich sorgt.«

»Das macht doch alles Resi.«

»Und? Ist Resi niemand?«

»Nein, sie ist unser Hausmädchen.«

»Wenn Resi dein Essen kocht und deine Wäsche bügelt, was tut sie denn dann anderes, als für dich zu sorgen?«

»Sie kümmert sich nicht um mich, sondern sie tut ihre Arbeit. Dafür wird sie doch bezahlt, sagt Mutter immer.«

»Wenn Resi ihre Arbeit nicht mehr tun würde, dann hättest du vielleicht Grund, zu sagen, es kümmert sich niemand um dich. Aber jetzt ist doch jemand da, der für dich sorgt, auch wenn er Geld dafür bekommt.«

»Ja, eigentlich hast du recht. Ich bin ja auch nicht traurig wegen Resi, sondern wegen der anderen.«

»Welche anderen?«

»Mein Vater. Der kümmert sich nur noch um meinen neuen Bruder, und für mich hat er gar keine Zeit mehr.«

»Kümmerst du dich denn um deinen Vater?«

»Nein, der ist ja nie da«, sagte sie mürrisch.

»Wo ist er denn?«

»Im Werk natürlich!«

»Er muß also arbeiten?«

»Ja, den ganzen Tag und oft auch noch am Abend.«

»Wenn er arbeitet, dann verdient er Geld. Wenn er Geld hat, dann kann er den Lohn für Resi bezahlen. Er kann dir auch schöne Sachen kaufen. Außerdem bezahlt er mit dem Geld, das er verdient, alles, was du brauchst. Glaubst du wirklich, daß dein Vater sich nicht um dich kümmert? Wo er doch so viel arbeitet, damit es seiner Tochter gutgeht?«

»Ja, irgendwie hast du recht. Aber so meine ich das ja auch gar nicht. Ich meine nur, daß er nicht mehr zu mir kommt, wenn er da ist. Immer geht er zu meinem kleinen Bruder und zu Mutter. Mich aber hat er ganz vergessen.«

»Und warum gehst du dann nicht zu ihm, wenn er da ist?«

»Wenn ich zu ihm gehe, dann beachtet er mich nicht. Dann hat er immer das neue Kind auf dem Arm und küßt es. Ich bekomme keinen Kuß mehr von ihm.«

»Hast du dein Brüderchen lieb?«

»Nein!«

»Warum nicht?«

»Weil es mir meinen Vater wegnimmt!«

»Schau mal, Goldi, dein kleiner Bruder ist noch viel zu klein, um dir etwas wegzunehmen. Der liebe Gott hat es nur auf die Erde geschickt, um allen Menschen in seiner Familie Freude zu bringen. Du aber hast diese Freude nicht angenommen, und deshalb geht es dir nicht so gut.«

»Nein. Ich will meinen Vater wiederhaben. Das neue Kind kann ruhig wieder gehen. Ich will es nicht.«

»Weißt du, wenn du das neue Kind liebhaben könntest, dann hättest du deinen Vater zurück und einen Bruder dazugewonnen. Wenn du das nicht willst, dann hast du gar nichts.«

»Du glaubst, wenn ich meinen Bruder liebhabe, dann hat mich mein Vater auch wieder lieb?«

»Dein Vater hat dich auch so sehr lieb, aber dann spürst du es wieder, glaube ich. Weißt du, du darfst nicht zuviel von ihm erwarten. Jetzt, wo seine Familie größer geworden ist, da muß er auch mehr arbeiten, weil noch ein Mensch da ist, den er versorgen muß. Wenn er dann nach Hause kommt, da ist er schon müde und möchte sich gerne ausruhen. Wenn dann sein kleines eifersüchtiges Mädchen kommt und ihn in Beschlag nehmen will, dann ist das zuviel für ihn. Das heißt aber nicht, daß er dich nicht liebhat, wenn er nicht mehr soviel mit dir zusammen sein kann. Das verstehst du doch, oder?«

Lange dachte das Mädchen nach. »Ja, eigentlich hast du recht«, sagte sie verdrießlich.

»Was gefällt dir denn nicht an der Sache?«

»Du hast gesagt, ich wäre eifersüchtig.«

»Bist du es denn nicht?«

»Nein! Ich bin nur traurig.«

»Aber ein bißchen Eifersucht ist auch mit dabei, oder? Du willst nämlich deinen Vater nicht mit deinem Bruder teilen, und das verstehe ich sehr gut, aber er ist nun mal da, und da ist es sinnvoll, das Beste daraus zu machen, oder?«

»Ja. Früher gehörte Vater nur mir alleine. Jetzt ist noch jemand da und nimmt ihn mir weg.«

»Das verstehe ich sehr gut, du warst zuerst da, und jetzt

kommt er daher und drängt sich in den Vordergrund. Nur, kleine Goldi – er kann auch nichts dafür, weißt du? Er will dir Liebe und Freude bringen, und je schneller du das annimmst, desto leichter wird es für dich. Ändern kannst du die Situation nicht, du kannst sie aber annehmen und die Geschenke erkennen, die sie dir bringt.«

»Aber mein Vater gehört nun mal mir.« Goldie blickte schmollend zu Boden, doch so ganz überzeugt klang es nicht mehr.

»Kein Mensch gehört einem anderen, auch wenn wir es uns alle so sehr wünschen. Jeder Mensch gehört nur sich selbst. Wenn dein Vater für dich, deine Mutter und deinen kleinen Bruder sorgt, dann ist das ganz allein seine eigene Entscheidung. Du kannst es nicht von ihm erzwingen. Wenn er sich aber freiwillig um dich kümmert und soviel arbeitet, damit es dir gutgeht, dann darfst du ihm dankbar dafür sein. Du solltest nie etwas von einem anderen Menschen verlangen oder als selbstverständlich ansehen, sondern dankbar das annehmen, was er zu geben bereit ist. Auch du bist nicht bereit, deinem Vater oder deinem Bruder deine uneingeschränkte Liebe zu schenken, oder? Dein Vater respektiert deine Entscheidung, daß du ihn nicht mehr liebhaben willst. Aber du hast dir damit selbst etwas weggenommen. Etwas sehr Schönes. Und das nur, weil du die Liebe deines Vaters nicht teilen willst. Wenn du dich jetzt aber entschließt, deinen Vater wieder liebzuhaben und dein Brüderchen auch, dann fällt es dir gar nicht schwer, die Liebe deines Vaters mit deinem Bruder zu teilen. Dein Brüderchen wird dir dankbar sein und dich lieben, wenn du dich entschließt, seine Liebe anzunehmen. Die ganze Familie wird glücklich sein, wenn du aufhörst, deinen Vater für dich allein haben zu wollen oder sonst einen anderen Menschen. Dein Vater liebt dich nicht weniger, nur weil er auch deinen kleinen Bruder liebt. Liebe wird nie weniger, es gibt einen unermeßlichen Strom davon, der nie versiegt. Je mehr du lieben willst, desto mehr Liebe spürst du. Sie wird nie weniger, egal, mit wie vielen du sie teilst. Hast du das nicht auch schon festgestellt? Jedesmal, wenn du eine neue Puppe oder eine neues Stofftier bekommst, liebst du es noch zusätzlich, aber deshalb liebst du die anderen nicht weniger, oder?«

»Das stimmt wohl«, gab sie widerwillig zu.

»Aber da ist noch etwas nicht in Ordnung bei dir. Ich merke es.«

»Ich schäme mich, weil ich nur an mich gedacht habe.«

»Das kannst du ganz schnell in Ordnung bringen. Du mußt dir nur selbst verzeihen.«

»Ich mir selbst? Geht denn das?«

»Natürlich geht das. Es geht sogar nur, wenn du selbst bei dir anfängst. Versuch's doch einfach, und du wirst merken, daß es dir gleich bessergeht.«

»Ja . . . es stimmt. Jetzt geht es mir wieder gut. Wenn ich nach Hause komme, werde ich ganz lieb sein, und dann haben mich auch alle wieder lieb.«

»Wohnst du sehr weit weg von hier?«

»Ja.«

»Wo denn?«

Sie nannte den Namen einer Ortschaft, die Johannes nicht kannte. Hoffentlich war das Kind nicht zu weit von zu Hause weggelaufen, dachte er besorgt. Ihre Eltern würden sicher fast umkommen vor Sorge. Er schwor sich, die Kleine sicher nach Hause zu bringen.

»Wann bist du von zu Hause weggelaufen?«

»Heute morgen. Ich bin einfach nicht zur Schule gegangen, sondern mit dem Bus bis zur Endstation gefahren. Dann bin ich losgelaufen, und jetzt bin ich hier. Ich weiß aber nicht, wo hier ist.«

»Ich muß dir ehrlich gestehen, ich weiß auch nicht, wo hier ist.«

Sie lachten beide.

»Ich mache dir einen Vorschlag. Wir bleiben heute nacht hier und gehen morgen beizeiten los, um dein Zuhause zu finden. Wenn du jetzt schön ruhig bist, dann kannst du sehen, wie die wilden Tiere zur Tränke kommen. Sei ganz still und paß schön auf.«

Lange saßen sie im Gras und beobachteten die Quelle. Alle Tiere, die auch am Vorabend dagewesen waren, kamen wieder. Goldi war begeistert und strahlte Johannes jedesmal mit glücklichen Augen an, wenn noch ein Tier auftauchte.

Als es dann zu dunkel zum Sehen wurde, nahmen sie sich bei der Hand und tasteten sich zum Schlafplatz durch. Es war zwar etwas eng, aber wunderbar tröstlich, den anderen zu spüren. Selig schliefen sie ein.

* * *

Sie erwachten erst, als die Sonne schon aufgegangen war. Ein Geräusch hatte sie geweckt. Vorsichtig richteten sie sich auf und erblickten ein Reh, das direkt neben der Schlafhöhle stand. Es machte einen langen Hals und schnupperte einige Zeit in ihre Richtung. Als sie sich nicht regten, drehte es sich zufrieden um und knabberte an den Blättern eines Strauches.

Goldi staunte. »Es hat gar keine Angst vor uns«, sagte sie und strahlte Johannes dabei an.

»Das liegt daran, daß du es mit deinen richtigen Augen ansiehst, dann hat es keine Angst vor dir.«

Jetzt ließ sich das Reh sogar neben ihnen im Gras nieder und fing an wiederzukäuen. Alles war erfüllt von Frieden, Freude und Glück. Die Zeit verging, dann stand es wieder auf und trabte langsam davon.

»Das war ein schönes Erlebnis. Ich habe gar nicht gewußt, daß Rehe so zutraulich sein können.«

»Rehe sind sonst auch sehr scheu. Aber in unseren Herzen war nur Liebe, so daß es keine Angst vor uns hatte.«

»Ist das immer so?«

»Was?«

»Wenn wir Liebe ausstrahlen, dann bleiben die Menschen und die Tiere bei uns?«

»Ja, so ist es. Weil sie sich dann wohl fühlen in unserer Gesellschaft. Aber wenn sie weggehen wollen, dann mußt du sie auch gehen lassen, denn nur dann kommen sie gerne wieder. Wenn du sie festhältst, dann kommen sie nicht mehr gerne zu dir, weil sie wissen, daß du sie nicht gerne gehen läßt.«

»Wenn ich nach Hause komme, dann freue ich mich über alle und halte niemand bei mir fest. Weil ich jetzt weiß, daß alle gerne wieder zu mir kommen, wenn ich ihnen ihre Freiheit lasse. Ist das so richtig?«

»Ja, genau so mußt du es machen.«

Sie standen auf und gingen zur Quelle, um sich dort zu waschen. Anschließend aßen sie einige Stücke Zwieback und tranken Quellwasser. Nach diesen Vorbereitungen begannen sie mit der Suche nach einem Weg aus dem Wald.

Als sie eine Zeitlang nebeneinander hergelaufen waren, fragte Goldi: »Wenn ich jetzt wieder zu Hause bin, gehst du dann wieder von mir weg, oder bleibst du bei mir?«

»Ich habe auch noch andere Aufgaben in dieser Welt zu erfüllen. Ich habe dir geholfen, deine Sorgen loszuwerden. Aber es gibt viele andere Menschen, die Sorgen haben. Auch die brauchen einen Engel, der ihnen hilft, die Welt mit den richtigen Augen anzusehen.«

»Werde ich dich dann gar nicht mehr sehen?« fragte sie traurig.

»Natürlich. Ich werde dich von Zeit zu Zeit besuchen und nachschauen, ob du noch richtig siehst. Wenn du es dann fehlerfrei beherrschst, brauchst du mich nicht mehr. Weil du nämlich viele andere Menschen haben wirst, die du so liebhaben kannst wie mich.«

»Woher weißt du denn, daß ich dich liebhabe? Das habe ich dir doch gar nicht gesagt.«

»Das brauchst du mir auch nicht zu sagen, das fühle ich hier.« Johnnes legte eine Hand auf seine Brust.

»Wie fühlst du das denn? Kann ich das auch?« fragte Goldi eifrig.

»Ja, ich kann das, und du kannst es auch. Du mußt es nur einmal versuchen. Wenn du an einen Menschen denkst und du fühlst dich gut, dir wird warm oder du fühlst dich sicher, dann hat dich der andere lieb. Das spürst du an der Zärtlichkeit, die bei dem Gedanken in dir hochsteigt. Bei einem anderen Menschen fühlst du dich vielleicht gar nicht gut, wenn du an ihn denkst. Dann solltest du dir überlegen, wie du ihn glücklich machen kannst, damit er nachher in Liebe an dich denkt.«

Lange gingen die beiden schweigend nebeneinander her.

»Du hast recht, es klappt.«

»Was klappt?«

»Was du gesagt hast. Wenn ich an meinen Bruder denke und ihn mit meinen liebevollen Augen anschaue, dann wird mir ganz warm ums Herz. Selbst wenn ich an Resi denke und ihr dankbar bin, weil sie sich so fleißig um mich kümmert, dann fühle ich mich sehr wohl. Aber was mache ich mit Menschen, die meine Liebe nicht haben wollen?«

»Du kannst ihnen deine Liebe nicht aufzwingen. Warte ab, bis sie in der Lage sind, deine Liebe anzunehmen. Wenn Leute in Aufregung sind, können sie das Gute nicht so leicht annehmen. Ebendiese Leute brauchen besonders viel Liebe. Weißt du, ob sie deine Liebe annehmen oder nicht, ist gar nicht so wichtig, das Wichtige für dich ist das Lieben selbst, denn das fühlt sich gut und warm an. Und sei dir sicher, irgendwie kommt die Liebe auch bei ihnen an, auch wenn es vielleicht unbewußt geschieht.« Goldi neigte den Kopf und lauschte mit offenem Mund, als wolle sie seine Worte mit allen Sinnen aufnehmen. Auf einmal hüpfte sie wild auf und ab.

»Schau mal, dort unten ist eine Straße!«

Vorsichtig kletterten sie den Hang hinab.

»Weißt du, ob wir nach rechts oder nach links gehen müssen, Goldi?«

»Nein, keine Ahnung. Gehen wir einfach nach rechts. Irgendwohin wird die Straße ja führen. Vielleicht treffen wir auch jemanden, der uns sagen kann, wo wir sind.«

Sie liefen eine ganze Weile die Straße entlang, bis sie an eine Biegung kamen. Der Wald hörte dort auf, und sie hatten eine sehr schöne Aussicht weit über ein Tal. Auf einmal blieb Goldi stehen.

»Das ist es! Das kenne ich, hier wohne ich! Schau, dort auf der anderen Seite. Siehst du das große weiße Haus? Da müssen wir hin!« Goldi war nicht mehr zu halten.

Es war noch ein ordentliches Stück zu laufen, bis sie an ihr Ziel kamen. Schnurstracks lief Goldi auf die Haustür zu und stürmte hinein. Johannes setzte sich auf die Treppe davor und wartete ab, was geschehen würde.

Zuerst kam eine junge Frau in den Flur, warf die Arme in die Luft und stieß einen Schrei aus, als sie das Mädchen erblickte.

»Goldi! Da bist du ja! Was haben wir uns alle für Sorgen gemacht, als du nicht von der Schule heimgekommen bist! Und erst recht, als du auch am Abend nicht wieder da warst.« sagte sie. Danach rief sie laut: »Frau Hammer, Frau Hammer! Goldi ist wieder da!«

Eine schmale, blasse Frau trat aus einem Zimmer und eilte auf das Mädchen zu.

»Goldi, was haben wir dich vermißt!« Voller Glück drückte sie ihr Kind fest an die Brust. »Wo bist du denn die ganze Zeit gewesen? Wir haben uns solche Sorgen gemacht.«

»Du hättest dir keine Sorgen machen müssen, mein Engel war doch bei mir.«

»Welcher Engel?«

»Johannes natürlich.« Sie schaute sich um, konnte ihn aber nirgends finden. »Johannes!« rief sie und lief zurück zur Haustür. Als sie sie öffnete, sah sie ihn auf den Stufen sitzen.

»Komm, ich muß dich meiner Mutter vorstellen.« Sie nahm ihn bei der Hand und zog ihn ins Haus.

»Mutter, schau, das ist mein Engel, der Johannes. Er hat mich beschützt, als ich im Wald war.«

Die Frau gab dem jungen Mann die Hand. »Ich danke Ihnen, daß Sie uns unsere Tochter wieder zurückgebracht haben.«

»Sie hat sich einsam gefühlt, deshalb ist sie weggelaufen. Aber ich glaube, jetzt ist alles wieder in Ordnung. Wenn Sie gestatten, gehe ich jetzt wieder.«

»Bitte, bleiben Sie noch da. Mein Mann kommt gleich. Er wird überglücklich sein und sich beim Retter seiner Tochter bedanken wollen. Darf ich Ihnen eine Tasse Tee oder Kaffee anbieten?«

Johannes nahm den Tee gern an.

Goldi führte ihn nun durch das ganze Haus. Sie zeigte ihm auch ihr Zimmer und den Spiegel, der an der einen Wand hing.

»Du hast recht, Johannes. Wenn ich mit glücklichen Augen in den Spiegel schaue, bin ich wirklich schön.«

»Siehst du. Und so wird es bleiben, wenn du dich immer daran erinnerst, wie schön du sein kannst, wenn du glücklich bist.«

»Und hier ist mein neues Brüderchen! Wie findest du es denn?« Goldi stand voller Stolz an der Wiege und streichelte seine kleinen Hände.

»Schau doch nur, Goldi, wie klein seine Händchen sind. Er kann dir gar nichts wegnehmen, siehst du?« sagte er und streichelte das Gesicht des Babys. Dann streichelte er Goldis Haar. Sie schmiegte sich an ihn.

»Das stimmt. Dich nimmt er mir jedenfalls nicht weg.«

Der junge Mann lächelte nur. Seine Lehren waren auf fruchtbaren Boden gefallen.

Danach mußte er die fleißige Resi begrüßen, die in der Küche emsig in ihren Töpfen rührte.

»Resi, ich möchte mich bei dir bedanken, daß du immer so gut für mich sorgst. Daß du mir so leckeres Essen kochst und meine Wäsche bügelst und mein Bett machst und meine Sachen aufräumst, wenn ich keine Lust dazu habe.«

Resi war ganz überrascht über soviel Lob. Mit vor Dankbarkeit geröteten Wangen streichelte sie dem Mädchen über den Kopf.

»Bist ein liebes Kind, Goldi. Ich bin sehr froh, daß du wieder da bist. Ich räume gerne deine Sachen auf, wenn du mir versprichst, daß du nicht mehr fortläufst, ohne zu sagen, wohin du gehst.«

»Du brauchst dir keine Sorgen mehr um mich zu machen. Ich laufe schon nicht mehr davon.«

Eine große Männergestalt stürmte plötzlich in die Küche.

»Goldi!«

Er hielt die Arme auf, und das Mädchen stürzte hinein. Sie wurde hochgehoben und durch die Luft gewirbelt. Sie stieß kleine juchzende Schreie aus. Schließlich drückte er sie an seine Brust und gab ihr einen herzhaften Kuß auf die Stirn.

»Wo ist denn unser kleiner Ausreißer so lange gewesen?«

»Ich war im Wald. Aber du brauchst keine Angst zu haben. Ich bin gut beschützt worden. Schau, das ist Johannes, mein Schutzengel.«

Goldi nahm ihren Vater bei der Hand und führte ihn zu dem wartenden jungen Mann.

Der Hausherr schüttelte Johannes die Hand und bedankte sich herzlich dafür, daß er seine Tochter so gut behütet hatte. Dann bat er ihn zu einem Gespräch unter vier Augen. Im Arbeitszimmer mußte Johannes Goldis Vater alles erzählen, was er mit seiner Tochter erlebt hatte. Der Mann war sehr betrübt darüber, daß sich seine Tochter so zurückgesetzt gefühlt hatte, und versicherte Johannes, daß das nicht in seiner Absicht gelegen habe. Derzeit mußte er seine ganze Aufmerksamkeit auf die Arbeit lenken. Dadurch war sein Familienleben etwas zu kurz gekommen. Er nahm sich gleich vor, von nun an mehr darauf zu achten, daß auch seine Frau und seine Kinder wieder zu ihrem Recht kamen. Er bedankte sich herzlich bei Johannes für die gute Tat und überreichte ihm zum Abschied einen Umschlag.

»Dies ist keine Bezahlung, sondern ich möchte es Ihnen als Anerkennung der Dienste, die Sie für uns geleistet haben, übergeben. Ich würde mich freuen, wenn Sie uns öfter besuchen würden. Sie haben einen guten Einfluß auf meine Tochter ausgeübt. Sie wird Sie sehr vermissen. Deshalb möchte ich ihr sagen können, daß sie ab und zu Gelegenheit haben wird, sich mit Ihnen zu treffen.«

Johannes war gerne bereit, der Bitte des besorgten Vaters nachzukommen. Dieser Wunsch war auch nicht schwer zu erfüllen, denn er wohnte nicht weit entfernt.

Überschüttet von vielen warmen und von Herzen kommenden Dankesworten und von zahlreichen winkenden Händen begleitet, verließ er hochbeglückt die wiedervereinte Familie und machte sich auf den Heimweg.

* * *

Wieder allein mit sich, sann er über seine Erlebnisse nach.

War das nun das Abenteuer gewesen, nach dem er gesucht hatte? Sicher nicht. Wenn es sie noch gäbe, hätte er ja gegen einen Drachen kämpfen, eine Prinzessin befreien und einen großen Schatz erringen wollen. Aber als er in Gedanken noch einmal durch die letzten Tage ging, mußte er lachen. Er hatte gegen die Drachen gekämpft, die den Menschen das Leben wegfressen wollen. Und er hatte eine Prinzessin aus ihrem Unglücksturm befreit. Er griff nach dem Umschlag in seiner Tasche, zog ihn heraus und warf einen Blick hinein. Einen kleinen Schatz konnte er auch nach Hause bringen!

Aber den größten Schatz, den er mitbrachte, würde keiner sehen können. Nur spüren. Denn er trug ihn im Herzen.

ENDE

Der Krebs

Der Krebs

Ihre Untersuchungsergebnisse sehen nicht gut aus, Herr Roth. Ich weiß gar nicht, wie ich es Ihnen sagen soll.«

»Nur heraus mit der Sprache, Herr Doktor. Ich will wissen, woran ich bin.« Herr Roth setzte sich in seinem Krankenhausbett auf. Er war wegen unklarer Beschwerden im Oberbauch aufgenommen worden.

»Es tut mir wirklich leid, Ihnen diese Mitteilung machen zu müssen, Herr Roth, aber es ist Krebs.«

Herrn Roth stockte der Atem, und sein Herzschlag setzte einen kleinen Moment lang aus. Er hatte mit einem Magengeschwür gerechnet, das war schon schmerzhaft und schlimm genug, aber Krebs! Nein. An Krebs hätte er niemals gedacht. Doch trotz seiner Panik, die langsam in ihm aufstieg, blieb sein Geist klar, und er rechnete sich die Chancen aus, die ihm noch blieben. Die Botschaft war noch nicht wirklich bis in sein Bewußtsein vorgedrungen.

»Welche Therapiemöglichkeiten stehen mir zur Verfügung?«

»So wie Ihr Befund aussieht, Herr Roth, ist eine Therapie nicht mehr möglich. Selbst eine Operation ist in Ihrem Fall nicht mehr anzuraten, denn wir haben auch schon Metastasen in der Leber gefunden.«

»Was bedeutet das für mich?«

Wieder fing der Arzt an, nach den richtigen Worten zu suchen. Und wieder drängte ihn der Patient. Zögern und Zaudern lag nicht in Herrn Roths Natur. »Welche Chancen habe ich noch?«

Der Arzt schluckte noch einmal, bevor er antwortete: »Wir sehen keine, Herr Roth. Ich hätte Ihnen gerne eine andere Auskunft gegeben. Der Herr Professor und ich haben lange über Ihren Fall gesprochen, und wir sind zu dem Ergebnis gekommen, daß jede Therapie nur eine zusätzliche Belastung für Ihren Körper darstellen würde. Wir könnten mit einer Therapie den Krankheitsverlauf höchstens etwas verlangsamen, aber eine Chance auf Heilung sehen wir bei diesem Befund nicht. Wir sind deshalb zu dem Schluß gekommen, Ihnen durch eine schmerzlindernde Maßnahme das Leben bis zu Ihrem Tode zu erleichtern.«

»Ich habe aber gar keine Schmerzen.« Noch immer weigerte sich sein Bewußtsein, die Nachricht tatsächlich zu verstehen.

»Ja, Herr Roth. Es ist uns selbst ein Rätsel, daß in einem solchen Stadium noch kein Schmerz aufgetreten ist. Aber er wird kommen. Damit müssen wir rechnen.«

»Wie lange habe ich noch zu leben?«

»Das ist schwer zu sagen. Nach unserer Schätzung drei Monate. Aber es kann auch länger dauern.«

Der Patient lehnte sich in seinem Bett zurück und nickte dem Arzt zu.

»Ich danke Ihnen für Ihre Offenheit. Würden Sie mich jetzt bitte alleine lassen, damit ich mir dieses Gespräch noch einmal durch den Kopf gehen lassen kann?«

Er schloß die Augen und zog sich in sich selbst zurück, es schien, als sei er eingeschlafen.

Als der Arzt endlich die Tür geschlossen hatte, sackte der Mann in sich zusammen. Nur drei Monate hatte er noch zu leben. Drei Monate! Welch eine lächerlich kurze Zeit. Was konnte er mit drei Monaten noch anfangen?

Nichts! Sein Leben würde so weiterlaufen wie bisher. Dann hielt er inne. Nein. Er mußte sein Leben vollkommen ändern, alles tun, wozu er bislang noch nie die Zeit gefunden hatte . . . Nun lief ihm die Zeit auf einmal davon, als wolle sie ihn verhöhnen. Sollte sich sein Geschäftsführer um die Firma kümmern, der wußte sowieso immer alles besser. Aber was sollte er nun mit sich anfangen? Unter keinen Umständen würde er hier liegenbleiben und ärztliche Befehle befolgen. Er würde sich weder wie ein kleines Kind behandeln noch bemuttern lassen, er war unabhängig, selbständig, und er brauchte niemanden.

Erwin Roth stand auf und ging schweren Schrittes zur Balkontür. Mit leerem Blick starrte er auf den gepflegten Rasen des Parks der Privatklinik. Eine heiße Sehnsucht nach Leben, nach der Welt überfiel ihn.

Er hatte nie darüber nachgedacht, daß ihm vielleicht nicht die Zeit bleiben würde, sein Leben tatsächlich zu leben, daß er vor lauter Arbeit das Wichtigste verpassen könnte. Er würde den Rest seiner Tage in der Natur verbringen, nie wieder würde er das stickige Büro betreten, dachte er, auch wenn er noch längst nicht fassen konnte, wie endgültig seine Diagnose war.

Ein letztes Mal hinaus in die Freiheit. Ein letztes Mal? Zum ersten Mal hinaus in die Freiheit, das traf es wohl eher! Und dann sterben . . . In den Bergen gab es bestimmt einen steilen Felsen, von dem er sich stürzen konnte. Ein schneller Tod war ihm lieber, er hatte sein Leben bis jetzt immer selbst kontrolliert, und das würde er auch weiterhin tun. Ja, ein schneller Tod in der Natur, das war es, was er wollte, wenn es denn sein mußte. Er würde sich nicht durch diese Krankheit vorschreiben lassen, wann und wie er starb.

Sehnsüchtig blickte er nach draußen und sah die Patienten durch den Park schlendern. Wozu hockte er eigentlich noch in diesem Krankenzimmer, das nach Desinfektionsmitteln und Medikamenten roch?

Erwin betrat den Park und atmete den würzigen Duft der blühenden Sträucher ein. Hier, am Rande der Stadt, war alles ruhig, heiter und voller Harmonie. Er konnte kaum glauben, daß er diesen Krebs im Bauch hatte, so idyllisch und geordnet schien das Leben zu fließen. Wie hatte das nur geschehen können, warum war sein Körper so sehr aus diesem natürlichen Gleichgewicht geraten? Er setzte sich auf eine Bank, hielt das Gesicht in die Sonne und versuchte, sich zu entspannen.

Er bemerkte nicht den Arzt, der ihn vom Fenster aus nachdenklich und sorgenvoll beobachtete. Später würde er seinen Patienten noch einmal besuchen, nahm sich jener fest vor, denn gerade die Patienten, die sich scheinbar so meisterhaft beherrschten, neigten zu Kurzschlußreaktionen.

* * *

Endlich, da waren schon die ersten Berge zu sehen! Herr Roth saß längst im Zug, als die Krankenschwestern ihm das Abendessen bringen wollten und ihnen auffiel, daß er wie vom Erdboden verschluckt war. Wohin genau er wollte, wußte er noch nicht, er würde sich zum ersten Mal in seinem Leben spontan entscheiden, hatte er beschlossen und sich eine Fahrkarte bis zur Endstation gekauft. In seinem Abteil saß ein älterer Herr, mit dem er sich prächtig unterhielt, sie begannen zu lachen und zu scherzen, als der Stationsarzt im Krankenhaus nach ihm zu fragen begann. Als der Kontrolleur kam, um die Karten zu prüfen, stand bereits die ganze Station Kopf, und als Herr Roth einschlummerte, weil sein Körper endlich die Strapazen des Tages verarbeiten mußte, meldete der Oberarzt sein Verschwinden der Polizei.

Er erwachte durch das Kreischen der Bremsen und den starken Ruck, mit welchem der Zug hielt. Erwin blickte aus dem Fenster und erblickte ein entzückendes kleines Dorf, das sich an die hohen, schroffen Berge schmiegte. Das hier war genau der richtige Ort, dachte er. Er stand auf, verabschiedete sich von seiner Reisebegleitung und verließ den Zug. Die Berge zogen ihn magisch an. Im Morgenlicht hatten sie eine eigenartige Färbung. Einer der Berge wirkte besonders schroff und steil. Genau diesen würde er erklimmen – und dann . . . Herr Roth konnte sich nicht vorstellen, wie es wohl sein würde, sich tatsächlich von einem der Felsen zu stürzen. Auf einmal kam ihm seine ganze Handlungsweise nahezu albern vor, einfach kindisch. Zumindest in der Firma hätte er Bescheid sagen sollen. Es hatte nichts mit Freiheit zu tun, seine fast tausend Mitarbeiter hängenzulassen, und auch dem Krankenhaus mußte er Meldung machen, entschied er. Er kramte sein Handy aus der Reisetasche, fand dabei den nach Krankenhaus riechenden Schlafanzug und warf ihn in den nächstbesten Mülleimer, der neben den Gleisen stand. Zuerst benachrichtigte er die Stationsschwester, dann rief er seine Firma an, regelte seine Angelegenheiten und legte auf, ohne auf die drängenden Fragen seiner langjährigen Sekretärin zu antworten. Dann warf er auch das Handy weg.

Der Berg rief!

Er wanderte ein bißchen in dem idyllischen Dorf umher, kaufte in einer Bäckerei, die so zauberhaft eingerichtet war, daß sie wie eine Puppenstube wirkte, eine Flasche Wasser und ein frisches Brot.

»Wie komme ich denn da rauf?« fragte er, als er die für Großstadtverhältnisse lächerlich kleine Summe zahlte, und zeigte auf den schroffen Felsen. Der Bäcker schaute ihn sorgenvoll an.

»Mit diesen Klamotten wolln S' den Berg da erklimmen?« fragte er und schüttelte den Kopf. Touristen! Hochmütig und arrogant, das waren sie, sie hatten keine Achtung vor der Natur. Dennoch zeigte der Bäcker ihm den Weg, sollte er doch am eigenen Leib erfahren, welche Naturgewalten in den Bergen herrschen. Keiner der Einheimischen würde diesen Berg je freiwillig besteigen, jeder wußte, daß es da oben spukte.

Erwin kam nur langsam voran, denn er war schon einige Jahre nicht mehr gewandert. Die Arbeit war ihm immer wichtiger gewesen als seine Freizeit. Außer zu Tennis und ein bißchen Golf zwischen zwei Terminen hatte es nicht gereicht. Selbst den Urlaub hatte er immer mit Geschäftsreisen verbunden. Jetzt hatte er Zeit. Er konnte seinen Berg langsam besteigen. Nach längerer Zeit kam er an eine Wiese, auf der prächtiges hohes Gras wuchs. Zwischen den kräftig grünen Halmen dufteten blühende Kräuter und leuchteten Wiesenblumen in allen Farben. So etwas Schönes hatte er noch nie gesehen, dachte er, und er atmete tief durch. Er setzte sich hin, zog Schuhe und Jackett aus, faltete die Jacke sorgfältig zusammen und schob sie unter seinen Kopf, als er sich hinlegte. Er seufzte auf, erschnupperte den würzigen Duft der Kräuter und packte sein Brot aus.

Er riß sich ein Stück des frischen Laibes ab, verschlang es heißhungrig und trank ein paar Schlucke Wasser dazu.

Es dauerte keine Minute, dann bekam er Magenkrämpfe, keine weitere, dann übergab er sich mitten in die blühenden, duftenden, so unverschämt gesund aussehenden Kräuter. Wütend spuckte er aus, fluchte lauthals und sank dann in sich zusammen. Dieser verdammte Krebs. Wie hatte er sich von dieser Idylle blenden lassen können? Höhnisch nickten die Blumen mit ihren Köpfchen, die Sonne lachte ihn aus. Die Welt war wunderschön, ja. Aber nicht mehr für ihn. Er hatte ein bißchen zu spät erkannt, worauf es ankam, dachte er, und selbst jetzt war er nicht sicher, ob er sein Leben anders verbracht hätte, wenn er geahnt hätte, wie es enden würde.

Er setzte sich auf einen Felsen und atmete schwer. Sein Entschluß stand nun endgültig fest, er würde diesem Leben ein Ende bereiten, er würde nicht elend dahinvegetieren. Das, entschied er, würde der einzige Magenkrampf bleiben. Hatte er zuvor mit der Möglichkeit des Freitodes herumgespielt, damit kokettiert, so gab es nun nur noch diesen einen Weg für ihn. Wütend trat er gegen den Felsen. Er war nicht bereit, dachte er, diese Krankheit zu akzeptieren, geschweige denn, sich ihr zu unterwerfen. Gut, er hatte nicht immer richtig gehandelt, wobei er noch längst nicht wußte, inwiefern er sich eigentlich so dramatisch geirrt hatte. Viele lebten so wie er, er hatte immer nach bestem Wissen und Gewissen gehandelt, einfach versucht, das Richtige zu tun. Er hatte dabei vergessen, daß es blühende Sommerwiesen gab. Aber deshalb mußte man noch lange keinen Krebs bekommen, oder? Das war ein bißchen übertrieben, und er verspürte auf einmal Haß. Was war das für ein Gott? Hatte er keine Chance verdient, alles wiedergutzumachen? Wobei er nicht mal genau wußte, was dieses »alles« eigentlich war. War Gott gnadenloser als die deutsche Rechtsprechung, galt hier nicht das Prinzip »Im Zweifel für den Angeklagten«?

Als sich sein Herzschlag beruhigt hatte, wollte er sich wieder auf den Weg machen. Doch da sah er ganz in der Nähe ein kleines Tier auf dem Felsen herumturnen. War das ein Erdhörnchen? Genau kannte er sich nicht aus, aber wenn er einem Tier diesen Namen geben würde, dann diesem hier. Nach einiger Zeit kam noch ein zweites und dann ein drittes dazu. Die Tiere waren so niedlich, daß er seinen Haß vergaß. Sie setzten sich auf die Hinterbeine und schauten sich die Umgebung an. Auch ihn beäugten sie eindringlich. Da er sich nicht bewegte, akzeptierten sie ihn gelassen, ließen ihn aber während ihres Spiels nicht aus den Augen. Sie rauften miteinander und spielten Fangen und Verstecken. Dabei fanden sie immer wieder ein wenig Nahrung, die sie mit ihren Vorderpfoten ans Schnäuzchen hielten und benagten. Nach einiger Zeit wurde ein Pfiff hörbar, und die drei Erdhörnchen verschwanden in einem Loch. Was hatte sie so erschreckt? Er blickte sich um und sah einen Raubvogel in der Nähe kreisen. Der Vogel schraubte sich langsam nach oben und erinnerte den Mann an seine Absicht, den Gipfel zu erreichen. Die Gedanken an seinen Tod brachen wieder durch. Er stand auf, warf das Brot ins Gras – vielleicht freuten sich die Erdhörnchen darüber, er würde es nie wieder brauchen – und stapfte entschlossen dem Tod entgegen.

Nach einer Weile blieb er stehen und wischte sich den

Schweiß von der Stirn. Er beobachtete den großen Vogel, der noch immer in seiner Nähe kreiste. Ob er hier irgendwo sein Nest hatte? Nur ganz selten gebrauchte er seine Flügel. Mit Anmut segelte er im warmen Aufwind nach oben. Auf einmal setzte er zu einem Sturzflug an und war verschwunden. Nach einiger Zeit stieg er wieder auf und trug seine Beute in den Fängen.

Erwin Roth blickte hoch und sah, wie er auf einem Felsen landete. Ja, da war ein Nest.

Wahrscheinlich waren dort Jungvögel, die gefüttert werden wollten. Er selbst hatte auch ständig andere Menschen gefüttert. Ohne seinen Betrieb wären fast tausend Menschen ohne Brot und Arbeit. Ob sie ihn vermissen würden?

Der Felsen, auf dem sich das Raubvogelnest befand, war noch ein ganzes Stück weiter oben. Dahin wollte er, das schien ein guter Ort zu sein, hier lagen Leben und Tod unmittelbar beieinander. Vielleicht würde sein Körper sogar einigen Tieren als Nahrung dienen, dann hätte sein Tod wenigstens einen Nutzen – falls es überhaupt Tiere gab, die diesen kranken, zu nichts mehr zu gebrauchenden Körper fressen wollten. Es lag etwas überraschend Beruhigendes in der Idee, ein Glied der Nahrungskette zu werden, so, als füge er sich am Ende eines künstlich hochgepeitschten Lebens doch noch ein in den gemächlichen und durch nichts zu erschütternden Kreislauf der Natur. Er nahm seine ganze Energie zusammen und ging weiter. Beim Gehen ließ er seinen Gedanken freien Lauf.

Ist es ein Gewinn, wenn ich jetzt sterbe? Was verliere ich? Mein Leben. Wie sieht mein Leben aus? Nichts als Arbeit und von einem Termin zum anderen hetzen. Privatleben findet erst gar nicht statt, mit wem auch? Ich habe keine Zeit, Frauen kennenzulernen, eine Familie zu gründen und all das. Eigentlich will ich das auch gar nicht. Ich genüge mir selbst, ich will niemandem das Recht geben, über mich zu verfügen, und das geschieht nun mal in Beziehungen. Ich sei arbeitssüchtig, wurde mir gesagt, nun ja, das mag sein. Ich bin stolz darauf, arbeitssüchtig zu sein, denn ist es nicht das, was mir Ansehen und Respekt verschafft hat? Daß ich rund um die Uhr arbeiten kann, ohne müde zu werden, daß ich an nichts denken kann als an meine Arbeit?

War es wirklich etwas wert, ein solches Leben zu führen? Ich kann leicht von mir selbst Abschied nehmen. Ich habe mir nichts mehr zu sagen. Auch diese Welt kann mir gestohlen bleiben. Ich bin dem Geld hinterhergejagt und reich geworden.

Ich brauche nichts mehr. Geld bringt mir keine Befriedigung. Schon lange nicht mehr. Aber etwas anderes habe ich nicht gelernt, als dem Geld hinterherzujagen. Wie blödsinnig! Man kann noch soviel Besitz anhäufen, es befriedigt nicht. Wenn man genug Geld hat, merkt man, daß das der falsche Weg war. Aber dann kann man nicht mehr zurück. Was sollte man auch sonst tun, als weiterhin Geld zu verdienen? Ich wäre ja unglaubwürdig, wenn ich plötzlich mit meiner Arbeit aufhörte. Kein Mensch kann mir das abnehmen, wenn ich sage, daß mir das keinen Spaß mehr macht, wo ich doch ganz oben bin und endlich das erreicht habe, wonach sich alle abstrampeln. Keiner würde mir glauben, wenn ich ihm sagte, daß sich dieser Einsatz nicht lohnt. Und vielleicht stimmt es auch nicht, vielleicht hätte sich der Einsatz gelohnt. Wenn ich doch nur etwas mehr Zeit hätte, dann könnte ich all diesen Reichtum genießen, mir die schönsten Flecken der Erde anschauen, mir vielleicht doch eine Frau suchen ... Ich könnte ihr die Welt zu Füßen legen oder zumindest ein schickes Haus, ein Auto, wundervolle Reisen ... Heute habe ich einen der schönsten Flecken der Erde gesehen, und was ist passiert? Ich mußte kotzen.

Wieder zog der Vogel seine Kreise. Es sah aus, als flöge er durch die Sonne. Der Tag neigte sich langsam dem Ende zu.

Jetzt, in der Sekunde, in der ich erkenne, wie mein Leben weitergehen könnte, wie ich das, was ich aufgebaut habe, nutzen könnte, werde ich an mir selbst zum Mörder, dachte er bitter. Ich könnte soviel Gutes erreichen. Ich sollte ein Testament aufsetzen und all mein Geld einem SOS-Kinderdorf oder einer anderen Einrichtung hinterlassen, aber ich habe nichts zum Schreiben dabei, und mein Handy ist unwiderruflich weg, wahrscheinlich freut sich längst irgend jemand darüber.

Wieder blieb er stehen und wischte sich den Schweiß ab. Sein Taschentuch war schon ganz feucht. Er hielt es jetzt in der Hand und ließ es in der Luft flattern, damit es etwas trocknete. Die Berge in der Umgebung nahmen eine wunderbare Färbung an. Er fühlte sich wohl hier in der Natur, obwohl ihm die Füße schmerzten. Er spürte den Frieden, den diese Bergidylle ausstrahlte. Seine Gedanken kamen zur Ruhe, auf wundersame Weise gab er sich seinem Schicksal hin. Das war die Macht der Berge, dachte er, hier oben war alles so ursprünglich und rein, daß allein die Idee, mit dem Schicksal zu hadern, beinahe absurd wirkte.

Als er um die Ecke bog, blieb er erstaunt stehen. Damit hatte er nicht gerechnet, hier oben wohnten Menschen!

Eine windschiefe Hütte stand da und wirkte, als wäre sie ganz natürlich gewachsen. Sie war aus Holzstämmen gefertigt, große Steine lagen auf dem Dach. In der Nähe war ein Brunnen, durch den die Bewohner des Hauses wohl mit Wasser versorgt wurden. Ein kleines Bächlein plätscherte fröhlich am Haus vorbei. Die eigenartige Atmosphäre, die durch das warm glühende Licht der nun tief am Himmel stehenden Sonne noch verstärkt wurde, ließ diesen Ort wie verzaubert erscheinen.

Ob in der Hütte wohl jemand wohnt? dachte er. Sie sieht nicht heruntergekommen aus. Eigentlich möchte ich jetzt mit niemandem mehr zusammentreffen. Erstaunt bemerkte er, daß er zum ersten Mal seit Jahren allein mit sich und seinen Gedanken war. Ein wenig könnte er seinen Tod wohl noch hinausschieben, dachte er, diese stille Zeit mit sich selbst gehörte zu dem Kostbarsten, was ihm sein Leben je geboten hatte. Es wäre ein Frevel, diese Zeit wegzuwerfen, vielleicht konnte er doch noch seinen Frieden mit sich und Gott finden. Dennoch oder gerade deshalb wollte er niemanden mehr sehen. Er würde sich ein wenig ausruhen und dann seinen Weg nach oben fortsetzen, entschied er.

Er zog seine Schuhe und Strümpfe aus und betrachtete die großen Blasen, die er sich zugezogen hatte. Aufseufzend stieg er in das kühle Wasser des Bächleins. Das frische Naß war eine reine Wohltat!

»Ach, du Armer. Was hast du für wunde Füße! Willst du nicht mit hereinkommen? Ich mache dir einen Verband.« Verblüfft drehte sich Erwin um und starrte sein Gegenüber an – eine Frau mit einer sanften, beinah träumerischen Stimme. Sie schien Mitte Dreißig zu sein, war gänzlich ungeschminkt, trug ihr langes, wirres Haar offen und war in ein weites, unförmiges, unscheinbares Gewand gehüllt. Noch nie hatte Erwin eine so schöne Frau gesehen.

Er dachte einen Moment lang nach. Schon sehr lange hatte sich niemand um seine Wunden gekümmert, wenn er einmal von der Zeit als sehr kleines Kind absah. Diese Erfahrung wollte er sich nicht entgehen lassen, vielleicht versöhnte sie ihn mit der Welt. Er stieg aus dem Bach und nickte nur.

»Schön. Komm mit in die Hütte, ich versorge deine Wunden.«

Mit nackten Füßen humpelte er in die Hütte. Sie bestand aus nur einem einzigen Raum. Es gab einen Tisch, eine Bank, einen Kamin, ein Bett, einen Schrank, ein Regal und eine Ziege mit ihrem Jungen. Aufatmend setzte er sich auf die Bank und streckte die Beine von sich. Sie kniete nieder und molk die Geiß. Dann nahm sie einen weißen Leinenlappen und tauchte ihn in die Milch. Diesen wickelte sie um den Fuß. Auch der andere Fuß wurde so versorgt. Den Rest der Milch gab sie dem Zicklein.

Schon lange hatte sich Erwin nicht mehr so wohl gefühlt. Es war ihm nicht einmal peinlich, diese Frau auf Knien vor sich zu sehen. Umsichtig und geschickt versorgte sie seine Füße, es war beinahe wie ein Ritual. Jesus kam ihm in den Sinn, hatte der nicht die Füße seiner Jünger gewaschen? Abwehrend schüttelte er den Kopf, was waren das denn für wirre Gedanken? Doch die Frau schien von einer Art Heiligkeit umgeben zu sein, sicher lag das daran, daß sie hier oben so ganz und gar im Einklang mit der Natur lebte. Nun stand sie auf und verließ, ohne ein Wort zu sagen, die Hütte. Als sie zurückkam, trug sie einen großen Strauß Kräuter in der Hand, von dem noch die Wassertropfen perlten. Sie schnitt die Kräuter klein und kochte eine Suppe davon. Zuletzt gab sie eine kleine Menge Ziegenmilch hinzu. Sie setzte den Topf vor Erwin auf den Tisch und drückte ihm einen Löffel in die Hand.

»Diese Kräuter sind gut für deinen Magen. Etwas stimmt nicht mit ihm, ich spüre es, und ich sehe es in deinem Gesicht. Du hast diese scharfen Falten hier« – sie berührte ihn an der tiefen Furche zwischen Nasenflügel und Mundwinkel – »und hier.«

»Mein Magen verträgt nichts mehr.«

»Er hat schon lange nichts Gutes mehr bekommen. Er braucht es. Wenn du ihm diese Suppe gibst, wird er wieder zu Kräften kommen.«

»Dazu ist es jetzt zu spät.«

»Es ist nie zu spät.«

»Die Ärzte sagen, ich habe nur noch drei Monate zu leben. Ich habe Krebs. Magenkrebs, um genau zu sein. In drei Monaten kann man nicht sein ganzes Leben rückgängig machen. Aber man kann es beenden. Jetzt gleich. Bevor die Schmerzen anfangen. Deshalb bin ich hier oben, ich möchte selbst entscheiden, wann ich gehe.«

Die Frau nickte wissend.

»Ich verstehe, und das ist natürlich eine Lösung, aber nicht die einzige. Du könntest dich auch entscheiden, heil zu werden. Du brauchst keine drei Monate, um alles wiedergutzumachen, was du bisher versäumt hast.«

»Was kann ich denn tun?«

Erwin schaute sie an, als wäre sie tatsächlich Jesus persönlich.

»Nimm zum Beispiel deine Organe, ebendiesen kranken

Magen. Warum, glaubst du, ist er wohl krank geworden? Wie bist du mit dir selbst und deinem Körper umgegangen? Hast du deinen Magen jemals dafür gelobt, daß er so gut arbeitet, hast du ihm je gedankt? Wenn du dich wohl fühlst, können deine Organe gut arbeiten. Wenn sie gut arbeiten können, fühlst du dich wohl. Wenn du ihre Arbeit aber nicht mehr als wertvoll anerkennst und sie nur mit Ersatzbefriedigungen abspeist, dann verlieren sie die Lust daran, für dich zu sorgen. Sie zeigen dir ihren Unmut. Aber du hörst nicht hin. Mit der Zeit schreien sie immer lauter. Aber du befriedigst ihre wahren Bedürfnisse nicht. Sie brauchen keine Medikamente, wenn sie schreien. Sie brauchen deine Aufmerksamkeit, deine Dankbarkeit, deine Freude an ihren Gaben. Das alles hast du ihnen verweigert. Sie werden erst gesund, wenn du ihnen ihre wahre Nahrung wieder zuführst, deine Liebe und Aufmerksamkeit.«

Erwin schüttelte den Kopf. Bislang hatte er Körper, Seele und Geist als streng voneinander getrennte Angelegenheiten wahrgenommen. Er war sich nicht einmal sicher, ob so etwas wie Seele und Geist überhaupt existierten. Aber die Lage, in der er sich befand, ließ nicht mehr viel Spielraum für Zweifel oder gar Zynismus. Vielleicht war das sogar der Sinn seiner Krankheit, wer wußte das schon?

Vorsichtig probierte er die Suppe. Löffel für Löffel aß er und war währenddessen auf einen neuen Magenkrampf gefaßt. Nach einigen Minuten legte er den Löffel beiseite und wischte sich den Mund ab. Sein Magen schien die Suppe zu mögen.

»Danke, das hat gutgetan, ich habe nicht damit gerechnet, daß ich noch einmal etwas so Köstliches zu Essen bekomme!«

»In den Kräutern der Suppe sind die Informationen gespeichert, die dein Körper braucht, nämlich das Wissen um die Ordnung der Natur. Er kann aus dieser Nahrung herausholen, was ihm fehlt.«

Erwin glaubte nicht, daß es das war, was ihm fehlte. Er hatte schlichtweg zuviel Streß gehabt, außerdem war es einfach Schicksal, er hatte eben Pech. Außerdem verstand er nicht genau, worüber diese Frau überhaupt redete.

»Das hätte er ja mit den Nahrungsmitteln auch machen können, die ich ihm zugeführt habe.«

»Er hätte es tun können, wenn diese Information noch enthalten gewesen wäre.«

»War sie es denn nicht?«

»Nein.«

»Aber ich habe doch Kräuter gegessen, Gemüse und Fleisch. Warum war da diese Information nicht mehr enthalten? Und was genau ist eigentlich die Information?«

»Es gibt keine bestimmte Information, alles trägt eine Botschaft in sich, und es liegt in unserer Verantwortung, dafür zu sorgen, daß wir lebensfördernde Energien aufnehmen. Schau doch einmal an, welche Nahrung du zu dir genommen hast. Kulturpflanzen und Mastvieh hat keine Selbstverantwortung mehr. Sie bekommen alles von den Menschen geliefert, damit sie dick und fett werden Sind sie krank, bekommen sie Chemie, die diese Krankheitskeime vernichten soll. Ihr Immunsystem wird deshalb nicht mehr gebraucht und verkümmert. Sie leben nur noch für andere und durch andere. Solche Nahrung kann dir nur eine Information von Schwäche liefern, aber nicht von Stärke und Selbstverantwortung. Die Kräuter in dieser Suppe dagegen sind Wildpflanzen. Sie können noch für sich selbst sorgen. Sie brauchen niemanden, der sie gießt und verpflegt.«

»Und du glaubst, wenn ich diese Pflanzen zu mir nehme, dann geht es meinem Magen wieder gut?«

»Diese Information, die dein Magen durch die Suppe bekommt, ist auf jeden Fall besser als alles, was du ihm bisher angeboten hast. Das Beste ist aber immer noch die direkte Zuwendung.«

»Und wie sieht diese Zuwendung aus?«

»Ich habe dir schon einmal gesagt, dein Magen braucht Anerkennung, Respekt, Liebe und jede andere liebevolle Zuwendung.«

»Und dann brauche ich keine Nahrung mehr?«

»Nun, es gibt Menschen, die sich nur von Licht ernähren . . .«

»Das ist aber billig.«

»Dir gefällt wohl der teure Weg besser?«

»Ja, du hast recht. Aber ich habe das nun einmal so gelernt und finde das ganz bequem.«

»Die direkte Zuwendung ist immer noch der bequemste Weg.«

»Das mag schon sein, aber ich kann das nicht. Wie gibt man sich denn Zuwendung?«

»Das ist ganz leicht. Wenn du etwas Gutes zu dir genommen hast, dann sagst du doch zum Beispiel: ›Das schmeckt aber gut.‹ Woher weißt du das?«

»Ich habe gemerkt, daß es mir schmeckt.«

»Ja, indem du deine Aufmerksamkeit auf dich selbst gelenkt hast. Wenn du etwas zu dir nimmst und deine Aufmerksamkeit ist nicht dabei, dann merkst du auch nicht, ob es gut schmeckt oder nicht.«

»Ja, ich habe oft gegessen, ohne zu merken, was es ist, weil ich in Gedanken bei meinen Geschäften war und nicht beim Essen.«

»Siehst du. Eine solche Nahrung bekommt dem Organismus nicht. Du hast ihm etwas zugeführt, von dem du geglaubt hast, er brauche es. Was er in Wirklichkeit gebraucht hat, war deine liebevolle Zuwendung, keine tote Nahrung.«

»Du glaubst also, der Krebs ist nur entstanden, weil ich meinen Magen mit der falschen Nahrung versorgt habe?«

»So einfach ist es sicher nicht, aber bestimmt spielt das eine Rolle. Unachtsamkeit ist eine innere Einstellung, verstehst du?«

»Was muß ich denn jetzt machen, damit er die richtige Nahrung bekommt?«

»Du mußt ihm Liebe geben.«

»Wem? Meinem Magen oder dem Krebs?«

»Beiden. Denn der Magen und der Krebs sind eine Einheit. So wie deine ganze Person eine Einheit ist. Einschließlich des Krebses.«

»Ich will aber den Krebs gar nicht.« Fast hätte Erwin wie ein kleines Kind mit dem Fuß auf den Boden gestampft.

»Du hast ihn ja auch nicht. Der Krebs hat dich. Wenn du deinen Krebs loswerden willst, so mußt du ihn erst einmal annehmen.« Die Frau wirkte auf einmal viel älter als Mitte Dreißig, sehr weise, wie eine alte Kräuterhexe.

»Weißt du, der Krebs ist ein Mangel. Du mußt diesen Mangel zunächst annehmen und wahrnehmen, erst dann kannst du ihn beheben.«

Er dachte lange nach, bevor er antwortete.

»Du meinst, wenn ich Hunger habe, muß ich erst einmal meinen Hunger annehmen, indem ich ihn wahrnehme und akzeptiere. Wenn ich das gemacht habe, kann ich etwas essen, und der Hunger geht weg.«

»Der Hunger geht nicht weg. Er ist nicht mehr existent.«

Wieder dachte er nach. Sie redete aber auch kryptisch daher!

»Ich verstehe. Wenn es dunkel ist und ich schalte das Licht ein, dann ist die Dunkelheit auch nicht mehr existent. Aber jetzt begreife ich noch immer nicht, wie das mit dem Krebs ist. Wird der Krebs nicht mehr existent, wenn ich dem Magen das gebe, was er braucht?«

»Wenn du ihm die richtige Nahrung zuführst, dann verschwindet der Mangel und mit ihm der Ausdruck von Mangel, der Krebs. Das ist tatsächlich, als würdest du das Licht einschalten.«

»Mit ›richtiger Nahrung‹ meinst du Liebe, Aufmerksamkeit, Geborgenheit und so was? Wie kann ich das denn in mir erzeugen?«

Die weise Frau schaute ihn liebevoll an, etwa so, wie eine Mutter ihr begriffsstutziges Kind beobachten würde.

»Kannst du Ärger in dir hervorrufen?«

»Ja.«

»Wie machst du das?« fragte sie geduldig.

»Hm. Ich glaube, wenn ich es sehr stark fühle.«

»Nun, so rufe jetzt gute Gefühle hervor, und schenke sie deinem Magen. Nutze dazu deine Phantasie und Vorstellungskraft, stell dir zum Beispiel vor, dein Magen wäre wie ein Kind und du umarmst ihn liebevoll.«

Erwin schloß die Augen und tat, wie ihm geheißen war. Auf der Stelle breitete sich ein warmes, wohliges Gefühl in seinem Magen aus, ein Gefühl, das er noch nie gespürt hatte. Tränen traten in seine Augen. Es glaubte natürlich nicht daran, daß ihn dieses Gefühl vom Krebs befreien würde, schon gar nicht, daß sein Körper überhaupt in der Lage war, wieder gesund zu werden. Aber diese Erfahrung war wundervoll, er spürte zum ersten Mal, daß er selbst für sich sorgen konnte.

»Was mir fehlt, sind Liebe, Geborgenheit und Glück, weil ich sie mir immer vorenthalten habe, kann das sein?« fragte er ungläubig. So leicht konnte es doch wohl nicht sein, oder?

»Du fängst langsam an zu lernen, wie man besser mit sich selbst umgehen kann, herzlichen Glückwunsch!« Die Frau lachte und wirkte nun wieder sehr jung.

»Das ist eine ganz neue Art zu leben . . . Aber wie bekomme ich heraus, was ich noch brauche?«

»Was würde denn eine dauerhafte Freude in dir hervorrufen?«

»Das weiß ich nicht. Ich glaube nicht, daß es etwas gibt, was eine immerwährende Freude in mir hervorrufen kann.«

»Aber du kannst Freude verspüren?«

»Ja.«

»Wo kommt sie denn her?«

»Keine Ahnung. Sie ist auf einmal da und sprudelt aus mir heraus.«

»Glaubst du, daß diese Freude dir von außen zugeführt worden ist?«

»Nein, die Freude kommt aus mir heraus. Es ist aber ein äußerer Anlaß, der diese Quelle zum Fließen bringt.«

Erwin liebte intellektuelle Herausforderungen, seine Augen blitzten, und er war vollkommen konzentriert und wach. Schon lange nicht mehr hatte ihm ein Gespräch eine solche Freude bereitet.

»Wenn diese Freude aus dir selbst erwächst, dann muß sie ja auch noch in dir sein, oder?« forderte ihn die weise Frau heraus.

»Ja, manchmal kommt sie zum Vorschein, aber nicht oft.«

»Aber diese Quelle ist da?«

»Ja, eine Quelle der Freude. Und die ist in mir.«

»Du müßtest diese Quelle dauerhaft zum Fließen bringen, um glücklich zu sein.«

»Ja, aber wie mache ich das?«

»Wie hast du es denn sonst immer gemacht?«

»Das weiß ich auch nicht. Ich habe mich gefreut, wenn etwas schön war, und mich geärgert, wenn mir etwas nicht gefallen hat.«

»Woher wußtest du, ob etwas gut war oder nicht?«

Erwin stutzte, dann lachte er laut auf.

»Ich verstehe. Es ist alles nur eine Sache der Bewertung. Das, was ich nicht mag, muß ich noch lange nicht ablehnen.«

Die Frau lächelte ihn an.

»Der erste Schritt auf dem Weg zur Genesung ist, die Dinge sein zu lassen, wie sie sind, und angemessen darauf zu reagieren. Wenn du etwas ablehnst, kannst du nicht mehr darauf reagieren, weil du es aus deiner Wahrnehmung ausblendest. Deshalb verschwindet es aber noch lange nicht, verstehst du?«

Natürlich. Erwin nickte. Es war genau das, was er seinen Mitarbeitern immer predigte. Wenn man Schwierigkeiten in der Firma schönredete, wurde man handlungsunfähig. Schaute man sich den Fall aber an, fand man auch immer eine Lösung. Daß dieses Prinzip nicht nur für technische Probleme, sondern für das ganze Leben galt, war ihm zwar neu, aber es kam ihm sehr logisch vor.

»Und was ist der zweite Schritt?«

Die Frau lachte.

»Ruhe. Du mußt zur Ruhe kommen. Wie wäre es, wenn wir jetzt schlafen gingen?«

»Ich könnte noch stundenlang mit dir reden.«

»Das liegt daran, daß du dir deines Körpers nicht mehr bewußt bist. Dein Körper braucht Schlaf. Du hast schon ein paarmal gegähnt.«

»Habe ich das? Es ist mir nicht aufgefallen«, sagte er verwundert.

»Du hast einfach verlernt, die Signale deines Körpers wahrzunehmen und seine Bedürfnisse zu befriedigen. Aber deshalb bist du ja hier bei mir. Wenn du deinen Körper ständig mißachtest, überforderst du ihn, und er wird krank.«

Sie reichte ihm einen Strohsack.

»Wenn du magst, dann leg dich ans Feuer, ich schlafe dahinten.« Sie wies in eine Ecke, hier war ein kleiner Alkoven eingebaut. Ein dichter Vorhang schützte die Schlafstätte vor Zugluft – und heute auch vor seinen neugierigen Blicken.

Er konnte lange nicht einschlafen, wälzte sich hin und her. Noch nie hatte er eine solche Frau getroffen. Er konnte nicht entscheiden, ob sie ihm gefiel oder nicht, weil sie alle fünf Minuten anders wirkte – aber er fühlte sich sehr wohl in ihrer Gegenwart. Warum nur hatte er sie nicht ein wenig früher getroffen, vor etwa zehn, zwölf Jahren?

Am nächsten Morgen weckte ihn der Ruf eines Vogels. Er dehnte und reckte sich – noch war sein Magen ruhig, noch hatten die Schmerzen, die ihm der Arzt prophezeit hatte, nicht eingesetzt. Nie war er dankbarer für einen kleinen Terminaufschub gewesen. Er begann, über seine Firma nachzudenken, über Fristverlängerungen und darüber, wie ungehalten er immer reagiert hatte, wenn seine Mitarbeiter in seinen Augen nicht professionell genug vorgingen. Manchmal hätte er durchaus gelassener reagieren können, erkannte Erwin.

»Guten Morgen. Hast du gut geschlafen?« Die sanfte Stimme holte ihn in die Wirklichkeit zurück – wenn man das, was er gerade erlebte, überhaupt als Wirklichkeit bezeichnen konnte.

»Guten Morgen. Ja, ich habe prächtig geschlafen. Es ist so schön ruhig hier.«

»Komm mit, ich zeige dir die Kräuter, die du zum Frühstück brauchst.«

»Kräuter zum Frühstück? Hast du keinen Kaffee und kein Brot?«

»Bei mir gibt es nur Nahrungsmittel, die hier oben wachsen. Und die sind ganz frisch und voller Lebensenergie. Sie geben dir das zurück, was dein Körper am dringendsten braucht. – Wenn du magst, dann versuche, barfuß zu laufen. Du bist viel besser mit der Erde verbunden, wenn du mit nackten Füßen läufst. Außerdem wird das deinen Blasen besser bekommen. Erlaubst du mir, daß ich dich bei deiner Heilung und Genesung unterstütze?«

Was war denn das für eine Frage?

»Nicht, daß ich es glauben würde – aber was würdest du denn tun, wenn ich ›ja‹ sagte?«

Nebenbei zog er ein weißes Unterhemd aus seiner Reisetasche und streifte es sich über den Kopf. Den Anzug, das Hemd und die Krawatte ließ er in der Tasche. Die Frau würde ihn sicher auch im Unterhemd bei sich aufnehmen.

»Ich lege meine Hände auf deine schmerzenden und verletzten Körperteile. Nach kurzer Zeit setzt die Heilung ein.«

»Massierst du sie? Krebs kann man nicht so einfach wegmassieren, das weißt du sicher, oder?« Erwin sackte in sich zusammen, hatte er es doch gleich gewußt. Natürlich konnte sie ihm nicht helfen, allein der Gedanke daran war absurd.

»Nein. Ich lege meine Hände einfach nur auf die kranke Stelle und gebe Liebesenergie in den Schmerz.«

»Wo kommt diese Liebesenergie her?«

»Aus mir selbst heraus.«

Er dachte lange über das nach, was sie gesagt hatte.

»Gestern haben wir darüber gesprochen, daß in mir eine Quelle der Freude ist. Ist in mir auch eine Quelle der Liebe?«

»Ja natürlich.«

»Kann ich das so machen wie du? Ich lege meine Hände auf den Magen und gebe Liebesenergie hinein, und dann wird er wieder gesund?«

»Selbstverständlich.«

»Das kann ich mir gar nicht vorstellen, daß das so leicht geht. Ich lege einfach nur die Hände auf meinen Magen?«

»Es ist nicht das Handauflegen, das heilt. Es ist die Liebe. Die Hand leitet nur den Liebesstrom an die Stelle, an der er gebraucht wird.«

»Und wie muß ich das machen?«

»Geh hinaus, und leg dich auf die Wiese. Du entspannst dich und nimmst mit all deinen Sinnen die Erde und ihre Energie wahr. Sieh die Farben, rieche den Duft der Wiese, höre das Gezwitscher der Vögel, schmecke die würzige Luft, und fühle die kühle Erdenergie auf deiner Haut. Glaube daran, daß dich die Erde liebt, weil sie deine Mutter ist. Dann richtest du deine Sinne auf die Sonne und fühlst ihre Kraft. Sie ist so weit weg von dieser Erde, und doch ist sie es, die uns die Kraft zum Leben gibt. Denn die Sonne ist das Symbol unseres Vaters, Gottes. Vereinige die Liebesenergie der Erde und der Sonne in dir, indem du sie einatmest. Lege dann die Hände auf deinen Bauch, atme die vereinigte Liebeskraft der Eltern wieder aus, und leite diesen Energiestrom durch deine Hände in den Bauch. Der Krebs ist ein Mangel, und diese Liebesenergie wird seinen Platz einnehmen.«

»Und das ist alles?«

»Es ist unendlich viel.«

Erwin nahm ihre Hand, es war das erste Mal, daß er sie berührte.

»Ich bin dir so dankbar. Ich finde hier ein ganz neues Leben, und selbst wenn es nicht lange dauern sollte, so möchte ich doch die Quelle des Glückes in mir finden. Erlaubst du mir, daß ich bei dir bleibe, bis ich die Quelle meines Glücks erschlossen habe?«

»Ich hindere dich nicht am Hiersein und auch nicht am Davonlaufen. Du bist frei und kannst tun, was du willst. Meine Hütte steht jedem offen, der Einlaß begehrt. Du bist herzlich willkommen.«

Erwin Roth legte sich in das feuchte Gras und versuchte, die Erde zu spüren. Die Nässe drang durch sein Unterhemd, war aber nicht unangenehm. Die bunten Blumen ringsum strömten wirklich einen starken Duft aus, die Insekten summten, und ihr Lied mischte sich mit dem Säuseln des Windes. Alles war so harmonisch und friedlich. Selbst die Luft strömte einen würzigen Geschmack aus. Er hätte nie geglaubt, daß Luft einen eigenen Geschmack haben kann. Jetzt wußte er es und genoß es. Er führte diesen Geschmack seinem Magen zu, diesem Organ, das so viele Jahre für ihn gesorgt und niemals einen Dank erhalten hatte. Wie sehr hatte er seinen Körper vernachlässigt! Er war immer der Meinung gewesen, die morgendliche Dusche, ein kräftiges Essen und ein Minimum an Schlaf wären ausreichend. Ein Gefühl des Verständnisses und der Zusammengehörigkeit kam über ihn, denn mit sich selbst war er genauso unachtsam umgegangen.

Er richtete seine ganze Aufmerksamkeit auf seinen Körper. So entspannt, so gleichmäßig, so ruhig schlug sein Herz heute. Sein Magen, der all die vielen Speisen verdauen mußte, die er hastig in sich hineingestopft hatte, war heute ruhig und friedlich. Nie war er auf den Gedanken gekommen, sich einmal um seine inneren Organe zu kümmern. Jedes Anzeichen von Krankheit war ihm wie ein lästiges Übel vorgekommen. Anstatt sich endlich einmal liebevoll um sein Innenleben zu kümmern, hatte er ein Medikament geschluckt und sich über seinen Organismus geärgert. Es wäre wirklich besser gewesen, er hätte für sich selbst gesorgt anstatt für andere.

Wenn man sich um andere kümmert, ging ihm durch den Kopf, dann hat man keine Zeit mehr für sich selbst. Er hatte sich viel Mühe gegeben, für andere zu sorgen. Die sozialen Einrichtungen in seinem Betrieb wurden immer wieder lobend erwähnt. Für andere konnte er sozial sein, für sich nicht. Ein großes Mitgefühl für seinen vernachlässigten Körper stieg in ihm auf. Dann richtete er sein Augenmerk auf seine Hände. Auch sie hatten so viel für ihn gearbeitet, aber er hatte sich nie bei ihnen bedankt. Er hatte sie nur beim Händewaschen beachtet oder wenn er sich einmal verletzt hatte. Mit seinen Füßen war es genauso. Sie hatten ihn überall hingeschleppt, und er war ärgerlich, wenn sie sich bei Überbelastung durch Schmerz meldeten. Auch sie hatten ein Dankeschön verdient. Eine heiße, dankbare Liebe für seinen Organismus stieg in ihm auf. Ja, er hatte es verdient, daß man sich liebevoll um ihn kümmerte.

Er entspannte sich noch mehr und spürte den feuchten Druck der Erde in seinem Rücken. Auch sie habe ich vernachlässigt, dachte er. Anstatt ihr für all die guten Gaben zu danken, habe ich ihre Kraft für selbstverständlich gehalten. Jede Naturerscheinung hatte Ärger hervorgerufen. Im Sommer war es zu heiß oder zu verregnet. Im Winter zu kalt oder es gab zuwenig Schnee. Mal war die Ernte nicht so üppig ausgefallen, mal die Insektenplage zu groß. Auch die Erde konnte es ihren Menschenkindern nicht recht machen . . .

Sie war aber wirklich eine liebevolle Mutter!

Eine heiße Liebe für die Erde strömte in sein Herz. Er fühlte auch die Sonne auf seinem Antlitz. Die Sonne sollte das Symbol des Vaters sein. Er hatte das nicht richtig verstanden. Es hieß doch *die* Sonne. Warum war sie dann das Symbol des Vaters? Dann erinnerte er sich daran, daß die

Sonne in den meisten Sprachen einen männlichen Artikel hatte. Die Erde ist die Mutter. In ihr sind die Keime verborgen. Ohne die Sonne können die Keime nicht wachsen. Licht ist die Lebenskraft aller Lebewesen. So wie der Mann seinen Samen in die Frau ergießt, so ergießt die Sonne ihre Kraft auf die Erde und läßt neues Leben erstehen.

Ja, die Sonne war männlich.

Wieder überkam ihn ein Liebesschauer.

Er legte seine Hände auf den Magen und atmete tief.

»Du, liebe Mutter Erde mit deiner fürsorgenden Kraft, und du, liebe Sonne mit deinen lebenspendenden, göttlichen Strahlen, hier ist ein Mensch, der bereit ist, eure Liebe in sich aufzunehmen. Nehmt meine Dankbarkeit als Opfergabe an, und macht mich wieder heil.«

Ein großes Glücksgefühl strömte durch ihn hindurch; wenn er jetzt sterben würde, dachte er, hätte er schon wegen dieses einen Augenblicks ein reiches Leben geführt.

Lange blieb er auf der Wiese liegen und spürte, wie die Energie durch seinen Körper strömte. Er fühlte sich so stark, so machtvoll, so glücklich, und doch hatte er nicht das Bedürfnis, diese Kraft anzuwenden, in eine Tat umzusetzen. Er genoß es nur, sie in sich zu spüren. Das Empfinden verstärkte sich immer mehr, bis er das Gefühl hatte, die ganze Kraft des Universums zu besitzen, das Universum selbst zu sein. Flüchtig kam ihm in den Sinn, daß eine solche Vorstellung an Größenwahn grenzte. Doch was da durch ihn floß, war so überwältigend, daß es diese Gedanken hinwegfegte. Ganz egal, was seine Gedanken ihm auch einflüsterten, er spürte ganz genau, daß er als Teil des Universums die Macht hatte, die Welt aus den Angeln zu heben.

Aber das war nicht seine Absicht. Die Welt war so groß und so schön und ihr Spielplan so fein nuanciert, daß jedes Lebewesen seine Freude daran haben mußte. Es gab keinen Grund, etwas daran zu verändern. Die Welt war perfekt. Die Lebensenergie Gottes durchströmte alles. Den ganzen unermeßlichen Kosmos, bis in das kleinste Atom. Die Lebensenergie umhüllte alles liebevoll, nichts war ausgeschlossen. Man konnte loslassen und einfach ›Ja‹ dazu sagen. Sich hineinfallen lassen, in diese große Kraft, die alles trug.

Die Welt war gut, wie sie war. Er brauchte sie nicht zu verbessern. Er durfte sie einfach genießen. Den ganzen Tag lag er im Gras, schaute den Wolken zu, schlief, ließ die Erdkraft in sich einströmen. Er wußte nicht, was die Frau machte, sie ließ ihn ganz in Ruhe. Dankbarkeit durchströmte ihn. Irgendwann wurde er sehr durstig, und er erhob sich. Er schöpfte das klare Wasser aus dem Bach und spürte, wie es kühl seine Kehle hinunterrann. Noch nie hatte ihm reines Wasser so gut geschmeckt.

Sein Körper fühlte sich kraftvoll und elastisch an. Er blickte sich um, und sein Herz weitete sich, als er die Schönheiten ringsum sah. Das war seine Welt! Die gute Mutter Erde. Sie war nur dazu geschaffen, ihm als Wohnstatt zu dienen. Voll überwältigender Dankbarkeit kniete er nieder und küßte den Boden. Alles war nur da, um die Herrlichkeit Gottes zu preisen. Und auch er war ein Teil dieser Herrlichkeit.

Er ging in die Hütte. Die Frau saß auf der grob gezimmerten Bank und flocht geschickt einen Korb aus kräftigen Gräsern und kleinen Zweigen. Sie blickte hoch und schaute ihn lächelnd an.

»Du hast es gespürt, nicht wahr? Jetzt weißt du es!«

»Ja, jetzt weiß ich es! Darf ich?« Er deutete auf den Platz neben ihr.

Sie nickte, und er setzte sich neben sie.

»Es ist unbeschreiblich«, sagte er ehrfürchtig.

»Ja. Und doch vollkommen natürlich.«

Schweigend saßen sie beieinander, aßen später gemeinsam Suppe. Irgendwann wurde es dunkel, sie kochte Tee, machte ein Feuer, und sie redeten leise miteinander. Erwin erzählte ihr seine Lebensgeschichte, sie hörte nur zu. Von sich selbst gab sie nichts preis. Irgendwann gähnte sie und schickte sich an, schlafen zu gehen.

Sie zog ihren Kittel aus, und er sah, daß sie darunter nackt war. Sie schlüpfte ins Bett.

»Gute Nacht, Bruder.«

»Gute Nacht, Schwester.«

Er kannte ihren Namen nicht, und es war ihm auch egal. Einer der großen Dichter hatte geschrieben: *Namen sind Schall und Rauch* – so empfand er es auch. Ihre Persönlichkeit war allgegenwärtig. Es bedurfte keines Namens. Gestern war es ihm nicht aufgefallen, wie großartig und machtvoll sie war. Heute spürte er ihre Ausstrahlung und fühlte sich wohl bei ihr. Er schüttelte seinen Strohsack auf und legte sich nieder.

* * *

Am nächsten Morgen weckte ihn sein Körper. Es wurde Zeit zu entgiften, sein Darm grummelte und drückte. Doch so etwas wie eine Toilette gab es nicht in der Hütte, wo erfüllte denn die Frau ihre natürlichsten Bedürfnisse? Er sammelte einige Steine auf und baute sich daraus einen Abort. Jetzt konnte er sich wenigstens bequem hinsetzen und dem Drang willig nachgeben. Es war, als lasse er jahrzehntelang angesammelte Abfälle los, als dränge nun all das Unverdauliche, Giftige nach außen, das er so bereitwillig zu sich genommen hatte. Völlig ermattet ging er danach zum Brunnen, wo er sich gründlich wusch. Seine Haut strömte einen komischen, unangenehmen Geruch aus. Er zitterte am ganzen Körper. Er schleppte sich in die Hütte und ließ sich auf die Bank fallen. Die Frau molk die Ziege, bevor sie die beiden Tiere ins Freie ließ, und stellte den Becher mitfühlend auf den Tisch. Er wunderte sich darüber, daß er sich nicht schämte, weil er so merkwürdig roch, aber er konnte es nicht ändern. Sogar zum Schämen war er zu erschöpft.

»Trink, das wird deinem Körper Kraft geben.«

Gehorsam trank er die noch warme Milch. Er mußte den Becher mit beiden Händen festhalten, doch danach fühlte er sich wohler.

»Leg dich wieder hin, dein Körper braucht jetzt Ruhe. Die Heilung beginnt.«

Als er erwachte, war es Nacht. Hatte er den ganzen Tag geschlafen? Er tastete sich zur Tür und ging zum Brunnen, weil er großen Durst hatte. Danach legte er sich wieder hin und schlief friedlich weiter.

Als er am nächsten Tag erwachte, fühlte er sich munter und erfrischt, wenn auch noch etwas schwach. Er richtete sich auf und sah durch die geöffnete Tür die Frau am Brunnen stehen.

Sie hat einen wunderschönen, formvollendeten Körper, dachte er bewundernd. Was macht sie eigentlich hier oben?

Ich wohne bei ihr und weiß nichts über sie! Wunderschön ist sie. Ihre langen schwarzen Haare reichen bis an die Hüften. Aber was tut sie? Verkauft sie ihre Handarbeiten? Von irgendwas muß sie doch leben? Und wie ernährt sie sich, sie wird doch nicht nur Milch und Kräutersuppe zu sich nehmen? Sie lebt so vollkommen natürlich, zeigt sich nackt, ohne im geringsten aufreizend zu wirken. Jetzt wäscht sie sich die Haare, bestimmt hat sie sich auch ihr Shampoo selbst hergestellt. Naturkosmetik, das wäre eine wunderbare Einnahmequelle, dachte er und lächtelte über sich selbst, er dachte noch immer wie ein Geschäftsmann. Aber das schadete ja auch nicht, solange er innerlich frei blieb.

Diese dünnen Decken fürs Bett hat sie bestimmt auch selbst hergestellt. Sie weiß so viel über die Natur und über die Natur des Menschen, das fasziniert mich sehr. Wie gut, daß ich sie getroffen habe, ich würde sonst schon längst zerschmettert am Fuße des Felsens liegen . . . Sein Körper zwang ihn aufzustehen, er drängte nach Entgiftung. Danach wusch er sich zitternd, er konnte sich kaum auf den Beinen halten. Er trank ein paar Schlucke Wasser, dann legte er sich wieder erschöpft auf den Strohsack und sank in einen tiefen, traumlosen Schlaf.

* * *

»Trink die Milch, sie wird dir guttun.«

»Danke, ich fühle mich recht schwach.«

»Du hast auch zwei Tage durchgeschlafen.«

»Was? Zwei Tage?«

»Ja, so fest wie ein Murmeltier. Du bist auf dem Weg

der Genesung. Darf ich?« Sie legte ihre Hände auf seinen Bauch.

Er schaute sie fragend an, das wäre zu schön, um wahr zu sein. So leicht konnte es doch aber nicht sein, Sonne, Ruhe und ein paar Heilkräuter sollten gegen Krebs helfen? Bestimmt nicht. Wenn es so leicht wäre, hätten es die Naturheilkundler schon längst herausgefunden. Hier oben gab es noch etwas anderes, etwas, was mit ihr zusammenhing. Vielleicht war sie eine Heilerin, wer wußte das schon. Er traute ihr inzwischen alles zu, vertraute ihr vollkommen und überließ sich dankbar ihrer unaufdringlichen Fürsorge. Er genoß die Wärme, die durch ihre Hände in seinen Körper strömte. Sie hatte die Augen geschlossen, den Kopf zurückgelegt und wirkte so überirdisch schön, daß auch er die Augen schließen mußte. Nach ein paar Minuten nahm sie ihre Hände weg.

»Jetzt gehen wir hinaus, und ich zeige dir die Pflanzen, die dein Körper braucht, um neue Kraft aufzubauen.«

»Woher weißt du das eigentlich alles?« fragte er, während er mühsam aufstand.

»Aus eigener Erfahrung.« Ihr Gesicht verschloß sich.

»Warst du auch einmal so krank wie ich?«

»Ja. Aber komm jetzt. Ich zeige dir die Kräuter. Sie müssen geerntet werden, bevor die Sonne zu hoch am Himmel steht.«

Sie gingen hinaus, und sie zeigte ihm genau, welche Pflanzenteile er brauchte und wieviel davon. Dann erklärte sie noch, in welcher Reihenfolge sie gegessen werden mußten, und ermahnte ihn eindringlich, alles gut zu kauen und einzuspeicheln. Er solle sich so viel Zeit wie möglich dazu nehmen.

»Siehst du diesen Baum dort drüben?«

»Ja, Ich habe mich schon sehr darüber gewundert. Ich dachte, wir seien hier schon oberhalb der Baumgrenze.«

»Nein, die liegt noch ein ganzes Stück höher. Wenn du die Pflanzen gepflückt hast, dann setz dich an den Baum, und lehne den Rücken an seinen Stamm. Dort kannst du sie verzehren. Achte darauf, daß deine Gedanken nicht abschweifen. Danke jeder einzelnen Pflanze dafür, daß sie durch ihre Gabe zu deiner Heilung beiträgt. Spüre ihren Geschmack und ihre Struktur. Wenn du ihren Geschmack ablehnst, dann nur deshalb, weil du die Botschaft nicht verstehst, die diese Pflanze dir übermittelt. Behalte die Information im Gedächtnis, und eines Tages wirst du wissen, was das Kraut dir zu sagen hat. Wenn du fertiggegessen hast, dann konzentriere deine Aufmerksamkeit auf den Baum. Fühle dich in ihn ein, und nimm seine Energie auf. Er ist ein starkes Gewächs und hat schon viel erlebt. Wenn du genau hinhörst, wird er dir seine Lebensgeschichte erzählen.«

»Ich werde es genauso machen, wie du es gesagt hast. Ich danke dir.«

»Gib mir deine Wäsche, ich wasche sie rasch.« Beschämt zog er sich aus, bestimmt roch er inzwischen sehr unangenehm. Er wußte nicht, was ihm peinlicher war, der Geruch oder die Tatsache, daß er nun nackt vor ihr stand. Sie beachtete ihn gar nicht, nahm nur die Wäsche, lächelte ihm zu und ließ ihn allein.

Er fröstelte etwas, machte sich dann auf die Suche nach den Kräutern und hielt bald einen ganzen Strauß in der Hand. Wie er nur die Zweige von diesem Strauch essen sollte? Das war doch Holz. Als Kind hatte er oft auf einem

Bleistift herumgekaut. Dann müßte er auch das Holz kauen können – schließlich hatte er den ganzen Tag Zeit dafür.

Langsam ging er auf den alten, knorrigen Baum zu. Seinem Aussehen nach hatte er schon viele Naturgewalten erlebt. Er war gespannt, was er ihm zu sagen hatte.

Es wurde sowieso Zeit, daß er sich hinsetzte, denn seine Knie fingen vor Hunger und Müdigkeit wieder an zu zittern.

Er ließ sich nieder und lehnte seinen Rücken an den Baum. Es war angenehm warm, denn der Baum hielt den Wind fern, der hier oben wehte. Er breitete seine Kräuter vor sich aus und sortierte sie so, wie es ihm die Frau geraten hatte. Dann fing er an zu essen.

Wenn man nichts im Magen hatte, konnte man wirklich Geschmack daran finden, dachte er, alles war besser als gar nichts. Je länger er das Kraut kaute, desto intensiver wurde das Aroma. Eine Pflanze war bitter. Am liebsten hätte er sie ausgespuckt.

Er versuchte ihr dennoch dafür zu danken, daß sie ihm einen Teil ihres Körpers so bereitwillig zur Verfügung gestellt hatte, und spürte beim Kauen in sich hinein. Wie wirkte diese Nahrung denn auf seinen Körper? Er schluckte den zerkauten Brei hinunter und spürte, wie er sich in seinem Magen ausbreitete. Er nahm das nächste Blatt in den Mund und kaute tapfer weiter. Eigentlich war es gar nicht so schlimm. Je mehr er davon aß, um so behaglicher fühlte er sich.

Er nahm ein anderes Kraut und mußte sich erst auf den leicht säuerlichen Geschmack umstellen. Er hatte noch nie so intensiv und mit vollem Bewußtsein gegessen. Das war eine ganz neue Erfahrung. Eine gute Erfahrung! Die Konzentration war ganz auf sich selbst und seine Wahrnehmung gerichtet. In seinem früheren Leben hatte er immer mit anderen Menschen am Tisch gesessen und gesprochen. Automatisch wurden die Speisen in den Mund geschoben und gekaut. Oft hatte er auch größere Brocken hinunterschlucken müssen, um dem Gesprächspartner eine Antwort geben zu können. Er war angespannt gewesen, hatte sich auf das jeweilige Geschäft konzentriert, nicht auf den Geschmack der Speisen und schon gar nicht auf seinen Magen. Diese Art der Nahrungsaufnahme war kein Vergleich zu dem, was er jetzt tat. Die Mahlzeit unter diesem Baum war wie eine Zeremonie.

Sein Magen protestierte weder mit Brennen noch mit saurem Aufstoßen. Er fühlte sich sogar richtig gut an. Wahrscheinlich lag es auch daran, daß er sich nicht mehr so gehetzt fühlte. Hier wollte niemand etwas von ihm. Keine Termine. Keine Erwartungen. Und das Beste: kein Telefon.

Hier herrschte endlich Frieden, der Frieden, den er nur durch den Tod zu erreichen geglaubt hatte.

Die Zeit floß an ihm vorbei, ohne Macht über ihn auszuüben. Was für ein Genuß! Warum war er früher nicht auf die Idee gekommen, einmal Ferien vom Alltag zu machen? Was sollte er aber mit sich allein anfangen? Früher wäre es ihm nie in den Sinn gekommen. Heute wußte er es besser. Er nahm sich erneut von den Kräutern. Das Pflanzenstück schmeckte überraschend süß und würzig, und der Stengel war längst nicht so hart, wie er befürchtet hatte.

Wie gut fühlte er sich nach diesem Essen! Jetzt würde

er gern ein kleines Verdauungsschläfchen halten. Aber hatte die Frau nicht gesagt, er solle meditieren und die Kraft des Baumes in sich aufnehmen?

Lieber Baum, dachte er. Bitte übermittle mir deine Kraft, während ich schlafe, dann leiste ich auch den geringsten Widerstand. Wenn du mir etwas zu sagen hast, dann kannst du mir ja einen schönen Traum schicken. Wenn du heute noch keine Lust hast, mit mir zu kommunizieren, dann behüte und beschütze mich bitte.

Aber er schlief nicht ein. Sein Körper entspannte sich, und sein Verstand zog sich zurück. Die Wahrnehmung jedoch verstärkte sich.

Er spürte die rauhe Rinde an seinem Rücken und die Unebenheiten des Bodens an seinem Gesäß und unter den Beinen. Je mehr sich der Körper entspannte, um so weniger spürte er ihn. Langsam bekam er das Gefühl, zu schweben. Alle Erdenschwere war von ihm gewichen. Frieden breitete sich in ihm aus. Er atmete tief.

Seine Aufmerksamkeit richtete sich auf die Wolken. Eine davon hatte die Form einer Ente, und es sah aus, als schwömme sie auf einem Meer von blauem Licht. Diese Wolke kam langsam näher, und ihre Form löste sich auf, als sie sich mit einer größeren verband. Ganz sachte und leise flossen die beiden Wolken ineinander und setzten ihren Weg als Einheit fort. Auf ihrer Wanderung schlossen sich immer mehr Wolken an, bis sie groß, schwer und in ihrer Mitte immer dunkler wurde. Wie ein Magnet zog die große Wolke die Luftfeuchtigkeit an, und bald war der ganze Himmel von ihrer Fülle bedeckt. Sie senkte sich durch ihre eigene Schwere und umhüllte die Berggipfel. Nur hier und da fand noch ein vorwitziger Sonnenstrahl eine Lücke.

Einzelne Nebelfetzen kamen jetzt auch auf den Baum zu und streiften ihn mit ihrem nassen Atem. Die Wolke wurde immer satter und schwerer. Der Wasserdampf verdichtete sich. Die ersten Tropfen platschten mit sattem Ton auf die Erde.

Erwin Roth saß friedlich an seinen Baum gelehnt und betrachtete die Aktivitäten der Natur. Drei Wassertropfen, die auf seinen Bauch gefallen waren, schlossen sich zusammen und flossen jetzt als kleines Bächlein in Richtung Nabel. Es war ein angenehm kitzelndes Gefühl. Seine Haut strömte jetzt einen anderen, angenehmeren Geruch aus. Das Rinnsal hatte sich in seinem Nabel gesammelt und eine kleine Pfütze entstehen lassen. Immer mehr Wasser sammelte sich dort, bis es überlief und in kleinen Bächen den Bauch hinunterrann. Es gab nichts zu tun, er beobachtete nur den Regen, schaute zu, griff nicht ein und reagierte nicht. Es war kühl geworden. Doch der Körper wehrte sich nicht gegen diese Kälteempfindung. Ein scharfer Wind zerrte mit aller Gewalt an den Nebelfetzen, als versuchte er eine Herde Schafe auseinanderzutreiben. Doch damit hatte er keinen Erfolg. Der Wind trieb große Wasserwände vor sich her, die mit anderen Wolkengebilden zusammenstießen. Die Luft war erfüllt von den Geräuschen dieses Geschehens. Das Sausen des Windes, das Knarren des Baumes, der alles in stoischer Ruhe über sich ergehen ließ, und das rumpelnde Donnern der kollidierenden Wolkenmassen. Dazu kamen das Prasseln der Regentropfen und das Gluckern des fließenden Wassers am Boden. Auch die Farben der Umgebung änderten sich ständig. Mal war sie rötlich, mal gelb und dann wieder bleiern grau. Alles schien in Bewegung zu sein. Durch die grellen Blitze wechselten sich Helligkeit und Dunkelheit ständig ab. Die Elemente hatten anscheinend ihren Spaß daran, ihre Kräfte aneinander zu messen, dachte Erwin. Blitz und Donner waren ihr Triumphgeschrei. Sie fühlten sich wohl und liebten sich trotz ihrer Auseinandersetzung, es war, als führten sie ein Theaterstück auf, ein Naturschauspiel.

Die ganze Welt schien in Aufruhr. Die Elemente genossen es, jedes von ihnen erprobte seine Kraft und war stolz auf seine Stärke. Auch der Baum war davon betroffen. Erwin Roth spürte, mit wieviel Kraft sich das knorrige Gewächs dem Wind und den Wassermassen widersetzte. Er hatte das Gefühl, der Baum lache über den Sturm, der die zarten Zweiglein abriß. Auch über die Wassermassen schien er sich zu amüsieren, welche die Blätter mit Wucht trafen und an ihnen herabglitten, wie auf einer Rutschbahn. Ja, die Pflanzen hatten Spaß daran, sich den Herausforderungen der Natur zu stellen. Solche Stürme machten sie stark. Hier konnte sich nur der Robusteste behaupten. Die Pflanzen waren stolz darauf, durch ihre eigene Kraft überleben zu können. Sie verzagten nicht, sondern ertrugen die Gewalten des Wetters und waren dankbar für jeden Tropfen Naß, der auf sie herabfiel. Ein Teil davon versickerte schnell, denn die Erde war durstig. Schon lange hatte die Sonne dem Boden das Wasser entzogen. Jetzt strömte es wieder mit aller Fülle zurück. Die Erde nahm es dankbar auf, soweit es der festgebakkene Boden zuließ. Der größere Teil aber floß in Rinnsalen den Berg hinunter, Sand und Geröll mit sich schleppend.

Erwin war beeindruckt. Jeder Teil der Natur versuchte, auf seine eigene Art mit diesem Geschehen fertig zu werden. Wer dagegen ankämpfte, wurde seiner Kraft beraubt und vernichtet. Hier zählte nur der starke Überlebenswille.

Kein Selbstmitleid war zu spüren. Niemand warf mit Schuldzuweisungen um sich, selbst dann nicht, wenn es eine Kreatur nicht schaffte, sich gegen die Gewalten zu behaupten. Der Baum wußte um seine Stärke. Für ihn war dieses Schauspiel der Elemente ein Genuß. Es machte ihn stark, und er wußte, daß dieser Sturm, wenn er vorüber war, ihn noch mächtiger gemacht hatte. Er war sicher, daß er aus diesem Kampf gestärkt hervorgehen würde.

Der nackte Mensch spürte inmitten der Elemente, daß er durch dieses Geschehen neue Kraft bekam. Das viele Wasser, das ungehindert auf ihn herniederfloß, wusch die Schwäche aus ihm heraus. Er wollte auch bestehen, wirklich groß und stark sein, um es mit den Elementen aufnehmen zu können. Eine große Freude überkam ihn, als ihm bewußt wurde, daß er an diesem Wettkampf der Natur teilnehmen durfte. Laut lachte er mit dem Donner um die Wette und bot seinen dicken Bauch und die behaarte Brust den Wassermassen und den eiskalten Winden dar. Er war ein Teil dieser Welt, und er hatte die Macht und die Kraft, an diesem grandiosen Spiel teilzunehmen.

Herrlich!

Er genoß sein Dasein von ganzem Herzen und war enttäuscht, als sich das Unwetter langsam verzog. Der Regen wurde spärlicher, die Nebelschwaden lösten sich auf, und die Sonne kam wieder zum Vorschein. Jetzt konnte man beobachten, mit welchen Geschwindigkeiten sich die Wolken verformten. Es brodelte, donnerte und blitzte unten im Tal, während hier oben die Sonne schon wieder schien. Selbst der scharfe Wind schien kein Interesse mehr an dem Berggipfel zu haben, und seine rauhe Hand strich wieder sanft und liebevoll über die Vegetation.

Verblüfft merkte Erwin Roth, daß die Sonne schon weit im Westen stand. Er hatte dieses Schauspiel so sehr genossen, daß ihm jedes Zeitgefühl abhanden gekommen war.

Er stand auf und sah den Baum ehrfürchtig an. Ja, er hatte seine Lebensgeschichte erzählt. Sie sprach von Stärke und Lebensmut.

Auf dem Weg zur Hütte sah er seine Wäsche an einem Baum hängen, sie war wieder sauber, aber völlig durchnäßt. Nun gut. Dann würde er eben so gehen müssen, wie Gott ihn geschaffen hatte. Wie überaus großzügig von der Frau, seine Wäsche zu waschen, dachte er und nahm sehr wohl wahr, daß das ein außergewöhnlicher Dienst war. Er öffnete die Tür der Hütte und trat ein. Die Frau hockte mit ruhigem Gesicht auf dem Boden und beachtete sein Kommen nicht. Nur die Ziege drehte den Kopf nach ihm um und meckerte freudig. Das Lamm lief auf ihn zu und stieß das Köpfchen gegen sein Bein. Er rangelte ein bißchen mit dem jungen Tier und setzte sich still auf die Bank. Er dachte an die Geschehnisse des Tages, der sich langsam verabschiedete, und spürte die Kraft, die er durch dieses Erlebnis gewonnen hatte. Er fühlte sich stark und ausgeruht.

Was tat diese Frau da eigentlich? War das Meditation? Was geschah, wenn man in einer solch unbequemen Stellung am Boden hockte? Er entspannte sich und richtete seinen Geist auf ihre Person. Diese Frau war wunderbar. Groß, stark und machtvoll! Ob er auch einmal so werden würde? War er es nicht schon? Ja. In besonderen Momenten spürte er es. Aber dann kam das alte, wohlvertraute Leben wieder zu ihm und nahm von seinem Geist Besitz. Dann machte er sich wieder unnütze Gedanken über völlig sinnlose Sachen, und die wirkliche Wahrnehmung seiner Persönlichkeit schwand. Gab es eine Möglichkeit, diesem sinnlosen Denken Einhalt zu gebieten? Diese Frau schien es zu können. Wenn sie sprach, dann hatte sie auch etwas zu sagen. Sie plapperte nicht, ihre Sprache war direkt und ehrlich.

Sie zeigte sich in ihrer Größe und spielte keine Spiele, nur um zu gefallen.

Sein Geist schien sich zu öffnen, und auf einmal verstand er einige Zusammenhänge. Die Natur selbst nötigte niemanden, sich zu verbiegen, jeder hatte die Möglichkeit, ganz und gar er selbst zu sein und die eigene Größe zu zeigen. Aber der Blick der meisten Menschen war ständig auf ihre Schwächen und Versäumnisse gerichtet – und so konnten sie nicht groß werden. Sie sahen ihre eigene Größe nicht. Auch er selbst hatte sie nicht gesehen.

Jetzt war ihm auch klar, weshalb diese Frau hier oben so allein lebte. Sie wollte sich nicht mehr erniedrigen. Sie wollte ihr Leben in natürlicher Macht und Herrlichkeit verbringen. Und auf einmal faßte er einen Entschluß. Er würde hier bleiben, bei ihr, wenn sie es erlaubte. Die Menschen in der Firma dachten sowieso irgendwann, er wäre tot. Er aber könnte mit dieser Frau hier oben leben, in aller Ruhe, und mit ihr ein Kind zeugen. Ein Kind der Natur. Das wäre für ihn eine ganz neue Lebensaufgabe. Etwas, wofür es sich lohnte zu leben. Ob sie dazu bereit wäre? Er war nicht sicher, ob er den Mut hatte, sich ihr zu nähern, wahrscheinlich nicht.

Er richtete sich auf und blickte zu ihr hinüber. Sie saß noch immer ruhig da. Im blassen Schein des Mondlichtes sah sie aus wie eine Statue. Um sie herum schimmerte es eigenartig silbern. Es sah aus, als sei die Luft um sie herum noch klarer und reiner als in dem restlichen Raum. Ihre Konturen hoben sich überdeutlich ab. Erhabene Ehrfurcht überkam ihn, als er ihre Schönheit betrachtete. Ein solch göttliches Wesen wollte er schwängern? Wie vermessen! Beschämt sank er auf sein Lager zurück. Nein, sie war kein normaler Mensch. Sie war eine Göttin. Eine Erleuchtete. Eine Unberührbare. Er war viel zu primitiv und klein, um sich ihr zu nähern, trotz der Energie, die er noch immer in sich fühlte. Er war froh und dankbar, sie getroffen zu haben. Er würde tun, was sie sagte, und eines Tages wieder hinabsteigen, um ihre Lehre zu verbreiten. So war es richtig. Zufrieden legte er sich auf seinen Strohsack, drehte sich auf die Seite und schlief ein.

* * *

Als er erwachte, saß die Frau immer noch auf dem Boden und rührte sich nicht. Die Tür stand offen, und er konnte sehen, daß die Ziege am Brunnen stand und trank. Das Jungtier spielte auf der Wiese und machte hohe Luftsprünge. Es war voller Lebensfreude und drückte das auch auf seine ursprüngliche Art und Weise aus.

Er stand auf und betrachtete seine Gastgeberin. Am liebsten hätte er sie berührt. Doch eine eigenartige Scheu hielt ihn davon ab. Der silberne Schimmer um ihren Körper herum war noch immer zu sehen. Ihre Ausstrahlung war machtvoll und ehrfurchtgebietend. Ihr Geist schien aber nicht in ihrem Körper zu weilen. Wie ein lebendiges Bild saß sie da. Wenn er Papier zur Hand gehabt hätte, hätte er sie gezeichnet, als bleibende Erinnerung, wenn er wieder gehen mußte. Er ging um sie herum und öffnete den Schrank. Vielleicht würde er hier etwas zum Zeichnen finden. Doch darin befanden sich nur Gebrauchsgegenstände: ein Eimer, Töpfe, Körbe und eine Kiepe in der, sorgfältig zusammengelegt, sein Anzug verstaut war. In der Ecke stand ein Reisigbesen – und das war alles. Hier war es wirklich sehr spartanisch. Er nahm sich vor, die ganze Umgebung zu inspizieren.

Doch zunächst wurde es Zeit, seinen selbstgebauten Abort aufzusuchen. Sein Darm leistete ganze Arbeit, und er war ihm sehr dankbar. Erwin wusch sich mit dem eiskalten Wasser des Brunnens und hatte seinen Spaß an den Nadelstichen, welche die Kälte auf seiner Haut auslöste. Danach befühlte er seine Unterwäsche. Doch die war noch nicht ganz trocken, und er überließ sie weiterhin der wärmenden Kraft der Sonne. Er hatte sich inzwischen so sehr an seine Nacktheit gewöhnt, daß er sich nicht mehr vorstellen konnte, jemals wieder normale Kleidung zu tragen. Er blickte sich um. Jetzt war er schon so viele Tage hier und wußte noch immer nichts über seine neue Heimat. Er schlenderte zur Rückseite der Hütte. Sie schmiegte sich an einen steilen, hohen Felsen. Ein schmaler Weg, ein Trampelpfad, führte in Richtung Felswand und verlor sich hinter einem Strauch. Erwin kroch in den Strauch hinein, der stach ein wenig, aber um Kleinigkeiten dieser Art konnte er sich jetzt nicht kümmern. Würde er endlich das Geheimnis dieser Frau lüften? Hinter dem Busch fand er eine dunkle Stelle im Felsen, nein, eine Öffnung! Er hielt den Atem an, hier war der Eingang zu einer Höhle! Abenteuerlust breitete sich in ihm aus, und sein Körper vibrierte vor angenehmer Spannung. Er überlegte kurz, ob er das Recht hatte, die

Höhle zu betreten. Nein, er hatte nicht das Recht, das war ihm klar, aber die Frau gab sich so geheimnisvoll, und sie saß noch immer still da, zumindest hörte er keinen Laut aus der Hütte dringen. Er würde rasch hineinschlüpfen und sich so schnell wie möglich, und hoffentlich unbemerkt, wieder zurückziehen.

Waghalsig kroch er in die Höhle und tastete sich an den Wänden entlang. Sie war überraschend groß und geräumig, er konnte darin stehen. Nach einiger Zeit hatten sich seine Augen an die Dunkelheit gewöhnt, und er erkannte am hinteren Ende der Höhle einige Gegenstände. Körbe standen dort, Körbe, wie die Frau sie flocht. Es war also definitiv ihre Höhle, vielleicht eine Art Lager? Er blickte in einen der Körbe hinein, konnte aber nichts Genaues erkennen. Deshalb griff er zu und zog ein Fell heraus. Es war von einem Rind. Auch die Hörner lagen dabei. Weiter unten waren noch andere Felle. In dem nächsten Korb lagen Behälter, die aus Gras geflochten waren. Sie waren voll mit Samen. In einem anderen Korb waren getrocknete Kräuter verstaut. Ein Faß mit Rindertalg stand daneben. Dann gab es noch ein Behältnis mit getrockneten Beeren. Er wollte die Höhle schon wieder verlassen, da stieß er an einen Gegenstand, den er übersehen hatte. Es war ein uralter Lederkoffer. Er öffnete ihn und fand darin einige Kleidungsstükke. Sie schienen einer Frau zu gehören. Mit etwas Mühe zog er den Koffer nach draußen, um besser sehen zu können, was sich alles darin befand. Vielleicht gab ihm der Koffer Auskunft über diese sonderbare Frau, die hier so mutterseelenallein in der Wildnis lebte. Ein seltsam altmodisches Kleid, ein Rock und zwei Blusen waren darin. Alles völlig veraltet. Das konnte doch nicht das Eigentum der

Frau sein. Ob das Kleidungsstücke ihrer Mutter waren? Vielleicht hatten früher zwei Frauen hier gelebt? In einer Mappe fand er zwei alte Fotos. Auf dem einen war ein Mann mit einem Knebelbart zu sehen und auf dem anderen eine schöne junge Frau. Sie hatte eine Bluse an wie die in dem Koffer. Das war bestimmt die Mutter seiner Gastgeberin. Sie sahen sich sehr ähnlich. Die Bilder stammten bestimmt aus der Zeit der Belle Epoque, dachte er, dann stutzte er.

Dann konnte die Dame auf dem Foto nicht die Mutter sein, vielleicht war es ihre Großmutter? Er fand eine Geburtsurkunde, die er kaum entziffern konnte. Die Tinte war verblaßt, und sie war in einer altmodischen Schrift geschrieben. Mit Mühe entzifferte er den Namen. Er lautete Hildegard Bartels oder so ähnlich. Den Geburtsort konnte er beim besten Willen nicht erkennen. Das Geburtsdatum war der 12. September 1904. Wer war diese Frau auf dem Foto? In welchem Verhältnis stand sie zu der Frau in der Hütte? Er drehte das Bild des Mannes um. In schönen großen Buchstaben stand dort: ›Für Hildegard in ewiger Erinnerung an Karl‹. Auf dem anderen Foto war keine Widmung zu finden. Wer waren diese beiden Menschen? Er fand keine Antwort auf seine Fragen, legte alles wieder sorgfältig zurück und verschloß den Koffer. Dann schob er ihn in die Höhle zurück und stellte ihn an seinen alten Platz. Er hatte zwar einiges entdeckt, doch seine Neugierde war dadurch eher gesteigert.

Er ging weiter an dem Felsen entlang und fand eine Stelle, an der ein Ziegenfell aufgespannt war. An einigen Ecken war es mit Steinen beschwert. An einer anderen Stelle, zwischen zwei Felsen, war ein Tuch aufgespannt, auf dem Beeren lagen. Der Regen schien ihnen nicht viel ausgemacht zu haben, denn sie waren fast getrocknet. Das Regenwasser hatte eine kleine, rote Pfütze auf dem Boden hinterlassen. Das Tuch war schon längst wieder trocken. Die Stelle war gut geschützt, weshalb der Wind die Beeren nicht heruntergeweht hatte. Trotzdem konnten die Sonnenstrahlen gute Arbeit leisten. Auf seinem ganzen Weg um den Felsen herum, fand er nichts Interessantes mehr. Als er seine selbstgebastelte Toilette sah, dachte er wieder daran, daß es nirgends eine Stelle gab, wo die Frau ihre Notdurft verrichtete. Sie gab ihm immer mehr Rätsel auf. Er hatte gehofft, etwas über sie zu erfahren, aber das Geheimnis um sie war durch die Funde noch vertieft worden.

Wer war sie? Wer war Hildegard Bartels, die ihr so ähnlich sah? Und wer war Karl? Was machte sie hier oben, und wovon ernährte sie sich? Von den paar Kräutern, Beeren und Körnern wurde sie doch nicht satt, oder? Immerhin war auch er schon ein paar Tage hier und hatte noch nichts Richtiges gegessen. Hunger hatte er auch noch keinen verspürt. Eigentlich mußte sein Magen jetzt ganz gehörig knurren, doch er war friedlich – eigentlich sonderbar. Seit er hier oben war, hatte er seinen Magen nicht mehr gespürt. Dabei war er in der letzten Zeit immer sehr launisch gewesen. Was machte eigentlich sein Krebs? Schmerzen hatte er noch keine, obwohl der Doktor sie ihm prophezeit hatte. Sein ganzer Körper fühlte sich putzmunter und gesund an. Schon lange hatte er sich nicht mehr so fit gefühlt.

Er schlenderte über die Wiese und sah die Rinder im Gras liegen. Das junge Zicklein vollführte seine hohen Sprünge. Er ging näher auf die Tiere zu und setzte sich an einen großen Stein. Die Sonne schien ihm ins Gesicht, und er schloß die Augen. Entspannt versuchte er, die Einheit mit der Natur wiederherzustellen. Doch es wollte ihm nicht gelingen. Enttäuscht öffnete er die Augen und sah die Kuh an, die in einiger Entfernung von ihm lag und wiederkäute. Sollte er etwas essen? Nein, dazu hatte er jetzt keine Lust. Zu gerne hätte er wieder etwas so Schönes erlebt wie gestern. Aber das wollte ihm heute nicht gelingen. Gestern hatte er Kontakt mit dem Baum aufgenommen, der ihm bereitwillig sein Geheimnis verraten hatte. Heute könnte er Kontakt mit den Tieren aufnehmen. Aber ob sie das auch wollten? Sie waren nicht so fest verwurzelt wie der Baum. Sie konnten weglaufen. Oder würden sie sich still verhalten, wenn er kam? Langsam kroch er auf die liegende Kuh zu. Sie betrachtete ihn gutmütig und kaute weiter. Doch als er eine bestimmte Grenze überschritten hatte, erhob sie sich und lief ein Stück weiter.

Vielleicht konnte er auf eine andere Art mit ihnen in Kontakt treten? Der Versuch, sich in die Herde einzufühlen, mißlang. Nur Wohlbehagen und Ruhe waren zu verspüren. Ob das von den Tieren kam? Er fühlte sich nicht leicht und luftig wie gestern, sondern warm und behäbig, eine wohlige Schwere überkam ihn. Er genoß diesen Zustand, ohne etwas daran zu verändern. Die Kuh, welche weggelaufen war, kehrte an ihren alten Platz zurück. Die Tiere lagen zwar nahe beieinander, doch jedes hatte einen kleinen Freiraum um sich herum. Sie liebten ihre Freiheit, aber auch ihre Zusammengehörigkeit. Jedes Tier respektierte den Raum des anderen. Rückte einem der Nachbar zu nahe, dann akzeptierte man das gutmütig. Wurde es zu lästig, entfernte man sich einfach ein Stück. Es war ja genug Platz da. Die Ziege und ihr Junges wurden anerkannt, zumindest toleriert. Auf jeden Fall versuchte die Geiß nicht, sich den Rindern aufzudrängen. Sie nahm wie selbstverständlich Besitz von dieser Wiese, ohne sich um die anderen zu kümmern. Das Junge dagegen war neugierig und versuchte mit den großen Tieren in Kontakt zu kommen. Es machte Luftsprünge und andere Kapriolen und wollte die dickfelligen Rinder zu einer Reaktion bewegen. Doch die lagen ruhig da und kauten weiter. Wurde das junge Zicklein zu zudringlich, bekam es auch einmal einen Schlag mit dem Schwanz ab. Eine Kuh schien es der kleinen Ziege besonders angetan zu haben. Immer wieder attackierte sie das gutmütige Tier mit Kopfstößen. Die Kuh beschnupperte das kleine Wesen und ließ es dann gewähren. Nach einiger Zeit wurde das Zicklein müde und ließ sich neben der Kuh nieder. Die Geiß stand in einiger Entfernung und rupfte Gras. Auch die Blätter des kleinen Strauches schienen ihr zu schmecken, denn sie fraß ihn fast kahl. Nach einiger Zeit legte sie sich auch hin und machte ein Nickerchen.

Die Tiere tolerierten einander. Sie fühlten sich wohl in ihrer Herde. Jedes einzelne Rind fühlte die Verantwortung für sich selbst, aber auch die Bedürftigkeit des Nachbarn wurde respektiert. Sie gehörten zusammen, und doch hatte jedes Tier seine Eigenart behalten. Sie waren eine Herde von Individualisten. Sie mochten sich, ohne jedoch etwas von dem anderen zu fordern. Wie einfach war dieses Zusammenleben!

Wie einfach wäre das Leben für die Menschheit, wenn sie von den Tieren lernen würden! Erwins Körper fühlte sich in seiner Schwere sehr gut an. Es war die Schwere, die ihn zur Erde hinzog, zum Mutterschoß, damit er nicht abhob. Träge begannen seine Gedanken zu wandern.

Man mußte die Quelle der Zufriedenheit wieder da suchen, wo sie wirklich war – in sich selbst. In der Natur. Die Natur war der Urgrund.

Diese Tiere hier kämpften für ihr eigenes Wohlergehen. Wenn ihnen etwas nicht paßte, suchten sie sich einen anderen Platz, an dem sie wieder in Ruhe existieren konnten. Wiederkäuer waren keine Kämpfernaturen. Sie zogen sich zurück, anstatt ihren Platz zu verteidigen. Doch wurde ihre Geduld auf eine zu harte Probe gestellt, dann wußten sie ihre Hörner zu gebrauchen. Vor allen Dingen war das der Fall, wenn es um die Fortpflanzung ging.

Erwin spürte die Erde, ihre Anziehungskraft. Lange saß er da, ohne zu denken. Er spürte die Schwere seines Körpers und die Zufriedenheit seiner Umwelt. Wie konnte er diese Zufriedenheit festhalten und zu einem Bestandteil seines Lebens machen? Sein Verstand erlahmte. Er akzeptierte einfach, daß er nichts an seiner Lage ändern konnte. Er nahm alles so an, wie es war. Im Moment fühlte er sich wohl. Er dachte über sein Leben nach und erkannte, wie viel er versäumt hatte. Warum hatte er eigentlich nie geheiratet? Aber wen? Liebe stand nicht in seinem Terminkalender, Liebe hatte keinen Raum in seinem Leben gehabt. Natürlich hatte es Frauen gegeben, Sex, romantische und aufwendige Abendessen, teure Geschenke – das gehörte zu einem erfolgreichen Leben dazu. Aber Liebe? Er sah die Kuh friedlich kauen und begann, mit sich zu hadern. Er war einfach selbst schuld, oder? Er hatte es verdient, krank zu sein, nicht wahr? Auf einmal kam ihm ganz leise ein Gedanke. Eine sehr zarte und sanfte Stimme aus seinem eigenen Herzen sprach zu ihm.

Verzeihen ist der Schlüssel. Du darfst dir verzeihen! Um

gesund und glücklich zu werden, mußt du bereit sein, die Vergangenheit loszulassen und die neue Welt anzunehmen.

Er wußte sofort, wie diese neue Welt aussehen würde. Schön war sie und voller Liebe. Da war keine Angst mehr. Alles war gut. Jede Handlung wurde akzeptiert. Nichts und niemand leistete mehr Widerstand. Sie war so schön, diese neue Welt, denn dort gab es keine Zeit mehr, Ruhe und Frieden waren eingekehrt. Alles war erlöst und in seiner Harmonie und Schönheit genau richtig.

Erwin Roth ließ diese neue Welt auf sich einwirken und erlebte dabei reines, absolutes Glück. Hier oben bei den Kühen konnte er alles Vergangene loslassen, ein ganz neuer Mensch werden und das eigene Sein genießen. Er konnte vollkommen glücklich sein mit dem, was war. Er konnte sein eigenes Ich, seine eigene Existenz annehmen, wie sie war.

Die Erdenschwere löste sich auf, und er schwebte zu den Sternen. Er war eins mit allem, ein Teil der Natur, des Kosmos, ein Teil des großen Ganzen, dem, was sich »Schöpfung« nannte.

Nach einigen Minuten – oder waren es Ewigkeiten? – kam er wieder zurück, nahm die Kühe wahr, seinen Körper, auch seinen Hunger. Hoffentlich war die Frau unterdessen von ihrer Reise zurückgekehrt, denn ohne sie wußte er nicht, was er essen konnte und was nicht. Mit knurrendem Magen – er nahm es als gutes Zeichen – betrat er die Hütte. Noch immer saß sie mit untergeschlagenen Beinen in der gleichen Position, in der er sie zuletzt gesehen hatte. Das Leuchten um sie herum war noch immer zu sehen, und er spürte ihre machtvolle Ausstrahlung. Kurz flimmerte ein Gedanke in seinem Kopf auf, doch er verlor ihn gleich wieder. Diese Pflanzen haben wirklich eine enorme Wirkung auf meinen Körper, dachte er statt dessen. Wahrscheinlich liegt es auch an der Art und Weise, wie ich sie esse. Diese Pflanzen sind so liebenswerte Wesen. Sie sind wirklich bereit, mir ihre Kraft zur Verfügung zu stellen, um mich gesund zu machen. Diese Kräuter sind so heiter und vergnügt und haben so viel Verständnis für meine Bedürftigkeit, daß sie sich gutmütig von mir pflücken lassen. Sie haben mir gesagt, daß es ihnen nicht weh tut. Gott sei Dank. Ich möchte ihnen keine Schmerzen zufügen, wenn ich sie pflücke. Sie sagen auch, daß sie gar nicht für mich sterben. Das, was ich verzehre, ist nicht ihr wahrer Leib. Jetzt bin ich zufrieden und genieße die Nahrungsaufnahme noch mehr. Es gibt auch Pflanzen, die sagen mir, ich soll nur einen Teil von ihnen pflücken, damit sie schneller wieder nachwachsen können. Ich glaube, daß ich mich in meinem ganzen Leben noch nie so wohl gefühlt habe, wie hier oben. Auch Tiere sind so unendlich liebevolle Geschöpfe. Und so zutraulich, wenn man ihnen ihre Freiheit läßt. Selbst mit dem Adler habe ich gesprochen. Ganz nahe war er bei mir. Ich hätte ihn mit der Hand berühren können, wenn ich es gewollt hätte. Aber es gab keine Veranlassung dazu. Wir waren uns seelisch so nahe, daß es keiner körperlichen Berührung bedurfte. Jetzt schäme ich mich, daß ich das Fleisch dieser Wesen nur um des Genusses willen gegessen habe.

Ich bin dieser wundervollen Frau so dankbar – und ich bin mir selbst dankbar, denn wenn ich nicht bereit gewesen wäre, mich zu verändern, hätte ich ihr gar nicht zugehört. Nun ja, eine solche Krankheit läßt einen ziemlich demütig werden . . . Ich glaube, man kann überhaupt niemandem helfen. Wer nicht bereit ist, etwas für sich zu tun, bei dem ist alle Mühe zwecklos.

Wer aber bereit ist, diesen Berg, wie immer er im einzelnen aussieht, hochzuklettern, der wird sozusagen Aladins Wunderlampe finden, die all die Schätze wieder ans Licht bringt, die in unserem Unterbewußtsein vergraben waren. Wie riesengroß dieser Schatz ist, war mir nie klar. Jetzt weiß ich es! Wenn ich wieder gesund bin, teile ich meinen Schatz mit denen, die bereit dazu sind. Wahrscheinlich hat mich diese wunderschöne Frau auch nur als Schüler angenommen, weil ich die Prüfung bestanden habe. Wenn ich sie nicht verstanden hätte, dann hätte sie mich seelenruhig gehen lassen. Und es wäre richtig gewesen! Ich glaube nicht, daß ich noch lange hier oben bleiben werde. Ich glaube, ich gehe bald wieder hinunter und versuche Gutes zu tun. Genug Geld habe ich ja. Aber erst muß ich noch warten, bis sie wieder ansprechbar ist. Es gibt doch noch ein paar Fragen, die ich ihr gerne stellen würde.

Er schaute sie nachdenklich an, dann erfaßte sein Bewußtsein die Idee, die schon die ganze Zeit auf ihn wartete. Ich müßte wirklich auf die Suche gehen nach ihrem Geist. Ihr Körper ist ja hier. Ich brauche doch nur ihrer geistigen Spur zu folgen, das dürfte doch nicht so schwer werden. Ob ich es noch einmal versuche, mich so hinzusetzen wie sie? Mein Bauch ist dünn geworden, da könnte es vielleicht besser gelingen, weil er mir nicht mehr im Wege ist. Ach nein, so kann ich die Beine noch nicht verschränken. Aber im Schneidersitz ist es auch ganz bequem. Jetzt konzentriere ich mich auf ihren Geist und schau dann, wo ich lande.

Er folgte der geistigen Spur dieser Frau und spürte auf einmal, daß sich seine Moleküle auflösten. Er hatte das Gefühl, als würde er immer größer und feinstofflicher. Er drang in den Berg ein und wurde ein Teil des Berges. Er war dieser Berg. Gleichzeitig war er alles, was in ihm und um ihn herum war. Er löste sich immer weiter auf, verschmolz mit allem, sein Bewußtsein umfaßte nach kurzer Zeit das ganze Gebirge. Dann kam er an das Meer und wurde zum Meer, dann zur Wüste, zum Urwald, zur Erde und zum ganzen Planeten.

Nach kurzer Zeit war er mit dem All-Bewußtsein vereint, als hätte er sich nie abgespalten, als hätte er nie als Mensch existiert. Und dann traf er sie! Ihre Freude und Liebe zueinander waren so groß, daß sie sich vereinigten. Ihre Energien flossen ineinander, wirbelten umeinander, schufen neues Leben. Eine neue Sonne der Liebe entstand. In elterlicher Fürsorge kümmerten sie sich um das Sonnenkind, bis es einen stabilen Platz im Kosmos gefunden hatte. Dann trennten sie sich wieder und gingen ihrer eigenen Wege.

* * *

Als er seine Meditation beendet hatte, saß die Frau noch immer ruhig da. Jetzt wußte er, wo er sie finden konnte und welche Aufgabe sie hatte. Sie erschuf auf übergeordneter Ebene. Seine Aufgabe war es, auf einer niederen Ebene zu erschaffen, um auch dorthin aufsteigen zu können, wo sie jetzt weilte. Er mußte sich ohne ihre Hilfe weiterentwickeln. Sie konnte ihm nur den Weg weisen, gehen mußte er ihn selbst. Eine große Verantwortung lag in dieser Aufgabe, doch sie war zu bewältigen. Die gesamte Welt bot ihm ihre Hilfe an – er mußte sie nur annehmen, bewußt annehmen, um daran zu wachsen. Diese Hilfe sollte kein Dauerzustand sein, sie war nur eine Stufe, damit er höher kommen und selbständiger werden konnte. Eine kleine Hilfestellung, für die er sehr dankbar war, denn für ihn bedeutete diese Hilfe, sein Leben auf der Erde fortsetzen zu können. Nachdem er seinen Lernprozeß vollendet hatte, würde er diese Hilfe weiterreichen können an diejenigen, die sie brauchten. Er war Gott dankbar für die Regeneration, die sich in Körper, Seele und Geist vollzogen hatte. Doch eigentlich war es eine Göttin gewesen, die ihm den Heilungsprozeß ermöglichte. Sie hatte ihm die Geschenke der Erde gezeigt, ihre Fürsorge und Stabilität, ihre Zuverlässigkeit und Beständigkeit. Aber sie hatte ihm auch gezeigt, daß es möglich war, die Erdenschwere zu überwinden.

Eigentlich hatte er alles gefunden, was er hier suchte. Sollte er jetzt wieder nach unten gehen? Er war bereit dazu. Doch ein unbestimmtes Gefühl hielt ihn noch zurück. Also gab es noch etwas, was er lernen mußte. Seine Ausbildung war noch nicht vollendet.

Was sollte das aber sein? Er war ja bereit, alles zu tun, was man ihn hieß. Aber niemand war da, der ihm Anweisungen gab. Dann kam ihm ein Gedanke. Hatte er durch sie nicht gelernt, selbst für sich zu sorgen, immer genau das zu tun, was sich richtig und gut anfühlte? War es nicht genau das, was er nie gekonnt hatte, gut zu sich zu sein und im Einklang mit der Natur, besonders aber mit der eigenen inneren Natur, zu leben? Er lachte unwillkürlich auf. Von nun an würde er sein Inneres sprechen lassen.

Was kann ich jetzt für mich selbst tun? fragte er sich voller Erwartung. »Geh nach draußen«, hörte er auf einmal eine innere Stimme sagen. Wieder lachte er laut auf. Da war sie also, die berühmte innere Stimme! Er begrüßte sich selbst wie einen verlorenen Sohn, und genauso fühlte er sich auch. Doch endlich war er heimgekehrt, endlich fühlte er sich in sich selbst und in seinem Körper zu Hause.

Er trat ins Freie und blickte um sich. Der Felsen zog ihn magisch an. Er ging zu der großen Wand und schlenderte an ihr entlang. Auf einmal war ihm klar, wohin er gehen mußte. Er umrundete die Felswand und stieg von der Rückseite aus zu ihrer höchsten Stelle empor. Dort setzte er sich nieder – er fühlte sich wie auf einem Thron.

In der Nacht schien es kräftig geregnet zu haben, denn die Welt sah frisch gewaschen aus. Die Sicht war klar und herrlich, bis hinunter ins Tal. Doch diese Welt dort unten war ihm schon bekannt. Nun war er an der Welt über sich interessiert. Impulsiv legte er sich auf den Bauch und ließ seinen Rücken von der Sonne bescheinen. Auf der Bauchseite bin ich mit der Erde verbunden und auf der Rückseite mit dem Himmel, ging ihm durch den Kopf. Stets stand er mit den Füßen auf der Erde, während der Kopf in den Himmel ragte. Mutter und Vater waren also ständig mit ihm vereint. Es gab keinen Grund, sie außerhalb zu suchen. Die Einheit war immer vollzogen. Man mußte es nur wahrnehmen.

Und auf einmal überkam ihn eine so tiefe Liebe zu den Geschöpfen Gottes, zu den Menschen, die noch nichts von dieser inneren Vereinigung wußten, daß ihm Tränen in die Augen traten. Er würde es ihnen sagen. Er würde Begegnungszentren in der ganzen Welt bauen, naturheilkundliche Krankenhäuser oder was auch immer gebraucht werden würde. Zu schade war es, daß diese wunderschöne Weise, diese Heilige, nicht die Frau an seiner Seite war. Mit ihr zusammen könnte er eine ganz neue Welt erschaffen, ihr Wissen und ihre Verbundenheit mit der Natur, sein Geld und seine Bereitschaft, zu lernen, könnten so viel Gutes bewirken . . . Nun, er würde es auch ohne sie schaffen. Das Wichtigste hatte sie ihm bereits gegeben, und er würde von nun an auch in ihrem Sinne denken, fühlen und handeln. In meinem Herzen nehme ich dich mit, dachte er liebevoll, die Menschen brauchen dich.

Jetzt war er bereit, der Welt auf eine neue Art und Weise zur Verfügung zu stehen. Aber jetzt würde er auch sein Selbst nicht mehr verleugnen, weil er wußte, daß er göttlichen Ursprungs war und mit ihm alle Geschöpfe dieser Welt. Die Welt gehörte ihm, so wie er der Welt gehörte. Sie waren nicht voneinander zu trennen. Wer der Welt diente, diente sich selbst. Wer für sich selbst sorgte, sorgte auch gleichzeitig für die Welt. Es war so einfach! So klar ersichtlich! Wo hatte er nur seine Augen gehabt?

Auf einmal kam eine große Ruhe über ihn. Er akzeptierte einfach, wie es war. Er ließ jedes Urteil los und vertraute darauf, daß alles seinen Sinn hatte im göttlichen Plan. Die Wahrnehmung seiner Körperebene steigerte sich noch weiter, sein Körper kribbelte, und er fühlte, wie ein großer Strom von Liebe und Heilkraft ihn durchströmte. Das war sie, erkannte er glücklich, sie zeigte ihm, daß sie bei ihm war. Erwin wußte nicht, womit er das Geschenk ihrer Aufmerksamkeit verdient hatte, denn er konnte ihr nichts zurückgeben, aber er würde es in tiefer Dankbarkeit annehmen und weitertragen, belobigte er.

Diesmal breiteten sich seine Moleküle nicht aus, sondern sie zogen sich zusammen. Er hatte das Gefühl, immer kleiner und schwerer zu werden. Immer dichter wurde sein Zustand, bis er in die Erde eindrang. Das harte Felsengestein wurde so porös, daß er zwischen den Strukturen hindurchschlüpfen konnte. Alles um ihn herum wurde größer und größer, und seine Winzigkeit wurde ihm immer mehr bewußt. Der Mikrokosmos breitete sich immer mehr um ihn herum aus, wurde weiter, strahlender und machtvoller. Er war zu einem Atom geworden! Er fühlte sich wie ein Komet ohne feste Bahn, er hatte seinen Platz im Mikrokosmos noch nicht gefunden. Auch im Mikrokosmos war er zu Hause, doch er war nicht durch die bestehenden Gesetze gebunden, sondern konnte frei entscheiden, wohin er gehen wollte. Er nutzte die Energiebahnen der verschiedenen Atome und suchte sich einen Weg durch die Vielzahl von Verbindungen. Sein Weg durch den Mikrokosmos erschuf neue Bindungen, formte neue Materie, neue Moleküle, neue Stoffe. Fasziniert schaute er zu; es war großartig, im Schoß des Mikrokosmos zu wandern und festzustellen, daß die hiesigen Gesetze dieselben waren wie im Makrokosmos. Hier wie dort herrschte Fülle, es gab eine unendliche Vielfalt von Formen, Farben, Klängen, Gerüchen und Geschmäckern. Er löste sich in reiner Glückseligkeit auf, erforschte die Welt der Formen und der Materie, ließ sich begeistert treiben und schaute der Schöpfung bei ihrem immerwährenden Tanz des Lebens zu. Mal zog ihn ein heller Ton wie magisch an, dann erfüllte eine Farbe oder der Duft nach Ambrosia seine Sinne. Er fühlte sich als Gott unter Göttern, eingebunden in das Spiel der Ewigkeit. Und auf einmal war sie da! Neben ihm, in ihm, überall.

Sein Herz sprang vor Freude, als er sie wahrnahm. Also auch hier war sie zu finden. Er fand sie überall, wenn er sie suchte. Wozu brauchte er noch ihren stofflichen Körper? In seine Seele zog Frieden ein durch die Gewißheit, daß sie ihm nie mehr verlorengehen konnte. Ihre Seelen würden sich immer wieder finden, ganz egal, wo sie auch weilten. Und hier, zwischen den Welten, waren sie eins, hier schienen sie ein Paar zu sein, hier konnte er ihr geben, was sie ihm gegeben hatte.

Voller Liebe und Hingabe flossen sie ineinander und zeugten ein neues Atom.

Nachdem sie ihrem jüngsten Kind einen Platz im göttlichen Kosmos gesichert hatten, trennten sie sich wieder in Frieden. Das tröstliche Gefühl, sie nie mehr verlieren zu können, ließ den Panzer um seine Seele brechen. Die Liebe strömte aus ihm heraus und schenkte ihm immerwährende Glückseligkeit. Nie wieder würde er sich einsam fühlen, er hatte seine Gefährtin gefunden, er traf sie im Tanz zwischen den Sternen, in der Natur, in der Stille seiner eigenen Seele.

* * *

Erwin stieg vom Felsen hinab und begann, Abschied zu nehmen. Es wurde Zeit, zu den Menschen zurückzukehren und der Schöpfung auf ganz neue Weise zu dienen. Er wußte, wann immer er Ruhe und Kraft brauchte, könnte er hierher zurückkehren, geistig oder körperlich, ganz wie er es brauchte. Er setzte sich an den Bach und dankte ihm, zärtlich und liebevoll schaute er auf das Wasser. Es sprudelte glasklar und silberhell zwischen den Steinen und suchte einen Weg, um sich auszubreiten und vorwärts zu kommen. Überall war Platz zum Fließen. Die großen Steine im Bachbett behinderten den Fluß des Wassers nicht. Es nahm das Hindernis an, umspülte den Stein, nahm ihn als Bestandteil seines Daseins an. Der Stein war behäbig, schwer und fest verwurzelt in der Erde. Das Wasser aber war das genaue Gegenteil, leicht, behende und immer bereit, sich fortzubewegen. Doch während der Schneeschmelze konnte es auch drängend werden, weil seine Fülle zugenommen hatte und der Drang nach Bewegung immer mächtiger wurde. Dann konnte es auch geschehen, daß der Stein sich von der Abenteuerlust des Wassers mitreißen ließ und auf Wanderschaft ging. Doch seine Beharrlichkeit ließ diesen Impuls schnell wieder erlahmen, und er suchte sich einen neuen Platz zum Ruhen.

Das Wasser konnte so mitreißend sein. Wurde sein Freiheitsdrang behindert, versuchte es mit allen Mitteln, sich zu befreien. Es sammelte alle Kräfte, um das Hindernis zu bewältigen, oder es fand eine andere Möglichkeit, sich auszubreiten, zum Beispiel indem es die Barriere überflutete. Floß das Wasser spärlicher nach, etwa weil es einen Sommer lang wenig geregnet hatte, so entstanden Tümpel, die sich schnell mit allerlei Leben bevölkerten. Dann konnte das Wasser eine Geduld aufbringen, die ihm neue Möglichkeiten zur Wandlung boten. Es wurde durch die Sonne verdunstet, um an anderer Stelle wieder herunterzuregnen, oder es erstarrte zu Eis, um auf die Schneeschmelze zu warten . . . Es gab kein wahres Hindernis für seinen Bewegungsdrang.

Auch das Wasser im Menschen war stets im Fluß. Man nahm es in sich auf, und wenn es lange genug im Organismus verweilt hatte und der Freiheitsdrang zu groß wurde, verließ es den Körper wieder. Es versickerte im Boden, um sich von den Schlacken zu reinigen. Dort wurde es von anderen Organismen aufgenommen, bis es wieder, nach langer Zeit, durch einen Fluß ins Meer getragen wurde. Das Meer war der Urgrund. Hier war sein wahres Zuhause. Das Meer war die große, ruhige Fülle, die doch immer in Bewegung war, liebevoll, sanft, aber auch voller Stärke, wenn es mit dem Sturmwind spielte.

Auch die Seele des Menschen kam aus einem Meer, doch das war von einer anderen Beschaffenheit. Lind und zart schwamm die Seele in einem Meer von Glückseligkeit. Eingebettet in ihr wahres Element, fühlte sie sich geborgen in dem Frieden Gottes. Im Schoß der Ewigkeit gab es kaum Entwicklung. Die Bewegung in dieser Höhe war sanft und harmonisch. Doch auch in der Seele war ein Drang nach Bewegung und Fortschritt. Mit kleinen Impulsen stieg sie vorsichtig nach unten, dorthin, wo die Zeit geboren wurde. Die Struktur der Seele wurde fester, ihre Impulse stärker und die Bereitschaft, sich zu inkarnieren, drängender. Hatte sie den tiefsten Punkt erreicht, erkannte die Seele die vielen Möglichkeiten, die ihr zur Verfügung stand.

Doch die Seele braucht nicht zu wählen, erkannte Erwin mit einem Mal, sie weiß genau, wo ihr wahrer Platz ist. Dieses Muster im Plan Gottes zieht sie magisch an – sie kann nicht anders. Ihr Platz in dieser Welt war vom Anbeginn aller Zeiten vorbestimmt gewesen. Sie schlüpft durch die Lücke, welche sich ihr öffnet, und landet in der Welt der Materie, wo auch die Zeit geboren wird und ihren Druck ausübt.

Hier herrschen Bewegung und Ausdehnung, Schnelligkeit und Aktivität. Man kann etwas leisten und sich weiterentwickeln. So wird die Materie beseelt und in Bewegung gebracht – das Wachstum beginnt.

Die Bereitschaft, das neue Dasein anzunehmen, ist besonders stark. Die energetische Information wird mit Lust angenommen. Jedes Gefühl, jeder Ton, jede Farbe wird liebevoll in das neue Kunstwerk integriert. Die Materie liefert die Bausteine, mit der die Seele ihre schöpferische Freude ausdrückt. Ihr Ausdehnungsdrang wird ständig erweitert. Das Gebäude wächst, nimmt Gestalt an und wird immer selbständiger, bis es die Erdenschwere erreicht hat und geboren wird. Wunderschön ist diese neue Welt. Voller Farben und Formen. Voller Klang, Geschmack und Geruch. Jede Bewegung löst Gefühle von unbeschreiblicher Lust aus.

Doch die Antworten auf die Aktivitäten der Seele sind nicht immer lustvoll. Sie lernt auch das Leid kennen und ausdrücken. Es dauert nicht lange, bis die Seele die Dualität versteht. Ihre Bereitschaft, mit diesem ständigen Auf und Ab zu leben, ist groß. Doch von vielen Seiten werden ihr immer wieder Hindernisse in den Weg gelegt, die oft fast unüberwindbar erscheinen – das sind die Herausforderungen und Aufgaben, denen sie sich stellen muß, wie ein Bach oder ein Fluß, der sich seinen Weg bahnt. Irgendwann strömt auch die Seele wie ein Fluß zurück ins Meer, in die All-Einheit – dort geschieht die Auferstehung. Das Seelengebäude löst sich dann auf und setzt die gebundene Kraft wieder frei. Jetzt kann die Seele erneut in die wahre Heimat aufsteigen, hier kann sie im Schoß der Ewigkeit Ruhe finden. Sie kann die Freiheit der grenzenlosen Energie genießen, sich erholen und neue Kraft schöpfen, damit sie die nächste Inkarnation vollziehen kann.

Das Wasser symbolisiert den Lebensweg der Seele. Es ist der Fluß des Lebens, der sich nicht aufhalten läßt. Die Ewigkeit stellt der Zeit ihre Schätze zur Verfügung. Dabei geht nichts verloren, alles kommt wieder, oft in veränderter Form. Das Leben ist wie Wasser. Es fließt, es steht, es verdunstet, es gefriert. Doch egal, in welchem Zustand es sich befindet, es geht nichts verloren. Auch wenn es für viele Jahrhunderte im Schoß der Erde ruht. Eines Tages wird es wieder dasein und erneut am Fortschritt teilnehmen können.

Der Fluß des Wassers ist weich. Es nimmt auf, was sich ihm bietet. Es reinigt und transportiert und gibt ab, um wieder aufnehmen zu können . . . Es trifft keine Auswahl. Was sich ihm anvertraut, darf die Reise mit ihm antreten. Es macht sich alles zu eigen und paßt sich an. Es wird braun, rot, schwarz oder spiegelt die Farbe des Himmels wider. Es wird sauer und basisch, stinkig und duftend, salzig und süß, weil es so anpassungsfähig ist. Es läßt sich auf die Herausforderungen der Welt ein, ohne seinen Charakter zu verlieren.

Aber dieses Element schenkt der Materie auch Bewegung, es läßt Leben entstehen. Durch das Wasser wird die Materie aufgelöst, damit sie sich neu zusammensetzen kann, damit auch die tiefsten Schichten die Möglichkeit haben, sich zu entwickeln. Wasser ist der Träger der Lebensenergie. Es ist das Blut der Erde. Werden und Vergehen, Auf und Ab, Sommer und Winter, Mann und Frau. Alles ist in der dualen Welt möglich, weil es der Spielplatz Gottes ist. Hier wird voller Liebe und Freude aufgebaut und wieder zerstört, damit etwas Neues, noch viel Besseres entstehen kann. Das ist eine schöne Lektion für die Seele, die im Wasser ihre Wesensverwandtschaft spürt. Auch sie ist anpassungsfähig und läßt alles geschehen, weil sie weiß, daß sie niemals verlorengehen kann, ganz egal, in welchem Zustand sie sich befindet. Sie kann das Leben in der Zeit ertragen, weil sie weiß, daß sie Bestandteil der Ewigkeit ist.

* * *

Als Erwin am Morgen erwachte, wußte er es genau. Jetzt war der Zeitpunkt des Abschieds gekommen. Er war voller Ruhe und inneren Friedens. Er stand auf, und nachdem er sich von seinen Schlacken befreit hatte, nahm er ein letztes Bad. Dann ging er über die Wiese und sammelte Kräuter. Jeder einzelnen Pflanze erzählte er von seinem Abschied und dankte ihr noch einmal für ihre liebevolle Gabe. Dann setzte er sich an den Baum, der ihm in der Zwischenzeit zu einem guten Freund geworden war, und verzehrte mit Genuß die gesammelten Kräuter. Durch diese Handlung nahm sein Körper wieder neue Kraft zu sich. Nach einer Meditation, die seine innere Ruhe noch verstärkte, verabschiedete er sich auch von dem Baum. Zärtlich drückte er sein Gesicht an die rauhe Rinde und spürte die gutmütige Nachsicht des starken Gewächses. Sie würden stets Freunde bleiben und sich liebevoll aneinander erinnern. Dann ging er zu den Rindern. Sie wußten schon von seinem Abschied und kamen ihm entgegengetrottet. Er blieb stehen und erlaubte ihnen, ihn ausführlich zu betrachten. Sein Herz öffnete sich für sie, und ein Strom der Liebe floß zu ihnen hin. Sie antworten mit einem warmen, ruhigen, angenehm schweren Gefühl.

Danach wandte Erwin sich wieder der Hütte zu. Die Frau saß noch immer in Meditationshaltung da. Das Zicklein stieß ihn gegen das Bein, und er rangelte ein bißchen mit dem jungen Tier.

Dann ging er zu der Geiß und holte sich einen Becher Milch. Sie blieb ruhig stehen und ließ es sich gefallen. Auch sie wußte, daß er am Abschiednehmen war, und sie ließ ihn auf ihre Art wissen, daß er geliebt wurde und nie wieder vergessen werden würde. Nachdem er seine Milch ausgetrunken hatte, ging er an den Schrank und holte seinen Anzug hervor. Die Kleidungsstücke waren ihm viel zu weit geworden. Selbst die Schuhe paßten nicht mehr. Dennoch zog er sich an, denn er paßte sich gern den Gepflogenheiten der Welt an, wenn er dadurch etwas erreichen konnte. Verleugnen würde er sich allerdings nie wieder.

Jetzt war die Zeit gekommen, er war bereit. Er drehte sich nach der Frau um und bemerkte, daß sie ihren Blick auf ihn gerichtet hatte. Sie war zur Erde zurückgekommen, um Abschied zu nehmen.

»Du hast deine Sache gut gemacht, Bruder. Ich wünsche dir alles Glück in deinem neuen Leben.«

»Ich danke dir, Schwester. Ich danke dir für alles, was du für mich getan hast.«

Sie lächelte ihn liebevoll an und verneigte sich vor ihm. Dann versank sie wieder in ihre Meditation und ließ ihn allein.

Zufrieden öffnete er die Tür und ging davon. Er würde sie immer in seinem Herzen tragen, durch sie hatte er das höchste Glück, die Liebe, erfahren. Eines Tages würde er eine Frau treffen, mit der er dieses Glück auch auf irdischer Ebene teilen konnte, dessen war er plötzlich ganz sicher.

Er warf keinen Blick mehr zurück. Dieses Kapitel seines Lebens war abgeschlossen. Es war ein sehr schönes Kapitel gewesen, aber es würden noch viele, ebenso schöne, folgen. Zielsicher machte er sich an den Abstieg und fand mit Leichtigkeit den einzigen Weg, der nach unten führte.

ENDE

Der Königssohn

Es war einmal ein Land, das lag inmitten schöner Berge mit viel Wald und lieblichen Tälern, in denen silberhelle Bäche flossen. Kleine, von fruchtbaren Feldern umgebene Dörfer mit schmucken Häusern säumten grüne Wiesen. Die Bäche vereinigten sich zu einem Fluß, der immer breiter wurde, um schließlich in einen Strom zu münden. An diesem Strom lagen viele Städte, in deren Häfen reger Betrieb herrschte. An den Hängen der Berge, die den Fluß begleiteten, wuchs Wein, und auf den Weiden rings um die Dörfer stand wohlgenährtes Vieh. Auf dem Land und in den Städten waren die Menschen fleißig bei der Arbeit.

Das Leben war bescheiden, doch was sie hatten reichte aus, um glücklich zu sein. Die Steuern waren niedrig, denn das Land brauchte keine Soldaten, und niemand mußte das Gesetz hüten. Gab es Streit, so fanden die Einwohner unter sich eine vernünftige Regelung. Um Besitz wurden keine Mauern und Zäune gezogen, weil alle jederzeit bereit waren, ihr Hab und Gut mit anderen zu teilen. Die Menschen halfen sich gegenseitig in allen Lebenslagen und brachten einander viel Verständnis entgegen. Sie trieben Handel mit den Nachbarländern, waren aber so maßvoll mit ihren Preisen, daß sie immer in gutem Einvernehmen mit allen Völkern leben konnten.

Gab es trotzdem einmal eine größere Spannung zu lösen und keiner wußte Rat, gingen die Einwohner zu ihrem König, der in einem Schloß auf dem Berg über der größten der Städte am Fluß residierte.

Der König war bei seinem Volk sehr beliebt und mischte

sich gerne unter die Bürger, wenn sie feierten. Bei solchen Anlässen und nicht im Audienzsaal wurde er dann auch um Rat gefragt. Der König war ein sehr weiser Mann und fand stets eine Lösung, die zum Vorteil aller war. Das ganze Volk lebte in Ruhe und Frieden und ging froh seiner Arbeit nach.

* * *

Doch eine schwarze Wolke der Trauer schwebte über diesem Land. Das Geschehen, das Grund dafür war, lag jedoch schon so weit zurück, daß sich nur noch wenige Menschen daran erinnern konnten. Einst hatte der König einen Sohn gehabt, der sein Reich einmal erben sollte. Eines Tages verschwand der Prinz spurlos und ward seitdem nicht mehr gesehen. Die Königin war untröstlich. Sie wurde sehr krank, und eines Tages blieb ihr gebrochenes Herz einfach stehen. Der König lebte seitdem in tiefer Trauer. Über eine lange Zeit hinweg hatte er nach seinem Sohn gesucht, aber nicht einmal die findigsten und klügsten Leute seines Landes fanden heraus, was mit ihm geschehen war. Die Trauer um den unermeßlichen Verlust verdunkelte seine Tage. Doch er weigerte sich, der Finsternis einen Platz in seinem Herzen einzuräumen, und gab dem Schmerz nur selten nach. Seine Untertanen nahmen schließlich ergeben hin, daß weder der Prinz noch die geliebte Königin länger unter ihnen weilte.

Manchmal aber überkam den König tiefe Schwermut, und dann machte er sich wieder auf die Suche nach seinem Sohn. Wenn er zumindest wüßte, was geschehen war, dachte er oft, dann könnte er sich vielleicht damit abfinden. Aber so schöpfte er immer wieder Hoffnung, ihm noch lebend zu begegnen, auch wenn außer ihm keiner mehr so recht daran glaubte.

Der König erinnerte sich noch in aller Deutlichkeit an den Tag, an dem sein Leben in tausend Stücke zerbrach. Es war ein ganz besonderer Tag gewesen, der Tag, der zu den glücklichsten seines Lebens hatte zählen sollen – der kleine Prinz wurde fünf Jahre alt und bekam, wie es der Brauch war, zum ersten Mal einen Platz an der Tafel der Erwachsenen. Damit war er offiziell als Nachfolger seines Vaters anerkannt und hatte von nun an das Recht, mit »Seine Hoheit, der Prinz« angesprochen zu werden. Der König würde ihn von heute an in seine Regierungsgeschäfte, sogar in die Rechtsprechung, mit einbeziehen, ihn um Rat fragen und ihn mit den Aufgaben eines Königs vertraut machen. Mit seinem fünften Geburtstag begann seine Ausbildung zum Herrscher eines ganzen Volkes.

Alle waren gekommen, auch die weisen Frauen des Landes, denn ihr Segen war von großer Bedeutung. Nur wer den Segen der weisen Frauen bekam, konnte das Land in Frieden und Ruhe regieren. Jeder wußte, daß die weisen Frauen Feenköniginnen waren, sie hielten die Natur im Gleichgewicht und achteten darauf, daß die göttlichen und geistigen Gesetze in diesem Land eingehalten wurden. Immer, wenn ein neuer Königssohn zum Prinzen ernannt wurde, erschienen sie, und immer waren sie so jung und schön wie eh und je. Zur Feier erschienen waren zwölf weise Frauen, aber natürlich gab es, wie das allgemein so üblich war, dreizehn. Und hier lag das Problem, glaubte der König: Sie hatten die dreizehnte Fee nicht ausfindig machen können, obwohl sie sie unter allen Umständen hatten einladen wollen. Jeder kannte das Schicksal der Königstochter, die im Nachbarreich hinter einer Dornenhecke schlief und das laut Prophezeiung auch noch für viele Jahre tun mußte. Dieses Schicksal galt es unbedingt zu vermeiden. Das Volk und besonders der König wußten, wie empfindlich dreizehnte Feen reagieren konnten.

Und dennoch, auch nach sorgfältigem Suchen und Anrufen – es gab spezielle Rituale, mit denen man die Feenköniginnen einlud, die dreizehnte Fee verlangte sogar eine ganz besonders ausgefallene Zeremonie, die mit Vollmondritualen, Kräutern und merkwürdigen Tänzen verbunden war – hatte man nur zwölf der dreizehn weisen Frauen erreicht.

Und genau das war die Ursache für das Verschwinden des kleinen Prinzen. Die dreizehnte Fee hatte ihn offensichtlich verflucht, vielleicht wollte sie es ihrer Schwester im Nachbarreich gleichtun – der König wußte es nicht.

Alle Opfer und Rituale, die die dreizehnte Fee besänftigen und versöhnen sollten, hatten nichts bewirkt, und irgendwann hatte der König aufgegeben.

* * *

Eines Tages – es war der Geburtstag des Prinzen, sein Verschwinden jährte sich zum fünfzigsten Mal – bekam der König wieder einmal sehr traurige Augen. Er überließ das Regieren inzwischen seinen Ministern und irrte wie so oft durch sein riesiges Schloß. Keine Ecke seines Anwesens war ihm mehr fremd. Der König hatte sein Schloß immer wieder durchsucht, ihm waren die Räume des Gesindes genauso vertraut wie die Verliese und die Vorratskammern. Er begann, seinen gewohnten Weg zu gehen, schaute wie immer hinter jede Tür und in jede Kammer. Doch mit einem Mal blieb er erstaunt stehen. Diese Tür kannte er noch nicht, obwohl er diesen Teil des Schlosses bestimmt schon tausendmal durchstöbert hatte. Die Tür sah alt aus, es war eine kleine, niedrige Eichentür, ein wenig verwittert, aber äußerst stabil. Wie konnte er diese Tür nur all die Jahre lang übersehen haben, dachte er kopfschüttelnd. Dann besann er sich. Er war so sicher wie noch nie in seinem Leben, daß diese Tür bis gestern nicht existiert hatte. Diese Tür wäre ihm aufgefallen. Dessen war er sich absolut sicher.

Aufgeregt öffnete er sie. Sie quietschte nicht, obwohl er das erwartet hatte, jemand hatte sie offenbar gut gepflegt. Doch hinter der Tür erwartete ihn Dunkelheit, alles war düster und grau. Es war, als betrete er einen sehr alten Teil des Schlosses, einen Teil, den er nicht kannte und den es deshalb gar nicht hätte geben dürften! Die Fenster waren klein und ließen nur wenig Sonnenlicht durch. Die Möbel waren alt und mit Spinnweben überzogen, die Flure und Zimmer verwahrlost. Überall lag Staub, und die Wollmäuse stoben hoch in der Luft, die er aufwirbelte.

Der König konnte es nicht fassen, daß es so etwas in seinem Schloß gab. Jetzt wollte er sehen, wer sich hier aufhielt und was hier vor sich ging. Doch nirgends war ein Mensch zu sehen. Der Gang, in dem er sich befand, führte immer weiter und wurde immer enger. Die Luft roch abgestanden und muffig, als wäre schon lange nicht mehr gelüftet worden. Er ging immer weiter und kam schließlich an eine Tür, die durch einen großen, schweren Riegel verschlossen wurde.

›In meinem Schloß gibt es eine Tür mit einem Riegel?

Das ist ja unglaublich‹, dachte der König und versuchte die Tür zu öffnen.

Er stellte sich aber recht ungeschickt an, denn so etwas war er nicht gewohnt. Er rüttelte fest an der Tür und machte dabei einen Heidenlärm. Da kam ein alter Bediensteter angerannt und verneigte sich vor seinem König.

»Majestät, kann ich Euch behilflich sein?«

»Hier ist eine Tür mit einem Riegel, ich will wissen, was dahinter ist. Komm, mach mir die Tür auf!«

»Aber Majestät, dahinter ist nichts weiter, nur eine alte Treppe.« Der König wunderte sich, offensichtlich kannte sein Diener diesen Bereich des Schlosses. Allerdings, wenn er genau hinschaute, hatte er auch diesen Bediensteten noch nie gesehen, doch das war nichts Ungewöhnliches. Es gab sehr viel Personal in seinem Schloß.

»Mach die Tür auf, ich will sehen, wo die Treppe hinführt!«

Zögernd stemmte sich der Diener gegen den Riegel, der sich nur widerstrebend zurückschieben ließ. Doch schließlich schwang die Tür quietschend auf. Ein Schwall schaler, feucht-muffiger Luft schlug dem König entgegen, so daß er vor Schreck einen Schritt zurücktrat. Der Diener wollte die Tür gleich wieder zuschlagen, aber der König gebot ihm Einhalt und schaute sich die Treppe an. Sie war in den Felsen gehauen und glänzte vor Feuchtigkeit. Der Flur war sehr dunkel.

»Bring mir ein Licht, damit ich sehe, welchen Weg die Treppe nimmt!«

Der Diener lief los und kam mit zwei Kerzen zurück.

»Zünde die Kerzen an, und gehe mir voraus«, sagte der König. Und so geschah es dann auch.

Viele, viele Stufen stieg der König hinab, und die Luft wurde immer kühler. Da blieb der Diener mit einem Mal stehen und fragte: »Majestät, wir können den Eingang schon nicht mehr ausmachen. Wäre es nicht besser, wir gingen zurück?«

»Nein«, sagte der König, »wir gehen weiter.«

Sie konnten die Stufen nicht zählen, so viele waren es. Tiefer und tiefer stiegen sie hinab. Wieder blieb der Diener mit einem Mal stehen.

»Majestät, wäre es nicht besser, wenn wir kehrtmachten? Der Weg nach oben ist bestimmt anstrengend«, bemerkte der Diener ein zweites Mal.

»Nein, wir gehen weiter, und wenn es noch so weit ist. Die Treppe muß ja irgendwo enden.«

So stiegen sie immer tiefer hinab, und die Treppe wollte und wollte kein Ende nehmen. Da blieb der alte Diener ein drittes Mal stehen und fragte den König, ob es nicht besser wäre, den Weg nicht weiterzuverfolgen. Aber der König beharrte auf seinem Ansinnen, und so kletterten sie immer tiefer in den Bauch des Felsens.

Auf einmal war die Treppe zu Ende, und ein kurzer Gang führte zu einer Höhle. Dort war ein tiefer, schwarzer See, der fast die ganze Grotte ausfüllte. Zur Rechten war eine Nische, die mit einer schweren Tür verschlossen war. An der Tür war nicht nur ein Riegel, sondern auch ein schweres Vorhängeschloß angebracht.

»Was ist das nun für eine Tür?« fragte der König. »Warum ist sie verschlossen? Was ist dahinter?«

»Ein Kerker, Majestät«, sagte der Diener.

»Ein Kerker? In meinem Schloß? Wird jemand darin gefangengehalten?«

»Ja, Majestät.«

»Wer ist es, und was hat er getan, daß er hier gefangengehalten wird?«

»Ich weiß es nicht, Majestät«, sagte der Diener und hob bedauernd die Schultern.

»Hast du diesen Menschen schon einmal gesehen?«

»Ja, Majestät, ich bringe ihm jeden Tag das Essen.«

»Wie lange ist er hier schon eingesperrt?«

»Ich weiß es nicht genau, Majestät. Sehr lange.«

»Aber warum weiß ich nichts davon?«

»Das weiß ich auch nicht, Majestät«, sagte der alte Mann hilflos.

»Was für ein Verbrechen hat er begangen, daß man ihn hier eingesperrt hat?«

»Das hat mir niemand gesagt«, murmelte der alte Diener.

»Hast du denn nie mit dem Gefangenen gesprochen und ihn gefragt?«

»Nein, Majestät, das war mir strengstens verboten.«

Der König war mit einem Mal sehr aufgeregt.

»Wer hat dir das verboten? Wem dienst du?« fragte er streng.

»Nun, ich diene Euch, Majestät! Ihr selbst habt mir befohlen, den Gefangenen zu bewachen, und Ihr selbst habt mir untersagt, Euch hierher zu bringen, außer, Ihr befehlt es mir dreimal – was Ihr vorhin getan habt.«

Der König schüttelte den Kopf, was auch immer hier vor sich ging, es ging nicht mit rechten Dingen zu. Sein Herz schlug rasend schnell, war er etwa am Ziel seiner Suche angelangt? Das alles klang durchaus nach dem Zauberwerk einer Fee.

»Öffne die Tür, ich will den Gefangenen befreien!«

»Das geht nicht, Majestät, ich habe keinen Schlüssel.«

»Wenn du ihm täglich sein Essen bringst, dann mußt du doch zu ihm gehen. Wie machst du das?«

»Ich reiche ihm die Schüssel durch diese Luke, Majestät«, wurde ihm erwidert.

Als der König die Kerze näher an die Tür hielt, konnte er eine Luke erkennen, die gerade groß genug war, eine kleine Schüssel hindurchzureichen.

Der König brachte sein Gesicht ganz dicht an die Öffnung und blickte in den Raum dahinter. Aber er konnte nichts sehen, denn es war stockfinster.

»Ist da jemand?« rief der König, aber er bekam keine Antwort. Doch es waren schwere Atemzüge zu hören, die ihm zeigten, daß dort wirklich ein Lebewesen gefangen war. Der König hob den Arm und schob die Kerze durch die Luke. Dann schaute er noch einmal hinein. Der Raum hinter der Tür war nicht groß und schien aus dem Felsen gehauen zu sein. Die Wände und der Boden waren naß und wirkten glitschig. In einer Ecke hockte eine menschliche Gestalt, sie war völlig in sich zusammengesunken. Ein abgemagerter Arm bedeckte die Augen und das ganze Wesen war in ein Gestrüpp aus Kopf- und Barthaaren eingehüllt. Große, dunkle Augen lugten ängstlich unter dem Arm hervor.

»Wer bist du?« fragte der König den Kauernden.

Die Gestalt in der Ecke zuckte bei den lauten Worten zusammen. Hier unten gab es nur leise Geräusche und kein Licht, so daß die Kerze für ihn wie eine Sonne leuchtete. Der Gefangene wollte sprechen, aber er brachte nur ein Krächzen heraus.

Der König merkte gleich, daß er ihn erschreckt hatte, und ihm wurde klar, daß er viel Geduld mit diesem armen Menschen haben mußte, wollte er sein Vertrauen gewinnen. Der Gefangene zitterte vor Angst und Schrecken vor der lichten Gestalt an seiner Tür, die mit drohender Stimme zu ihm sprach. Er wußte nicht, was das bedeuten sollte, und befürchtete das Schlimmste. So viele Jahre hatte er allein in diesem Raum gelebt und gelitten. Vorsichtig blinzelte er wieder unter seinem Arm hervor und starrte den König mit vor Angst geweiteten Augen an.

»Du brauchst dich vor mir nicht zu fürchten. Ich bin der König und komme, um dich aus deinem Elend zu befreien!«

Der Gefangene riß ungläubig die Augen auf. Konnte das wirklich sein? Nach so vielen Jahren des Leids? Er blieb hilflos sitzen und schaute den König unbeweglich an. Der König versuchte weiterhin, den Gefangenen aus seiner angstvollen Starre zu locken, aber seine Worte zeigten keinerlei Wirkung.

Als der König merkte, daß er bei seinem Gegenüber keinen Erfolg hatte, wandte er sich an den alten Diener: »Hol schnell einen Schmied mit Schlüsseln und Werkzeugen, damit wir die Tür aufbrechen können. Dieser Mann darf nicht länger hier unten in der Finsternis bleiben!«

Der Alte hastete davon, während sich der König wieder der Luke zuwandte. Einfühlsam und geduldig sprach er zu dem Gefangenen. Er erzählte ihm von seinem schönen Land und seinem geliebten Volk. Er beschrieb ihm, wie sich die Menschen mit ihm freuen würden, wenn er hier aus seiner Gefangenschaft befreit wäre, und daß ihn alle gern in ihre Mitte aufnähmen. Er sagte ihm auch, wie verwundert er war, daß in seinem Schloß jemand eingekerkert war, von dem er nichts wußte. Es komme gleich jemand, berichtete er ihm dann noch, der die Tür öffnen würde, damit er seine Freiheit wiederbekäme. Dann dürfe er in seinem Schloß leben, und bald würde seine Seele wieder froh sein.

Der Gefangene hörte alles in stummem Erstaunen an und war sich nicht sicher, ob er wach war, denn solche Dinge geschahen sonst nur im Traum. Doch es hörte sich so wirklich an und noch viel schöner, als er es sich hätte erträumen können. Der König strahlte so licht und hell. Seine Stimme dröhnte liebevoll, und das, was er sagte, war so herrlich und verheißungsvoll. Durfte er alles glauben? Konnte es wahrhaftig möglich sein?

Der König hörte nicht auf, freundlich und gütig auf ihn einzureden. Die Worte gingen dem Gefangenen so zu Herzen, daß er fast widerstrebend anfing, der Hoffnung Raum zu geben. Vorsichtig ließ er die Arme sinken und löste sich aus der kauernden Haltung. Nun ging er sogar zögernd auf den König zu. Der strahlte vor Freude und ermunterte ihn mit von Herzen kommenden Worten, seine Hilfe anzunehmen.

Stumm standen sich die beiden Männer schließlich gegenüber und schauten einander in die Augen. Der Gefangene wußte auf einmal, daß er sich beruhigt in die Obhut des Königs begeben konnte. Vor Dankbarkeit stiegen ihm Tränen in die Augen.

Der König strich liebevoll und tröstend über den wilden Haarwuchs des Gefangenen, der aber wich sofort furchtsam zurück. Schon so lange hatte ihn keine Hand mehr berührt. Die Gefühle, die sich seiner bei dieser Berührung bemächtigten, waren so neu und so fremd, rührten aber gleichzeitig an lange verschüttete Erinnerungen. Eine bittersüße Sehnsucht stieg in dem armen Mann auf, und langsam näherte er sich dem König wieder.

Dieser hatte bemerkt, wie schreckhaft und ängstlich der Gefangene war. Doch er verstand und sprach mit leiser Stimme beruhigend auf den Mann ein.

* * *

Auf einmal waren hastige Schritte auf der Treppe zu hören, und der König drehte sich um. Der Diener und ein Schmied schleppten einen großen Schlüsselbund und einige Werkzeuge herbei, die sie vor der Tür ablegten.

»Lieber Schmied«, sagte der König, »mach schnell die Tür auf, damit wir den armen Mann befreien können!«

»Majestät«, keuchte der Schmied, »ich muß Euch warnen. Das ist ein sehr gefährliches Unterfangen, was Ihr da vorhabt!«

»Lieber Mann«, erwiderte der König, »was ist denn so gefährlich daran, einen Gefangenen zu befreien?«

»Majestät, mein Vater hat vor vielen Jahren den Riegel und das Schloß hier angebracht. Er hat mich immer wieder davor gewarnt, die Tür jemals zu öffnen.«

»Das ist sonderbar. Hat er dir auch gesagt, warum das so gefährlich ist?«

»Nein, Majestät, er hat mir nur immer wieder dringend nahegelegt, diese Tür unter keinen Umständen aufzumachen.«

»Wenn ich dich jetzt darum bitte, wirst du sie dann aufsperren?«

»Ja, Majestät, aber ich habe große Angst davor!«

»Du brauchst keine Angst zu haben, lieber Schmied, es wird dir kein Leid geschehen, ich verspreche es dir. Du kannst auch gleich wieder gehen, wenn du dein Werk vollbracht hast.«

Der Schmied schien damit zufrieden zu sein und betrachtete nun mit Interesse das Schloß im Schein der Kerze.

»Dieses Schloß ist so verrostet, Majestät, das kann kein Schlüssel mehr öffnen. Ich werde es mit den Werkzeugen versuchen, die ich mitgebracht habe. Vorher aber möchte ich noch einmal wissen, ob Ihr auch ganz sicher wollt, daß ich das Schloß und die Tür öffne.«

»Ja, das will ich«, sagte der König und machte dem Schmied Platz für seine wichtige Arbeit.

Es dauerte lange, bis der Schmied das alte Schloß aufgebrochen hatte. Und dann war es noch einmal schwere Arbeit, den verrosteten Riegel zurückzuziehen. Als sich die Tür dann unter lautem Knarren bewegen ließ, hastete der Schmied so eilig die Treppe nach oben, daß das Licht seiner Kerze heftig flackerte und zu verlöschen drohte.

* * *

Der König benötigte die Hilfe des Dieners, um die Tür so weit aufzuschieben, daß er den Raum dahinter betreten konnte. In der äußersten Ecke stand angstbebend der Gefangene und hielt sich die Ohren zu. Solch laute Geräusche war er nicht gewohnt, und das helle Licht der Kerze tat seinen Augen weh.

»Komm«, sagte der König und streckte ihm die Hand entgegen, »die Tür ist offen. Du bist frei!«

Der Gefangene fürchtete sich vor dieser neuen Freiheit, die man ihm schenken wollte. Hier in seinem Kerker war es zwar nicht schön, aber er fühlte sich sicher. Hinter der verschlossenen Tür konnte ihm niemand ein Leid antun. Aber jetzt war die Tür offen, und was würde nun mit ihm geschehen? Ja, der Raum war eng, dunkel und naß, aber er kannte es ja nicht anders. Dies war seit fünfzig Jahren sein Heim gewesen. Hier kannte er jede Unebenheit in den Wänden und am Fußboden. Obwohl er all die vielen Jahre immer wieder von seiner Befreiung geträumt hatte – jetzt wo sie in greifbare Nähe gerückt war, konnte er sie nicht annehmen, weil seine Furcht davor so groß war.

Der König bedrängte ihn nicht. Er schickte den alten Diener nach oben, um Speisen und Getränke für sich und den Gefangenen zu holen. Es war ihm klar, daß er viel Geduld haben müßte, um seinen Sohn aus seiner Angst zu befreien. Er wagte es nicht, ihm zu sagen, daß er glaubte, sein Vater zu sein, aus Sorge, er könnte nach seiner Mutter fragen, die ja schon so lange tot war. Die Tür zu seinem Kerker war offen, aber das Tor zu seinem Gemüt war noch fest verschlossen – das konnte nur die Zeit öffnen. Bis dahin mußte er geduldig warten und seine Liebe immer wieder von neuem anbieten. Er hoffte so sehr, daß er wirklich seinen Sohn gefunden hatte; alle Zeichen sprachen dafür, aber wissen konnte er es natürlich nicht.

Der alte Diener kehrte in Begleitung einiger anderer Bediensteter zurück und brachte Speisen und Getränke. Sogar einen Tisch und Stühle trugen sie herbei. Alles wurde auf dem Platz vor dem Kerker aufgestellt. Festlich schmückten sie den Tisch mit Blumen und Kerzen. Die Speisen dufteten köstlich, und der Wein funkelte in den Gläsern.

Der Gefangene konnte durch die geöffnete Tür sehen, was dort draußen geschah, wußte sich jedoch keinen Reim darauf zu machen. Alles war so neu und so sonderbar. Was wohl von ihm erwartet wurde?

»Komm«, sagte der König, »setz dich mit mir an den Tisch, wir wollen zusammen essen und trinken!«

Der Gefangene verstand nicht, was der König von ihm wollte, und blickte ihn verständnislos aus seiner Ecke heraus an. Langsam und bedächtig setzte sich der König an den Tisch, brach ein Stück Brot ab und biß hinein. Er brach ein zweites Stück ab und hielt es ihm hin.

»Komm und iß mit mir!«

Langsam tauchte eine weit entfernte Erinnerung in ihm auf. Schritt für Schritt kam er näher an den hell erleuchteten Tisch und nahm endlich ein Stück Brot aus der Hand des Königs. Er biß hinein, und es schmeckte ihm großartig. Tränen des Dankes rannen ihm über die Wangen, als er diese duftenden Speisen zu sich nahm. Auch das gewürzte Wasser, das der König ihm reichte, behagte ihm außerordentlich. Er nippte nur ganz vorsichtig, um den Geschmack voll auszukosten.

* * *

Als die beiden Männer in dem dunklen Keller schweigend gespeist hatten, merkte der König, daß die Aufregung dem Gefangenen doch merklich zugesetzt hatte. Er war womöglich noch bleicher geworden. Der König legte ein Kissen auf den Fußboden und zeigte ihm, wie es sich darauf ruhte. Bedächtig legte der Mann sich nieder und war bald friedlich eingeschlafen.

Der König bat nun den alten Diener, den Hofbeamten zu holen, der ihm den Auftrag gegeben hatte, diesen Gefangenen zu versorgen. Der Diener stieg die vielen Stufen nach oben und kam nach langer Zeit mit einem Hofbeamten zurück.

»Stehst du diesem Manne vor?« fragte der König und deutete auf den Diener.

»Ja, Majestät, das ist einer meiner Untergebenen.«

»So weißt du auch von diesem Gefangenen hier?«

»Nein, Majestät, davon weiß ich nichts. Ich habe dieses Amt vor zwanzig Jahren übernommen, und in den Schriften meines Vorgängers stand nichts von einem Gefangenen.«

»Aber der Diener brachte ihm doch täglich das Essen, du mußt ihm doch dafür Anweisung gegeben haben.«

»Ich wies an, die Essensreste aus der Küche den Hunden zuzuführen.«

»Hast du nie nachgefragt und geforscht, ob das auch wirklich so ist?«

»Nein, Majestät, es schien mir nicht so bedeutsam.«

»Gehe ins Archiv, und suche Aufzeichnungen über diesen Gefangenen. Ich will wissen, wer er ist und was er verbrochen hat, daß man ihn so lange eingesperrt hielt.«

»Jawohl, Majestät«, sagte der Mann und stapfte erleichtert die Treppen wieder nach oben.

Kopfschüttelnd setzte sich der König neben seinen Schützling und bewachte seinen Schlaf. Er wußte nicht, ob es Tag oder Nacht war, denn kein Schimmer Tageslicht drang bis in diese Tiefe. Es war ihm auch nicht wichtig, denn seine Aufgabe war jetzt, hier zu sitzen und zu warten, bis der Mann seine Hilfe wieder benötigte. Noch hatte er kein Wort gesprochen. Das war auch nicht nötig gewesen, denn sein Gebaren war so deutlich, daß es keiner Worte bedurfte. Lange sann der König über den ganzen Vorfall nach, und großes Erbarmen mit dem Vergessenen bemächtigte sich seiner.

Hier unten in der Felsenhöhle gab es kaum Geräusche. Von Zeit zu Zeit tropfte Wasser von der Decke, oder ein kleiner Gesteinsbrocken löste sich und rollte ein Stück weiter. Tief und ruhig waren die Atemzüge des Gefangenen, und manchmal seufzte er leise. Wände und Boden der Grotte waren feucht und glitschig. Alles, was der Schein der Kerze nicht erreichte, war in tiefes Dunkel getaucht.

Die Luft roch abgestanden und schal. Alles war trostlos und düster.

Eine Welle des Mitleids überkam den König. Konnte der Gefangene überhaupt noch sprechen? Er schien ihn immerhin verstanden zu haben. Allerdings konnte das auch daran liegen, daß er seine Wünsche mit deutlichen Gesten untermalte. Was für eine große Aufgabe hatte er hier zu erfüllen, diesen bedauernswerten Menschen aus seiner elenden Lage zu befreien! Ganz neu mußte dieser lernen, sich zu bewegen und mit anderen Menschen zu kommunizieren. Von der Zeit vor seiner Gefangenschaft schien ihm wenig in Erinnerung geblieben zu sein.

Aber jetzt war er frei und konnte alles nachholen, was er noch nicht gelernt oder wieder vergessen hatte. Der König wollte ihm in Liebe beistehen und helfen, diesen Weg zu gehen.

Seufzend beugte er sich über das Haargestrüpp seines Schützlings, um in seinem Gesicht nach Spuren des Erkennens zu suchen. Aber hier in der Finsternis war nicht viel zu sehen, und alles war bedeckt mit zerzausten Haaren. Der König war glücklich, daß er den Mann befreit hatte. Jeder Fehler, der an ihm begangen worden war, war wieder rückgängig zu machen. Soeben hatte er damit begonnen, und er würde keine Mühe scheuen, bis auch der letzte schwarze Fleck von der Seele seines Schutzbefohlenen getilgt war.

* * *

Nach langer Zeit waren Schritte auf der Treppe zu vernehmen, und der Gefangene schrak aus seinem Schlummer auf. Kerzengerade saß er auf seinem Kissen und schaute sich verwundert um. Es war also doch kein Traum gewesen. Alles war wahr und so unbeschreiblich anders, als das Leben, das er bis heute geführt hatte.

Sein Blick richtete sich auf die Treppe und er sah im Licht der Kerze einen vornehm gekleideten Menschen auf sich zukommen. Sofort versuchte er, sich zu erheben, um in seine Zelle zurückzulaufen. Doch der König hielt ihn an der Hand fest und beruhigte ihn mit milden Worten.

Voller Anteilnahme blickte der Hofbeamte den verwilderten Gefangenen an. Das war also derjenige, dessen Schicksal er eben aus den Schriften erfahren hatte. Dem Beamten war es etwas mulmig zumute, als er daran dachte, was er dem König zu berichten hatte.

»Hast du etwas gefunden, was Auskunft über diesen Menschen gibt?« fragte der König gespannt und blickte seinen Hofbeamten erwartungsvoll an. Dabei hielt er die Hand seines Schützlings fest, um ihm Ruhe und Kraft zu vermitteln.

»Es ist nicht viel, Majestät, was ich gefunden habe. Alle

diesbezüglichen Niederschriften scheinen vernichtet worden zu sein. Nur in einem einzigen Bericht fand ich eine Mitteilung, aus der hervorgeht, daß es einen Gefangenen hier im Schloß gibt. Was ich aus der Schrift noch schließen konnte, war, daß der Gefangene höchstwahrscheinlich Euer Sohn ist.«

Der König griff sich an die Brust. Hoffnung erleuchtete sein Antlitz, als er den Hofbeamten fragte: »Bist du ganz sicher, daß dies mein Sohn ist?«

»Ja, Majestät, es scheint so, als ob das wirklich Euer Sohn ist. Nach dem Bericht, den ich gefunden habe, ist dieser Gefangene schon fünfzig Jahre hier unten eingesperrt, und genauso viele Jahre ist ja auch der junge Prinz verschwunden.«

Sinnend lehnte sich der König zurück. Konnte er recht haben? Eigentlich gab es keinen Grund, daran zu zweifeln. Tief bewegt blickte er den Gefangenen an. »Mein Sohn«, sagte er leise und zärtlich, »du bist mein Sohn!«, und ein strahlendes Leuchten trat in seine Augen. »Habe ich dich nun endlich gefunden.«

Sein Schützling verstand nicht, warum der König so bewegt war. Was war nun los? Gerade hatte er sich ein wenig von seiner Befreiung erholt und konnte die Gunst des Schicksals noch kaum fassen, da sprach der König schon wieder von einem neuen Glück, das ihm widerfahren sei. Konnte er alle diese Wunder annehmen? Konnte er das alles verkraften? Durfte er das alles glauben?

Schön war es, daß der König auch während seines Schlafes bei ihm geblieben war. Auch, daß er jetzt seine Hand hielt. So fühlte er sich nicht allein gelassen, nach dieser neuen, ungeheuerlichen Nachricht, die der vornehm gekleidete Mann überbracht hatte. Er war so unwissend und konnte nicht alles verstehen, was hier vorging. Nach dem Gebaren des Königs mußte es jedoch ein großes Glück sein, daß er seinen Sohn wiedergefunden hatte. Verwirrt schaute er den König an. War das tatsächlich richtig, was er verstanden hatte?

Der König setzte sich ihm gegenüber, nahm seine Hände in die seinen und hob an, ihm von seinem verlorenen Sohn zu erzählen. Er berichtete ihm auch, wie er ihn so schmerzlich vermißt hatte, daß er von Zeit zu Zeit auf die Suche nach ihm gegangen war.

»Jetzt habe ich dich endlich gefunden, mein lieber Sohn. Ich nehme dich mit mir nach oben, wo es hell und schön ist. Mein Volk wird glücklich sein, daß wir uns wieder gefunden haben, und vor Freude jubeln. Nie wieder brauche ich auf die Suche zu gehen. Nie mehr brauche ich vor Kummer und vor Sehnsucht nach dir zu weinen. Jetzt bist du bei mir, und wir werden immer zusammenbleiben!« Dem König stiegen Tränen des Glücks in die Augen. Zärtlich und behutsam nahm er seinen verlorenen Sohn in die Arme, dabei lachte und weinte er gleichzeitig.

Der Gefangene verstand zwar die Worte, die der König sprach, und begriff auch dessen Freude über sein wiedergefundenes Kind. Allerdings konnte er sich nicht vorstellen, was das mit ihm zu tun hatte. Schrittweise versuchte der König seinem Gegenüber nun klarzumachen, daß er sein Sohn war, nach dem er sich so lange gesehnt hatte. Er erklärte ihm, daß sein ganzes Glück jetzt darin lag, ihn aus seiner elenden Lage zu befreien und ihn nach oben, zum Licht zu bringen.

›Ich bin der Sohn des Königs?‹ dachte der Gefangene.

›Das kann doch nicht wahr sein. Das kann ich mir nicht vorstellen. Es gibt doch keine Wunder, hat es bei mir nie gegeben. Das alles ist nur ein Märchen, ein Traum. Ich bin bestimmt verrückt geworden. Oder sollte doch etwas Wahres daran sein?‹ Das Glück in den Augen des Königs, seine unübersehbare Freude, die Rührung der beiden Männer, die in der Nähe standen und Zeugen des Geschehens waren, das alles ließ seine Zweifel schwinden, und ein kleiner Funke der Hoffnung glomm in seinem Herzen auf.

›Ich bin der Sohn des Königs! Ich kann es kaum fassen. Doch alle, die hier stehen, scheinen wirklich und wahrhaftig davon überzeugt zu sein. Dann muß es wohl wahr sein. Alle sind so glücklich darüber, nur ich wage nicht, daran zu glauben. Immer wieder suche ich nach Gründen und Zeichen, die meine Zweifel bestätigen. Das große Wunder liegt darin, daß ich jetzt wieder hoffen und lieben darf. Kann ich das annehmen? Steht mir eine solch große Gnade zu? Und wie geht es jetzt weiter? Was muß ich tun, um aus diesem Elend herauszukommen? Als Sohn des Königs kann ich nicht so bleiben, wie ich bin. Was wird denn jetzt von mir erwartet? Ich weiß doch so gar nichts über das Leben dort oben.‹

Da fing der König auch schon zu sprechen an, als ahnte er, was seinen Sohn bedrängte: »Mein Sohn, daß ich dich jetzt gefunden habe, macht mich zum glücklichsten Menschen auf dieser Welt. Du mußt dich nicht fürchten, doch dein Leben wird sich von Grund auf ändern. Ich werde dir helfen, in unserer Welt zu leben. Ich werde immer bei dir sein und dir Schritt für Schritt erklären, was zu tun ist. Bis du eines Tages alles gelernt hast und weißt, dich in deinem neuen Leben zurechtzufinden. Es wird ein langer

Weg, den wir geduldig miteinander gehen werden, wenn du dazu bereit bist. Willst du mit mir an deiner Seite diesen Weg beschreiten?«

Erwartungsvoll blickte der König seinen Sohn an. Hatte dieser seine Worte verstanden? Laut räusperte sich sein Schützling und sprach mit holpriger, aber gut verständlicher Stimme: »Ja, Vater!«

Das waren die ersten Worte, die er gesprochen hatte. Sie waren das schönste Geschenk, welches ein Sohn seinem Vater geben konnte. Glückselig nahm der Vater seinen Sohn in die Arme und dankte ihm für dieses Vertrauen.

»Mein Sohn«, sprach er weiter, »zuerst werden wir dir die Haare schneiden und dich säubern. Auch neue Gewänder wirst du anlegen, damit du an meiner Seite würdig deinen Platz einnehmen kannst. Anschließend werden wir hier ein kleines Fest feiern, um unsere Freude über das Wiedersehen zu zeigen. Bist du auch damit einverstanden?«

Der Sohn nickte und sagte wieder: »Ja, Vater!«

»Was dann von dir erwartet wird«, sprach der König weiter, »das mußt du selbst tun. Dabei kann ich dir nur beratend zur Seite stehen. Denn du mußt all die vielen Stufen, die du vor vielen, vielen Jahren herabgestiegen bist, aus eigener Kraft wieder erklimmen. Du brauchst dich nicht anzustrengen. Raste, sooft dir danach zumute ist. Deine Glieder sind jetzt noch schwach, aber durch die gute Kost, die ich dir zukommen lasse, werden deine Kräfte wachsen. Du wirst sehen, daß es von Stufe zu Stufe immer leichter wird. Und während wir nach oben gehen, werde ich dich alles lehren, was du in den vielen Jahren, die du hier in der Dunkelheit verbrachtest, vergessen hast. Wenn wir oben angekommen sind, wird mein Volk einen glücklichen König mit einem prächtigen Sohn willkommen heißen, und die ganze Welt wird mit uns jubeln. Bist du auch dazu bereit?«

Und wieder sagte der Sohn demütig: »Ja, Vater!«

* * *

Der König hatte den Hofbeamten mit dem Auftrag nach oben gesandt, ihm einen Bader und einen Schneider zu schicken und alles für ein kleines Fest zu rüsten. So kam denn eine große Anzahl Menschen in die Höhle, so viele, wie sie der Königssohn noch nie in seinem düsteren Zuhause gesehen hatte. Sie schnitten ihm das verfilzte Haar ab und rasierten ihm den Bart, wuschen ihn mit duftender Seife und legten ihm geschmeidige Gewänder an. Als er sich im Spiegel betrachtete, konnte er es kaum fassen, daß er diese vornehme Gestalt sein sollte, die ihm entgegenblickte.

Danach wurde die ganze Höhle mit bunten Lampions und Blumengirlanden geschmückt. Tische und Stühle wurden aufgestellt und köstliche Speisen aufgetragen. Während sie ihr Mahl einnahmen, trug ein Flötenspieler liebliche Weisen vor, die den Königssohn verzauberten. Glücklich seufzte er auf. Hier geschieht gerade ein Wunder, dachte er und schaute sich in der Höhle um. Die bunten Lichter strahlten fröhlich, und die Blumen dufteten betörend. Der Geschmack der Speisen war unbeschreiblich erlesen, und die zarte Musik ließ seine Seele emporschweben. Die feinen Kleider strichen sanft über seine Haut, wenn er sich bewegte. Er fühlte sich so gut, daß er sich immer wieder fragte, ob denn das alles wahr sei.

Aufmerksam hatte er beim Essen seinen Vater beobachtet und dabei gelernt, wie er mit den Gerätschaften bei Tisch umging. Sein Vater hatte ihm immer wieder aufmunternd zugenickt, wenn seine Hände gar so ungeschickt waren. Das spornte ihn an, mit großer Begeisterung alles zu lernen, was sich ihm bot. Am Ende des Fests war er rechtschaffen müde. Er legte sich auf sein Kissen und war sofort eingeschlafen. Das erste Mal nach so vielen Jahren lag ein Lächeln auf seinen Lippen.

Gerührt betrachtete der König die schlafende Gestalt. Jetzt, da er vom Schmutz gereinigt war, konnte er die edlen Gesichtszüge erkennen. Er sah auch das kleine Muttermal am Hals, das ihn an den fröhlichen Knaben erinnerte, der so gerne im Schloßpark umhergelaufen war.

»Ja, ich habe dich gefunden, mein Sohn, und du machst mich glücklich. Ganz egal, wie du auch sein magst, ob elend und beschmutzt oder schön und prächtig anzusehen, es spielt keine Rolle, mein Glück ist vollkommen. Mit sanfter, väterlicher Hand werde ich dir helfen, die Stufen hinan ins Licht zu steigen. Wenn du dann dort oben ankommen bist, wird die ganze Dunkelheit in deiner Seele verschwunden sein. Du wirst erstaunt sein, wie leicht dir der Aufstieg gefallen ist, weil du jede Stufe mit Begeisterung erklimmst und dir immer wieder neue Freuden zuteil werden. Du wirst mit jedem Schritt wachsen. Am Ende deines Weges wird ein ganzes Königreich auf dich warten und dein Volk dich jubelnd empfangen.«

Tief atmete der König sein Glück ein, und seine Brust weitete sich vor Freude. Als sein Sohn erwachte, erzählte der König ihm von dem Fluch der dreizehnten Fee und auch vom Tod seiner Mutter. Der Königssohn weinte bittere

Tränen, beweinte all die Jahre, die er verloren hatte, und etwas in seinem Herzen begann, sich Bahn zu brechen. Auch der König weinte, als er an all das dachte, was sie verpaßt hatten. Erst jetzt merkte er, wie schwer es ihm all die Jahre ums Herz gewesen war. Er schickte ein inbrünstiges Dankgebet an seinen Schöpfer, der ihm diese Gnade hatte zuteil werden lassen.

* * *

Voller Glück schaute sich der Königssohn um und erfreute sich an seiner Freiheit. Strahlend sah er seinen Vater an, der ihn lächelnd beobachtet hatte.

»Heute ist ein großer Tag für mich, lieber Vater. Ich spüre eine unbändige Kraft in mir und bin nun bereit, den Aufstieg zu wagen!«

Der König aber hielt ihn sanft zurück und ließ ihn erst noch ein kleines Mahl zu sich nehmen. Danach machten sie sich auf den Weg zur Treppe. Als sie dort angekommen waren, war dem Königssohn dann doch etwas bange vor dem steilen Aufstieg, der kein Ende zu nehmen schien. Auf jede Stufe hatte die Dienerschaft eine brennende Kerze gestellt. So wand sich vor ihm ein Lichtband empor, das sich hoch oben im Dunkel verlor. Erst etwas unbeholfen, dann aber tapfer und entschlossen erklomm er neben seinem Vater die Stufen. Trotz der Kraft, die der Sohn durch die Speisen bekommen hatte, konnte er nicht weit gehen. Immer öfter mußte er anhalten, um Luft zu schöpfen. Nachdem er ein weiteres Mal stehengeblieben war, bot der König ihm an, eine Rast einzulegen. Erleichtert und dankbar ging der Sohn auf diesen Vorschlag ein.

Daraufhin sprach der König zu seinem Sohn: »Mein lieber Sohn, wie ich dir versprochen habe, will ich dich auf dem Weg nach oben vertraut machen mit dem, was dich dort erwartet, und dich lehren, wie du dich richtig verhältst. Zuerst will ich über die Selbsterkenntnis sprechen. Sei dir bewußt, daß nur du deinen wahren Wert erkennen und bestimmen kannst. Wenn du das Helle, Lichte und Gute als wertvoll anerkennst und danach strebst, so wird sich das auch in dir ansammeln und dich licht, hell und gut machen. Deshalb ist all das, was du fühlst, was du denkst, und die Art deines Handelns dann für dich wertvoll, wenn es dich wahrhaft froh und glücklich macht. Dein inneres Selbst weiß immer, daß du nach den lichten Kräften streben sollst. Deshalb achte darauf, daß du immer mit deinem inneren Selbst verbunden bleibst, seine Führung hochachtest und ihm willig folgst. Handelst du immer nach dem, was es dir als wahrhaft bedeutsam anzeigt, so wirst du dir deines Wertes immer bewußt sein. Was du von dir selbst hältst, das wird auch die Welt von dir halten, denn dein Wert ist nicht von äußeren Dingen abhängig. Kein anderer Mensch kann deinen Wert schmälern, weil nur du ihn durch das Streben nach den lichten Kräften festsetzen und erweitern kannst. Folglich hüte dich auch davor, deine Wertvorstellungen anderen Menschen aufzudrängen.

Sei ihnen ein gutes Vorbild, und sie werden das Gute in dir erkennen, weil ihr eigenes inneres Selbst danach strebt. Sie werden den Wert deines Handelns anerkennen und dir freiwillig nacheifern, weil es sie selbst auch glücklich macht. Glaubst du aber daran, daß das Dunkle und Leidvolle für dich von Wert ist, so wirst du auch in die Finsternis hinabgezogen. Du wirst dich selbst ablehnen und dich von deinem inneren Selbst trennen, das dir immer wieder zuruft, daß du auf dem falschen Weg bist. Deshalb höre immer genau hin, was die innere Stimme zu dir spricht. Sie kennt den Weg zum Licht und kann dich jederzeit dorthin zurückführen, wenn du dich in der Dunkelheit verirrt hast. Du kennst nun das Dunkle, und das wird dich zu einem sehr viel besseren Herrscher machen, als ich es bin, denn es kann dich Mitgefühl mit denen lehren, die im Dunklen leben. Insofern hat dir die dreizehnte Fee einen sehr hohen Dienst erwiesen.

Dein wahres Selbst war aber immer bei dir und führt dich jetzt wieder zum Licht zurück, weil du daran glaubst und ihm willig folgst.

Aus diesem Grunde folge nur immer der Stimme deines Herzens, und die dunklen Kräfte in dir werden keine Macht mehr über dich haben. Gehe immer, dir deines wahren Wertes bewußt, den Weg zum Licht weiter, und niemand wird dich aufhalten können. Glaubst du aber daran, daß die Mächte des Bösen stärker sind als dein Selbst, dann wird die Finsternis dich wieder einholen. Aber da du die Dunkelheit genau kennst, weißt du auch, daß ihr Wert sehr gering ist. Deshalb wird der Wert deines Selbst steigen, weil du es so willst und daran glaubst. Das Ziel deines Lebens wird immer heller und glücklicher, und alle werden daran teilhaben können, weil sie dich genauso wertschätzen wie du dich selbst.«

Der Sohn hing gebannt an den Lippen seines Vaters und stellte so viele Fragen, daß beide gar nicht merkten, wie die Zeit verging. Erst als dem Prinzen vor Müdigkeit die Augen zufielen, beendeten sie ihr Gespräch und legten sich zur Ruhe.

Nach der Ruhepause wurde ihnen eine kleine Mahlzeit gereicht, dann gingen sie frisch gestärkt wieder ein Stück weiter nach oben. Dieses Mal zögerte der Königssohn nicht, zu rasten, als es der Vater vorschlug. Denn das, was dieser zu lehren hatte, war für ihn so spannend, daß er schon nach Unterweisung verlangte, bevor sie überhaupt mit dem Aufstieg begonnen hatten. Nachdem sie es sich auf den Stufen gemütlich eingerichtet hatten, sprach der König: »Mein lieber Sohn, heute will ich mit dir über die Selbstermutigung sprechen. Glaube nie, daß du bei den Menschen wahre Hilfe und Kraft findest, denn die findest du nur in dir selbst. Triffst du auf deinem Lebensweg auf Hindernisse und Schwierigkeiten, so nimm sie als Herausforderung an. Glaube daran, daß du die Lösung schon in dir trägst, bevor du überhaupt angefangen hast, sie in Angriff zu nehmen. Deshalb fasse Mut, und sei dir sicher, daß alle Probleme, die auf dich zukommen, auch durch dich gelöst werden können. So kannst du allem mutig entgegenblicken, mit der Gewißheit, daß du im richtigen Augenblick das Richtige tust, weil deine innere Stimme dir die Antwort zuruft. Höre genau hin, diese Stimme ist sanft und zart und bedrängt dich nicht. Die dunklen Mächte dagegen sind laut und wollen dich gewaltsam zu unrechten Taten verleiten. Hörst du aber auf dein inneres Selbst, so wirst du immer wissen, daß du dein Leben meistern kannst. Lerne, um Hilfe zu bitten, denn auch das gehört dazu, wenn du dein Leben meistern willst.

Wenn du mit Mut in die Zukunft blickst, wird die Angst vor dem Licht schwinden, und alle deine Probleme werden nichtig und klein. Denn die Hilfe und die Gewißheit sind dir sicher, weil sie in dir sind und auch nur dort gefunden werden können.«

Der Sohn hatte staunend gehört, was der Vater zu sagen hatte. So vieles brannte ihm auf der Seele, und lange sprachen die beiden miteinander, bis auch die letzte Unklarheit ausgeräumt war. Dann legten sie sich hin und schliefen friedlich ein.

* * *

Erquickt durch den Schlaf und das anschließende Essen stiegen sie weiter auf. Es ging schon weit besser als zuvor, und beide freuten sich über die erwachende Kraft in den Gliedern des Prinzen. Als dann später die Zeit zum Rasten kam, hub der König wieder zu sprechen an: »Mein Sohn, heute will ich zu dir von der Gedankenzucht sprechen. Alles, was dir im Leben begegnet, ob Freude oder Leid, wird durch deine Gedanken geboren. Die Vorstellungskraft deiner Gedanken läßt sie Wirklichkeit werden. Deshalb achte genau auf das, was du denkst, denn es wird sich verwirklichen. Sind deine Gedanken immer auf das Gute und Helle gerichtet, so wird dein Leben auch gut und hell werden. Ist deine Seele aber voller Sorgen und Kümmernisse und glaubst du nicht mehr daran, daß du fähig bist, eine Herausforderung zu meistern, wird das Licht schwinden. Deine dunklen Gedanken werden dir dann auch ein dunkles Schicksal bescheren. Deshalb wache immer darüber, daß deine Gedanken den Weg ins Licht suchen und du so mit den lichterfüllten Kräften in dir verbunden bleibst. Ein Wunsch ist nur ein Traum, eine kraftlose Vorstellung. Willst du etwas im Leben erreichen, so denke daran, daß du aus einem Wunsch einen Willen machst. Scheue dich nicht, ihn in die Tat umzusetzen, und lasse ihm alle Kraft zukommen, die nötig ist. So wird es dir auch gelingen. Tauche dein Leben in Licht, indem du helle Gedanken denkst. Durch Gedankenzucht ist alles möglich. Folge deinem inneren Selbst, das dir die richtigen Gedanken eingibt. Wisse, daß zweifelnde und mutlose Gedanken nicht von deinem Selbst stammen. Es sind Einflüsterungen einer finsteren Macht, die dich wieder in die Dunkelheit hinabziehen will. Gestatte dir nur Gedanken der Zuversicht und des Mutes. Der Glaube an die Macht deiner Gedanken wird dir auch das Gute und Schöne in deinem Leben bescheren.«

Als die Stimme des Vaters verklungen war, saß der Sohn lange sinnend da und ließ die Worte großer Weisheit in sich nachklingen. Ja, genau so, wie es der Vater gesagt hatte, wollte er es tun. Er fühlte, wie große Zuversicht über ihn kam, und er spürte die innere Gewißheit, daß sein steiler Aufstieg der richtige Weg war. Daß er ihn gehen durfte, erfüllte ihn mit großem Glück.

Nach einer erfrischenden Rast stiegen sie wiederum viele Stufen nach oben. Als sie merkten, daß seine Kräfte nachließen, setzten sie sich. Beglückt lauschte der Sohn der Stimme seines Vaters, der dieses Mal über die Selbstbeherrschung sprach: »Mein Sohn, dein Schicksal wird immer die Schickung deiner Seele sein. Du hast es in der Hand, wie du dein Leben meisterst. Mit Geschick und Entschlossenheit, den Blick wach auf dein Ziel gerichtet, wirst du mutig und selbstbewußt voranschreiten. Denn du weißt, daß diese Eigenschaften dein Wachstum fördern und dich den lichten Kräften immer näher bringen. Sind wir uns unseres Selbst bewußt und sind wir in der Lage, unser dunkles Ich zu beherrschen, so können wir nie Sklave äußerer Umstände werden. Wenn du dir selbst Halt gibst, kann dich nichts, was von außen kommt, ins Wanken bringen. Richtest du den Blick nach oben, so gibst du dir die Kraft, dich selbst zu beherrschen, um den Lockungen der Sinne zu widerstehen. Richtest du den Blick aber nach unten und gibst der Finsternis Raum in dir, so wirst du ein Spielball des Bösen. Selbstbeherrschung heißt, die Macht über dich selbst, deine Gedanken, deine Gefühle und dein Handeln zu behalten. Sei dir immer bewußt, daß die lichten Kräfte dir zur Seite stehen, um dir den rechten Weg zu weisen. Darum höre nicht auf die Einflüsterungen des Bösen, und zweifle nie an deinen Möglichkeiten. Denn alles gelingt, wenn du die Herrschaft über dich und deine Gefühle behältst.«

Es waren machtvolle Worte der Weisheit, die der Vater hier an seinen Sohn weitergab. Der Prinz verstand immer besser, was sie für ihn bedeuteten. Allmählich begann er zu ahnen, wozu es diente und was dazu geführt hatte, daß er im Kerker gefangen gewesen war. Nachdem er nun durch den Vater diese Einsichten erfahren hatte, stand für ihn fest, daß ihn sein Weg nie wieder ins Dunkle führen würde, dem er jetzt endlich entronnen war.

* * *

Während des Aufenthalts nach dem nächsten Aufstieg nahm der Vater den Faden seiner Rede wieder auf und spann ihn weiter: »Mein lieber Sohn, heute will ich dir etwas zur Lebenseinstellung erzählen. In der menschlichen Seele wird es immer eine Stelle geben, in der das Leid wohnt. Hüte dich, dieser Stelle zuviel Aufmerksamkeit zu schenken. Das Leid sollte nur wie ein zarter Hauch an dir vorbeifliegen, während das Glück einen starken Halt in deiner Seele findet. Suchst du aber dein Heil im Außen, so wirst du schnell das Leid kennenlernen. Die Menschen richten gerne den Blick in diese Richtung, weil sie der Meinung sind, sie fänden dort das Glück. Aber das scheinbare Glück, das du dort findest, ist nur Illusion und deshalb schwach und vergänglich. Deine wahre Lebenseinstellung kannst du nur finden, wenn du mit deinem Selbst verbunden bist und seiner Führung folgst. So wirst du immer wissen, wohin dich dein Weg führt und daß du im Lichte geschützt bist. Dort wirst du reifen und wachsen und dein Glück in der ganzen Welt verbreiten. Nur wenn du der Macht des Guten in dir Raum gibst, kannst du das Böse beherrschen. Du wirst auf diese Weise lernen, mit den lichten Kräften umzugehen und daran zu wachsen. Die Macht, das Licht in der Welt zu verbreiten, wird dir und deinem Volke Segen bringen, weil du weitergibst, was man dir gegeben hat. Wer nur das Dunkle annimmt, kann auch nur das Dunkle weitergeben.

Strebe also danach, den Weg zum Licht nie zu verlassen, damit du dich nicht in der Finsternis verirrst. Denn wisse, nur die innere Führung deines Selbst kann dir die richtige Einstellung zum Leben geben. Sei dir immer deines Lebenszieles bewußt, dann brauchst du nie zu zweifeln, ob du auf dem richtigen Wege bist. Dein innerer Führer weiß sehr genau, wohin dein Weg gehen soll. Seine Führung ist zart und sanft. Sei du selbst, und fühle dich in dir wohl, so kann dir die Welt nichts bieten, was erstrebenswert wäre. Läßt du aber die Hand deines Führers los, so zerren dich die dunklen Mächte ins Chaos.

Bemühe dich immer um Vollkommenheit, und vergiß, was hinter dir liegt. Das Licht ist oben, und die Dunkelheit kann dich nicht einholen, wenn du deinen Blick immer aufwärts richtest. Schaust du aber zurück, so wird dich die Angst packen und versuchen, dich wieder in ihre Gewalt zu bringen. Bleibe in einer solchen Lage gelassen, und wisse, wenn du den Weg nach oben gehst, wird dich niemand aufhalten können. Die Weisheit in deinem Innern kann dir niemand nehmen. Nur wenn du dich selbst entschließt, nach unten zu sehen, wird dir das Licht genommen. Deshalb sollte dein Ziel immer sein, zur Vollendung emporzustreben. Dort sind die Freiheit der Selbstentfaltung und dein Ziel zu finden.«

Lange hatte der Königssohn über diese Lektion nachgedacht und mit seinem Vater darüber gesprochen. Eine neue Zuversicht war in ihm gewachsen, und er ahnte allmählich, wieviel Kraft er in sich barg. Er wollte seinem Volk ein guter Herrscher sein, gerade weil er Dunkelheit, Licht und Schatten kannte. Bevor er sich niederlegte, schloß er seinen Vater in die Arme, um ihm für diese großartige Lehre zu danken.

* * *

Und wieder hatten sie viele Stufen hinter sich gebracht, da sprach der König zu seinem Sohn vom Glauben und von der Liebe.

»Der Glaube bringt die Kraft des Geistes zur Verwirklichung, denn er ist die Weisheit des Herzens. Glaubst du an deine Möglichkeiten und die Kraft, sie zu verwirklichen, so kann dich nichts und niemand daran hindern. Die Gewißheit deiner Macht, die du zu deinem Glauben gemacht hast, läßt alle lichten Kräfte in deine Vorhaben fließen, um sie zu vollenden. Glaube daran, und alles, was du erschaffst, wird die lichtvolle Kraft in sich tragen und nur Gutes im Außen bewirken. Dein Glaube ist es, der dir die guten Taten erst ermöglicht. Schwankt aber dein Glaube an dich selbst und an das, was du für richtig erachtest, so wisse, daß dies dein dunkles Ich ist, das dich vom rechten Wege abbringen will. Durch deinen Glauben daran, daß du Diener der lichten Kräfte bist, kannst du durch deine liebevollen Werke allen Menschen ein Vorbild sein. Du kannst ihnen dadurch einen Weg zeigen, dem zu folgen ihnen erstrebenswert erscheint, weil er zu ihrem Glück führt.

Deshalb glaube zuallererst an die Macht der Liebe. Die Liebe macht alles heil in der Welt. Was du in Liebe tust, ist wohlgetan. Achte aber darauf, daß in der Liebe kein Verlangen und Herrschen ist, sondern gebe mit milder Hand, und die Liebe in dir wird sich mehren. Mit jeder Liebesgabe wirst du in der Welt das Licht heller leuchten lassen, und die Dunkelheit wird weichen. Die Liebe ist das Licht der Welt, und wenn du sie mit anderen teilst und freudig gibst, wird das Licht immer größer werden. Willst du aber etwas, was du liebst, für dich behalten, so wird dich dein dunkles Ich in die Finsternis ziehen. Bist du jedoch bereit, das Liebste mit anderen zu teilen, so wird es sich immerfort vermehren, und du wirst lichtvoll emporwachsen. Der Geist der Liebe ist die rechte Gesinnung. Sie drückt sich aus in Geduld, Freundlichkeit, Aufmerksamkeit, Hinwendung zum Nächsten, Fürsorge und Wohlwollen. Gibst du diese Eigenschaften in vollem Maße an alle Menschen weiter, so vermehren sie sich stetig und werden reiche Früchte tragen. Da sich jeder Mensch danach sehnt, gib ihnen mit vollen Händen, und du wirst dafür mit der Liebe Gottes belohnt.

Wer aus wohlgesinntem Antrieb heraus handelt, wird auch vom Erfolg belohnt werden. Diese Gewißheit wird dich immer höher führen, und du wirst dein Ziel strahlend erreichen. Kannst du diese Tugenden immer bewahren, so wird dein Leben sinnerfüllt sein und dir reichen Segen spenden. Die Nächstenliebe aber ist der Dienst an deinen Mitmenschen. Willst du geachtet und geliebt werden, so achte und liebe alle anderen Menschen in gleichem Maße. Denn auch sie sind zu Großem fähig und können das Licht in der Welt verbreiten, wenn du ihnen die Möglichkeit dazu gibst.

Dein Glaube an die Größe eines jeden Menschen sollte fest in dir verankert sein. Bringe Verständnis für jene auf, welche die Reife noch nicht erreicht haben und sich deshalb immer wieder mit den dunklen Mächten verbinden. So wie du, können auch sie eines Tages dem Licht begegnen oder es aus deinen Händen annehmen und segensreich weitertragen. So förderst du die Gemeinsamkeit aller Menschen und hilfst mit, einsame Selbstsucht in liebevolle Gemeinschaft umzuwandeln. Ohne Liebe zum Nächsten gibt es kein Gedeihen des einzelnen.«

* * *

Immer weiter stiegen sie dem Tageslicht entgegen. Beim nächsten Halt sprach der König davon, wie das Ich überwunden werden kann.

»Willst du dich selbst verwirklichen, so kann das nur geschehen, wenn du dein Ich überwindest. Bezwinge dein

Ich aber nicht, indem du das Schlimme, das dir in deinem Leben begegnet, bekämpfst. Nimm es an, indem du es durch die Hinwendung an das Gute besiegst. Wenn du dich von deinem hellen Ich führen läßt, wird Unheil liebevoll erleuchtet und durch die lichten Kräfte geläutert werden. Deine Mission auf dieser Erde ist es, Liebe und Frieden zu verbreiten. Bleibst du immer mit deinem Selbst verbunden, so wird dir dies vollkommen gelingen. Kommt aber dein dunkles Ich an die Macht, das immer nur an sich selbst denkt und die Gemeinsamkeit außer acht läßt, so wirst du von deinen Mitmenschen getrennt, und die Gaben des Guten werden versiegen. Dein Weg, der nach oben führen sollte, wird einsam. Und das nur wegen eines Gaukelspiels der Sinne, das so schnell verfliegt wie ein Traum.

Willst du dich selbst verwirklichen, so öffne die Augen für die Wahrheit. Sie wird dir zeigen, daß alle Menschen gleich sind und das gute Ich auch in ihnen wohnt. Deine Selbstverwirklichung kann die Sehnsucht in anderen wekken, deinem Beispiel zu folgen. Auf diese Weise kannst du die ganze Welt erlösen. Trachte deshalb danach, das zu verwirklichen, was an Gutem in dir ist. Wer Gutes sät, wird auch Gutes ernten, und deine guten Taten werden Früchte tragen. So glaube daran, daß du das erreichen kannst, was dir Freude bereitet, und du wirst die dunklen Jahre deines Lebens schnell vergessen.«

* * *

Weiter liefen sie die Stufen hinauf, als der Königssohn auf einmal stehenblieb. Er wies mit der Hand nach oben und fragte verwundert: »Vater, was ist dort oben für ein Licht?«

»Das ist das Ende unseres Aufstiegs, mein lieber Sohn, denn dort oben schimmert das Licht des Tages, das das Dunkel durchdringt. Schon bald werden wir es erreicht haben, und du wirst alles in die Tat umsetzen, was ich dich gelehrt habe.

Noch eine letzte Lektion gebe ich dir mit auf den Weg. Dann werden wir oben angekommen sein und können das Fest deiner Auferstehung feiern. Ich will nun zu dir von der Stille und Abgeschiedenheit sprechen, die ein Quell der Weisheit und Erkenntnis ist. In ihr findet deine Seele Ruhe und Geborgenheit und die Gewißheit ihrer Eingebundenheit in ein größeres Ganzes. In dieser Abgeschiedenheit in deinem Innern berührst du das Reich der Ewigkeit, das Reich Gottes in dir. Dort ist dein wahres Zuhause, wo sich die Wogen des Gemütes glätten und du den Frieden findest, nach dem du dich so sehr sehnst. Dort erkennst du dich selbst in deiner ganzen Schönheit und Macht. Mitten in dieser Stille schöpfst du aus der Quelle des ewigen Lebens.

Diese Kraft wirst du dann weitergeben an alle Suchenden, die auf dem Weg der Erkenntnis und Weisheit sind. Alles, was du je brauchen wirst, findest du dort. Es wird dir immer gegeben werden, was du dir wünschst, wenn deine Wünsche nur lauter und rein sind und du bereit bist, dieses Wissen weiterzugeben, um es zu vermehren. So hüte diesen Schatz, der in der Stille ruht, und labe dich an diesem Quell, wenn deine Seele danach ruft. Dort wird dein Verlangen gestillt und zur Ruhe gebracht, denn an jenem Ort findest du das immerwährende Glück. Wenn du dir diese Quelle erschließt und immer bei dir trägst, wird dein Glück kein Ende nehmen. Dort ist der Urquell des Seins, denn dort bist du verbunden mit der Gnade Gottes.«

Langsam und im Gleichklang miteinander erklommen die beiden Männer Seite an Seite die letzten Stufen. Die Augen des Prinzen hatten sich an das stetig heller werdende Licht gewöhnt, und als sie oben angekommen waren, konnte er alles klar und deutlich sehen. Wie glanzvoll und heiter war es hier im Schloß! Er erinnerte sich gar nicht daran, daß es so schön gewesen war! Sie betraten einen langen, hellen Gang, in den durch schmale hohe Fenster Licht fiel.

Sein Vater mußte ihn erst aufklären, daß es am Tage immer so hell war. Da es noch früher Morgen war, hatte sich die ganze Kraft der Sonne noch nicht entfaltet. Er erzählte ihm, daß dieser Teil des Schlosses fast unbewohnt war und wenig genutzt wurde.

›Wenn es mir hier schon so schön erscheint‹, dachte der Prinz, ›wie prächtig muß es dann erst in den Gemächern des Königs aussehen!‹ Aber viele Gedanken konnte er sich nicht darüber machen, denn es waren zahlreiche Menschen erschienen, um seine Ankunft mitzuerleben und ihn willkommen zu heißen.

Alle waren überglücklich und begrüßten mit strahlenden Augen ihren Prinzen, der nun endlich wieder bei ihnen war. Alle verneigten sich tief, und er war verwundert über die herzliche Aufnahme. Die frohen Blicke dieser Menschen sagten ihm mehr als alles Gesprochene. Er verhielt sich so, wie der Vater es ihn gelehrt hatte, und er machte damit großen Eindruck auf das Gefolge. Ja, so einen Königssohn hatten sie sich immer gewünscht, auf ihn konnten sie stolz sein. Auch der König blickte mit Stolz auf seinen Sohn, der seine neue Rolle im Leben meisterlich beherrschte, und nahm voller Freude die Glückwünsche der Freunde und Untertanen entgegen.

Als er aber Anzeichen der Erschöpfung auf dem Antlitz seines Sohnes entdeckte, verabschiedete er die Menschen zügig und ließ ein Lager errichten. Dies wird wohl die letzte Ruhepause sein, dachte er. Dann noch ein kurzer Gang, und wir sind angekommen in meinem Reich. Wohlig seufzend legten sich die beiden Männer auf ihrem Lager nieder und waren schnell eingeschlafen.

* * *

Schon vor vielen Tagen hatte der Hof dem Volk vom glücklichen Auffinden des Königssohnes berichtet. Als die Bürger dann hörten, daß er auch bereit war, die vielen Stufen nach oben zu gehen, kannte ihr Jubel keine Grenzen. Jeden Tag wurde bekanntgegeben, wie viele Kerzen den Königssohn noch vom Tageslicht trennten. Von Tag zu Tag wurden es weniger, und alles fieberte vor Freude seiner Ankunft entgegen.

Jetzt! Jetzt war es endlich geschehen, und viele, viele Menschen machten sich auf den Weg, um ihn zu begrüßen und seine Ankunft zu feiern. Ein großes Fest wurde vorbereitet. Die Wiesen und Wälder rund um das Schloß sahen aus wie ein Heerlager und wimmelten nur so von Menschen, die gespannt ihres Prinzen harrten. Schon so lange hatten sie ohne ihn sein müssen. Allen, die das tragische Schicksal ihres Königs miterlebt hatten, standen Tränen des Glücks in den Augen, als sie von den glücklichen Begebenheiten erfuhren. Die jüngeren Menschen, die dem Sohn des Königs nie begegnet waren, eilten neugierig herbei, um ihn endlich kennenzulernen.

Freudig warteten alle geduldig, bis sich der König mit

seinem Sohn dem Volke zeigte. Eine Woge der Begeisterung brandete den beiden entgegen, als sie auf den Söller traten. Überall wurden Fahnen mit dem Wappen des Königshauses geschwenkt. Banderolen mit Segenswünschen flatterten dazwischen, mit Blumen bemalte Ballons stiegen in die Luft, und ein ungeheurer Freudensturm brauste von allen Seiten auf die beiden Männer ein. Einen solchen Empfang hatte der Sohn des Königs nicht erwartet. Überall, wo er hinblickte, sah er freudestrahlende Gesichter. Alle wollten ihn an ihrer Freude über sein Kommen teilhaben lassen. Von allen Seiten streckten sich ihm Hände entgegen, ihn zu berühren.

Wie lange war es her, daß er traurig und allein in dem tiefen, dunklen Keller gesessen hatte? Es schien ihm schon so weit weg, dabei war es nur einige wenige Tage her.

Schön war es hier in dieser neuen Welt, in der er jetzt leben durfte. Kein Zweifel trübte mehr sein Herz, ob er abgelehnt werden würde, weil er aus der Finsternis kam. Nein, dieses Willkommen war eitel Sonnenschein. Hier durfte er bleiben, hier war er daheim. Alles Leid hatte sich in der Freude dieses Anblicks aufgelöst, und er wußte ganz genau, daß dieses Glück kein Ende nehmen würde. Er dankte dem ganzen Volk für die warme Begrüßung und all die vielen Segenswünsche. Er versprach den Menschen, schon bald zu ihnen zu kommen, um sie alle kennenzulernen. Wieder brandete Jubel auf, und sie ließen eine Schar Tauben fliegen, um die Botschaft in aller Welt zu verbreiten. Drei Tage dauerte das große Fest, und der König und sein Sohn mischten sich unter das Volk und nahmen gerührt die vielen Glückwünsche entgegen.

Ganz besonders freuten sie sich über die Wünsche der

zwölf weisen Frauen. Auch sie waren gekommen, um den Königssohn zu segnen.

* * *

Der Prinz hatte noch allerhand zu lernen, aber das neue Leben wurde ihm so leicht, daß er schon bald einige der Regierungsgeschäfte seines Vaters übernehmen konnte. Stolz beobachtete der König die Fortschritte seines Sohnes. Er sah, daß die Lehren, die er ihm auf ihrem Weg nach oben erteilt hatte, gut genutzt wurden. Der Erfolg des Prinzen war unzweifelhaft. Überall, wo er sich zeigte, ging ein Strahlen über die Gesichter der Menschen, und er wurde eingeladen näher zu treten, um ihre Gastfreundschaft zu genießen.

Ja, dachte der König, er wird mir ein würdiger Nachfolger werden. Für mich ist es nun auch an der Zeit, daß ich mich vom Regieren ganz zurückziehe.

Als der König sicher war, daß sein Sohn die volle Reife erreicht hatte, ging er mit ihm im Schloßhof spazieren und sprach zu ihm: »Mein Sohn, du hast deine Aufgabe wohl gemeistert. Mehr, als du jetzt kannst, werde ich dir nicht beibringen können. Übernimm nun aus meiner Hand das Zepter und regiere mein Volk weise und gut, so wie du es von mir gelernt hast. Ich werde mich nun zur Ruhe setzen und meinen Lebensabend genießen.

Du hast durch dein stetes Bemühen so viel gelernt, daß ich dich getrost als meinen Nachfolger empfehlen kann. Nimm nun die Regentschaft aus meinen Händen entgegen, und führe das Volk so, wie du geführt wirst. So wird es zum Wohle aller sein.«

»Vater, ich werde tun, was immer du für richtig hältst. Aus den Erfahrungen in der dunklen Zeit habe ich gelernt, genau darauf zu achten, daß sich keine Finsternis in mein Gemüt einschleicht. So kann ich das Gute und Helle an das Volk weitergeben und habe dennoch Achtung vor dem Dunklen. Ich danke dir für deine liebevolle Fürsorge, die du mir angedeihen ließest, und die große Geduld, die du hattest, als ich noch voller Angst und Zweifel war. Ich danke dir für den Weg, den du mir gezeigt und auf dem du mich begleitet hast, um mir allezeit ein guter Ratgeber sein zu können. Du warst immer ein guter König und Vater und hast deine Pflichten überreichlich erfüllt. Wenn es denn dein Wunsch ist, so sei dir die wohlverdiente Ruhe aus vollem Herzen gegönnt.«

In diesem Moment betrat ein altes Mütterchen den Schloßhof. Sie wirkte abgerissen und schäbig, wie eine Diebin wurde sie von den Wachen aufgehalten.

»Ich will den König sprechen!« rief sie schrill, doch die Wachen hielten sie fest. Der König trat einen Schritt zurück, zu arg roch die Alte. Der Königssohn aber trat auf sie zu.

»Was ist dein Begehr?« fragte er freundlich. Der Schmutz schreckte ihn nicht, schmutzig war er selbst für den größten Teil seines Lebens gewesen.

»Ich bringe Euch ein Geschenk«, wisperte die Alte, »es ist für Euch, aber nur dann, wenn Ihr wirklich der König seid.«

Der Königssohn drehte sich um, und sein Vater nickte ihm zu.

»Vor dir steht der neue König«, sagte er zur Alten.

»Dann laß dich umarmen und segnen«, rief sie wieder

mit schriller Stimme und wollte nach ihm greifen. Die Wachen hielten sie fester, doch der König wies sie an, die Frau freizulassen. Er führte sie an seine Tafel, gab ihr zu essen und zu trinken und schenkte ihr neue Kleider, gerade so, wie es ihm geschehen war.

»Ich nehme deinen Segen gern an«, sagte er lachend, als die Alte gewaschen und in frische Gewänder gehüllt vor ihm stand, längst hatte er sie durchschaut.

»Daran tust du recht«, kicherte sie, zwinkerte ihm zu und verschwand so rasch, wie sie gekommen war.

»Das war die dreizehnte Fee, hab ich recht?« Der Königssohn lachte seinem Vater zu, dieser nickte zufrieden. Wenn sein Sohn endlich den Segen dieser Fee hatte, dann konnte er selbst sich beruhigt zurückziehen.

Die beiden Männer umarmten sich in Liebe, und der alte König zog sich zurück und genoß die Zeit der Ruhe. Einige Jahre noch sah er zu, wie sein Sohn mit Geschick und gutem Willen das Ererbte vermehrte und bei seinem Volke immer beliebter wurde. Eines Tages dann seufzte der alte König noch einmal glücklich auf, legte sich zufrieden nieder und schloß für immer die Augen.

ENDE

Engelchen

Engelchen

Es war einmal ein kleines Engelchen, das lag den lieben langen Tag auf dem Bauch und schaute durch eine Wolkenlücke hinunter auf die Erde. Was es dort sah, war so faszinierend, daß es überhaupt kein Interesse zeigte für die Geschehnisse im Himmelreich. Die anderen Engel lächelten liebevoll darüber, wenn sie an ihm vorbeischwebten.

Von Zeit zu Zeit kam sein Erzengel und verwickelte es in ein Gespräch, um seine Aufmerksamkeit auf das Himmelreich zu lenken, aber das Engelchen hatte nur Augen für die Erde.

* * *

Eines Tages, als das Engelchen wieder einmal mit Begeisterung eine Eisenbahn beobachtete, die blitzschnell über das silberne Schienennetz schoß, setzte sich der Erzengel neben es auf eine Wolkenbank und begann ein Gespräch: »Was gibt es denn dort unten so Spannendes zu sehen?«

»Schau nur, lieber Erzengel, wie schnell die Bahn durch die Landschaft flitzt, fast so schnell wie ein Jumbojet.« Das kleine Engelchen klatschte vor Begeisterung in die Hände. »Und siehst du dort die Autobahn? Ein riesenhafter Verkehr ist darauf. Die Menschen nennen das eine Blechlawine. Siehst du die Ausfahrten? Das sieht von hier oben aus wie ein Blumenmuster. All die vielen Autos, die dort abfahren – alle wissen, wohin sie wollen. Ist das nicht prima? – Wenn du dann nach dort drüben schaust, siehst du?

Dort, wo das Meer ist. Sie haben eine Brücke über das Meer gebaut, bis hinüber zu der großen Insel. Sie ist so zart und zierlich und doch hat sie alle Stürme überstanden. – Wenn du dort hinübersiehst, fast am Horizont, da siehst du diese große Stadt. Siehst du die großen Häuser dort? Man nennt sie Wolkenkratzer, weil sie bis an die Wolken reichen. Einfach fabelhaft! – Und siehst du dort drüben die kleine Insel? Dort haben sie gestern eine Atombombe gezündet. Die ganze Erde hat gewackelt, und das Meer hat gebraust. Das war ein grandioser Anblick, kann ich dir sagen.

Willst du dich auch ein bißchen zu mir legen, ich zeige dir dann noch mehr Sachen. Das ist alles so interessant. Wenn man bedenkt, wie klein die Menschen sind und was sie so Großes geleistet haben, da kann man nur staunen. Komm, leg dich zu mir. Ich rücke ein Stückchen zur Seite, dann hast du Platz!«

Der Erzengel schüttelte aber nur den Kopf. »Es gibt Dinge, die sind für mich interessanter.«

Das Engelchen blickte seinen Beschützer erstaunt an. »Etwas Interessanteres, als auf die Erde zu schauen? Was denn?«

»Nun, ein kleines Engelchen zu besuchen, das nur noch Augen für die Erde hat. Man kann sich dann so schön Gedanken darüber machen, warum es so fasziniert von den Errungenschaften der Menschen ist. Weißt du, was, kleines Engelchen? Ich habe ein Fernglas, wenn du das richtig einstellst, dann kannst du den kleinsten Käfer auf der Erde sehen, und die Menschen erscheinen dir so groß, wie du selbst.«

»Ein solches Fernglas hast du? Darf ich da auch einmal

hindurchsehen? Bestimmt entdecke ich weitere Dinge, die noch viel schöner sind. Leihst du es mir einmal? Ich lasse es auch bestimmt nicht hinunterfallen, lieber Erzengel.«

Treuherzig bittend schaute das kleine Engelchen seinen großen Beschützer an. Dieser sah liebevoll auf es hinunter und nickte, so daß sein Heiligenschein wackelte.

»Wenn du schön sorgfältig damit umgehst, kannst du es für eine Weile haben.«

»Oh, das ist fein«, sagte das Engelchen, klatschte in die Hände und hüpfte vor Freude im Kreis herum. »Du bist der beste Erzengel, den ich kenne. Ich danke dir recht herzlich dafür. Du brauchst dir auch keine Sorgen darum zu machen, daß etwas damit passiert. Ich werde dein Fernglas hüten wie meinen Augapfel.«

»Woher hast du denn diesen Ausdruck?«

»Welchen denn?«

»Den mit dem Augapfel.«

»Da kamen gestern zwei neue Engel vorbei, und der eine sagte: ›Ich werde meinen Heiligenschein hüten wie meinen Augapfel.‹ Ist das kein toller Ausdruck? Mir gefällt er.«

»So, so«, sagte der Erzengel und lächelte milde. »Willst du jetzt mitkommen und das Fernglas holen?«

Stolz, das Fernglas um den Hals gehängt, schwebte das kleine Engelchen wieder zurück zu seinem Wolkenloch. Der Erzengel zeigte ihm, wie es das Fernglas so einstellen konnte, daß es alles ganz genau sah. Freudig strahlend bedankte sich das Engelchen und machte sich ans Experimentieren. Schon nach kurzer Zeit konnte es mit dem Fernglas umgehen und entdeckte viele neue Dinge auf der Erde.

Da waren all die vielen Vögelchen, die es vorher nicht sehen konnte, und die Äffchen, die so lustig herumturnten. Selbst die kleinen Käfer und Schmetterlinge konnte es jetzt beobachten. Genau so, wie es der Erzengel gesagt hatte! Wenn man das Glas ganz fein einstellte, konnte man sogar die Tiere im Meer beobachten. Das Engelchen hatte gar nicht gewußt, daß die Meerestiere so schöne Farben haben.

Viele, viele Tage lang betrachtete es nun die Tiere, und das machte es sehr froh.

* * *

Als dann, eines Tages, sein Erzengel kam, um es zu besuchen, kannte seine Begeisterung keine Grenzen. Überschwenglich erzählte es von seinen Beobachtungen und versuchte immer wieder, den Erzengel zu überreden, mit ihm die Erde zu entdecken.

»Ich habe hier oben wichtige Aufgaben zu erledigen, kleines Engelchen«, sagte der Erzengel, »aber es ist gut, daß du die Menschen so sehr liebst, denn sie brauchen unsere Liebe. Eines Tages fliegst du vielleicht zur Erde und bringst ihnen dein Licht. Dann erkennst du, welches die Aufgabe von uns Erzengeln ist.«

Als er sich davon überzeugt hatte, daß sein Schützling glücklich und zufrieden war, flog er wieder zurück in sein Wolkenhaus und ließ das Engelchen erleichtert zurück. Es hatte nämlich befürchtet, der Erzengel könne ihm das Fernglas wieder wegnehmen. Jetzt aber lag es auf seinem Bauch und ging mit dem Fernglas auf Entdeckungsreise. Da gab es riesengroße Eisberge, von denen manchmal Stücke abbrachen, dann spritzte das Meerwasser ganz hoch und regnete wieder herunter. Und es gab Berge, die von ganz allein explodierten. Dann schossen die Funken ganz weit in den Himmel, und nach allen Seiten floß das Erdinnere aus dem Berg, wie bei einem Topf, der überkocht. Stundenlang hatte das Engelchen beobachtet, wie die glühende Flüssigkeit den Berg hinunterkroch und zischend im Meer versank. Man konnte auch ganz genau beobachten, wie die Stürme entstanden, immer größer wurden und mit gewaltigem Brausen über das Land fegten.

Viel Freude machten ihm auch die Tiere. Dort, wo die Erde ganz weiß war, da gab es Vögel, die konnten nicht fliegen, aber phantastisch schwimmen und tauchen. Es war schön, ihnen zuzusehen, wie sie geschickt durch das Wasser glitten.

In den großen Bergen, da gab es Steinböcke, die konnten bis auf die höchsten Felsen klettern oder über einen Abgrund springen, ganz federleicht, als könnten sie fliegen.

Bei allen Tieren fand das Engelchen eine Eigenschaft, die es begeisterte.

* * *

Doch eines Tages richtete das Engelchen sein Fernglas auf eine große Stadt. Dort herrschte reger Betrieb. So viele Fahrzeuge waren auf der Straße, und dazwischen liefen die Menschen emsig hin und her, wie die Ameisen in ihrem Bau.

Aber trotz des großen Gewimmels herrschte in der Stadt eine gewisse Ordnung. An den Ecken der Straßen standen bunte Schilder und Lichter, die rot, gelb und grün funkelten. Durch diese Zeichen wurde alles geregelt, und jeder hielt sich an diese Regeln. In den engen Straßen standen rechts und links Autos, so daß in der Mitte gerade noch so viel Platz war, daß ein Auto hindurchfahren konnte. Kam ihm dann eines entgegen, so mußte es erst eine Lücke suchen, damit das andere vorbeifahren konnte. Wenn die Lichter rot leuchteten, dann blieb die ganze Autokolonne stehen, und wenn die Lichter dann grün leuchteten, fuhren sie alle wieder weiter. Es gab aber nicht nur Autos, sondern auch Motorräder, die sich geschickt zwischen den Autos bewegten und jede Lücke nutzten, um schneller vorwärts zu kommen.

Dann gab es noch Fahrräder, die nicht so schnell fuhren wie die Motorfahrzeuge. Damit auch diese schneller vorwärts kamen, benutzten sie manchmal die Wege, auf denen sich die Menschen bewegten, die keine Fahrzeuge hatten.

Der ganze Verkehr war so faszinierend, daß ihn das Engelchen stundenlang beobachtete. Manchmal stießen die Fahrzeuge auch aufeinander. Daraufhin kamen viele Menschen und halfen den Fahrern aus den Autos heraus. Dann rasten die Wagen mit dem blau funkelnden Licht herbei, und alle anderen mußten ihnen Platz machen, weil sie so laut heulten.

Das Engelchen war sehr zufrieden mit dem Verkehr und richtete sein Fernglas auf ein anderes Ziel. Dabei entdeckte es einen Hafen, in dem viele lustige Schiffe hin und her fuhren. Dazwischen waren riesige Dampfer, die behäbig durch die Wellen glitten und denen die kleinen Schiffe hurtig Platz machten. Da gab es auch kleine und große Segelschiffe, die nur durch den Wind angetrieben wurden. Bei den großen Segelschiffen hingen die Menschen in den Masten und hantierten mit Segeln und Tauen. Dabei fürchteten sie sich nicht, obwohl das Schiff heftig im Wind schaukelte.

Dem Engelchen wurde klar, daß es am interessantesten war, die Menschen zu beobachten. Das Engelchen bewunderte sie sehr.

Es stellte sein Fernglas noch genauer ein und konnte die Menschen jetzt ganz groß sehen. Die Farben der Menschen waren aber nicht sehr bunt. Das Engelchen wunderte sich darüber. Die meisten Menschen hatten blasse oder dunkle Farben mit vielen schwarzen Flecken darin. Selbst die Kinder hatten schon dunkle Flecken in ihren Farben. Eines der Kinder fiel dem Engelchen besonders auf. Es hatte auch ein Fernglas und blickte hindurch. Dabei war es aber nicht voller Freude und Begeisterung über das, was es sah, sondern traurig und voller Leid, denn seine Farben waren dunkel und trostlos. Das Engelchen blickte das Kind genauer an und sah große Tränen über dessen Wangen rinnen. Was sah denn das Kind so Trauriges, daß es weinen mußte?

Wenn man in dieselbe Richtung blickte, sah man ein kleines Segelboot, das Kurs auf die See nahm. Auf dem Boot standen ein Mann und ein etwas größeres Kind. Das Kind blickte zum Ufer und winkte voller Freude in diese Richtung. Man sah ihm an, wie glücklich es war, daß es mit dem Boot auf das Meer hinausfuhr.

Das Kind am Ufer aber war traurig darüber. Warum freute es sich nicht auch, daß die beiden so glücklich waren?

Das weinende Kind zog ein Taschentuch aus der Hosentasche, um sich die Tränen abzuwischen. Dabei fiel ein Gegenstand heraus, der über die Kaimauer rollte und ins Wasser fiel. Das Kind erschrak sehr darüber und blickte entsetzt dem Gegenstand nach, der in den Fluten versank. Es beugte sich so weit vor, daß es das Gleichgewicht verlor und heftig mit den Armen ruderte. Aber es half alles nichts – das Kind stürzte in das Wasser.

Interessiert und staunend blickte das Engelchen hinunter und sah, wie das Kind in den kalten Fluten des Meeres ertrank. Es sah, wie sich die Farben von dem Körper lösten und über dem Wasser schwebten. Jetzt brauchte das Kind nicht mehr traurig zu sein. Die Farben wurden heller und schwebten zu dem Schiff hin. Das Engelchen war sehr zufrieden.

Das Kind auf dem Schiff hatte den Vorfall beobachtet, und seine Farben veränderten sich schnell. Aufgeregt lief es zu dem Mann und zeigte ihm den Körper, der kurz darauf auf dem Wasser schwamm.

Jetzt veränderten sich auch die Farben des Mannes, und er lenkte das Schiff ganz schnell zum Ufer zurück.

Sie zogen den kleinen Körper aus dem Wasser, und der Mann legte sein Gesicht auf das des Kindes. Er schien irgend etwas mit seinem Atem zu machen. Das Engelchen beobachtete, wie die Farben langsam in den Körper zurückkehrten, und jetzt begann das Kind auch wieder zu atmen. Alle umarmten sich und weinten. Auf einmal wich das Dunkle von ihnen, lichte, helle Farben der Freude blitzen auf, und es schien für kurze Zeit, als pulsierten ihre Herzen alle im gleichen Takt.

Das Engelchen suchte weiterhin mit dem Fernglas die Umgebung ab und entdeckte auf der Autobahn einen großen Tumult. Ein Lastwagen war umgestürzt und hatte seine Ladung auf der Fahrbahn verstreut. Alle Autos mußten stehenbleiben. Da aber viele Autos zu schnell fuhren, stießen einige zusammen. Dort gab es auch Seelen, die den Körper verlassen hatten.

Auch hier waren die Menschen sehr aufgeregt und versuchten, die Seele daran zu hindern, den Körper zu verlassen. Diesmal funktionierte es nicht, und das kleine Engelchen sah, wie ein großer Engel kam und die Seelen, die soeben den Körper verlassen hatten, zum Gehen bewegte. Er zeigte ihnen das Licht, in dem auch das kleine Engelchen lebte, und die Seelen leuchteten freudig auf. Dennoch war deutlich zu sehen, daß sie sich nur langsam aus ihren Körpern lösten. Sie hatten lange Zeit in ihnen verbracht und liebten sie offenbar. Wie das wohl war, einen solchen Körper zu besitzen, dachte das Engelchen. Doch nach und nach verließen sie die Erde und schwebten mit dem Engel in das helle Licht. Die Fahrzeuge mit dem blauen Licht kamen angebraust und brachten die verletzten Körper in ein großes Haus. Hier wurde mit allen Mitteln versucht, den Körper zu reparieren, damit die Seelen, die die Erde noch nicht verlassen wollten, die Möglichkeit zum Bleiben hatten. In den meisten Fällen gelang das auch, denn wenn die Zeit zum Gehen noch nicht gekommen war, half die Seele mit aller Kraft mit, den Körper wieder in Ordnung zu bringen.

Als der Erzengel kam, um nach seinem Schützling zu sehen, fiel ihm sofort auf, in welchem Seelenzustand er sich befand.

»Nun, mein Liebes, hast du die Menschen genau beobachten können?«

»Ja«, sagte das Engelchen und ließ die Flügel hängen.

»Was bewegt dich denn so sehr?«

»Warum haben sie denn so dunkle Farben? Jemand muß doch zu ihnen gehen und ihnen sagen, daß man keine Angst zu haben braucht, wenn die Seele aus dem Körper tritt. Warum schickt denn der liebe Gott niemand hin? Ich verstehe das alles nicht, lieber Erzengel.«

»Liebes Engelchen, es gibt sehr viele Boten auf der Erde, aber die Menschen brauchen lange, bis sie die Botschaften verstehen, das liegt an ihrem Körper. Sie können nichts dafür. Sie machen ein ganz besonderes Experiment, weißt du, und sie brauchen unsere Hilfe, damit sie dieses Experiment durchführen können. Es dient uns allen, wir erfahren dadurch etwas über Materie. Würden die Menschen das nicht tun, dann könntest du sie zum Beispiel nicht beobachten. Hast du denn schon etwas gelernt, seit du ihnen zuschaust?«

Das Engelchen dachte einen Moment lang nach. »Es ist so aufregend, ihnen zuzuschauen, es ist, als spielten sie Verstecken mit ihrem eigenen Licht, und das scheint Spaß zu machen, jedenfalls, wenn man zuschaut. Ob es ihnen selbst Spaß macht, weiß ich nicht, sie haben diese dunklen Farben. Bestimmt macht es ihnen keinen Spaß mehr, oder? Vielleicht sollte man ihnen sagen, daß es nur ein Spiel ist!«

»Die Menschen haben das Sehen verlernt, weil sie schon so lange dieses Spiel spielen. Sie können die Seele nicht mehr sehen. Sie denken, *sie* seien der Körper, und wenn die Seele den Körper verläßt, dann seien sie tot und es komme nichts mehr danach. Deshalb geben sie sich soviel Mühe, die Seele am Verlassen des Körpers zu hindern«, sagte der Erzengel ernst.

»Ich habe aber keine Boten gesehen. Vielleicht haben sie den Weg verfehlt und sind jetzt ganz woanders. Kann ich nicht zur Erde gehen und den Menschen sagen, daß sie keine Angst mehr zu haben brauchen?«

»Die Boten sind schon auf der Erde gelandet, kleines Engelchen. Sie mußten dazu nur eine andere Gestalt annehmen, um dort zu leben, deshalb hast du sie nicht von den Menschen unterscheiden können.«

»Glaubst du wirklich, daß die Boten alles getan haben? Vielleicht sind sie zu den falschen Menschen gegangen. Wenn du auf einen großen Platz gehen würdest, wo viele Menschen sind, und dort die Botschaft verkündetest, dann gibt es bestimmt einige, die es verstehen und es den anderen erklären können«, sagte das Engelchen eifrig.

»Mein kleines Engelchen, auf der Erde gibt es so viele Gotteshäuser. Dort kommen viele Menschen zusammen, um das Wort Gottes zu vernehmen. Doch selbst wenn man es ihnen ganz deutlich sagt, verstehen sie es nicht.

Einer unserer Boten war sogar bereit, ihnen zu beweisen, daß es keinen Tod gibt, und hat seine Seele aus dem Körper entfernt und sich dann den Menschen wieder gezeigt. Heute noch wird in vielen Gotteshäusern darüber geredet, aber die Menschen glauben immer noch nicht daran, obwohl man es ihnen bewiesen hat. Der liebe Gott hat alles getan, um der Menschheit Liebe und Frieden zu bringen, aber sie können es noch nicht annehmen. Sie sind so verstrickt in ihre eigenen Trugbilder, daß sie die Wirklichkeit nicht mehr richtig wahrnehmen. Das war auch ihre Aufgabe, aber es ist schwierig, sie davon zu befreien. Weißt du, als wir alle verabredet haben, daß sich bestimmte Seelen zur Verfügung stellen, um die Erfahrung ›Menschsein‹ zu machen, wußten wir nicht, daß diese Erfahrung wie ein Spinnennetz sein kann. Du kennst Spinnennetze? Wer sich darin verfangen hat, kommt nur sehr schwer wieder heraus. Dabei könnte alles ganz einfach sein, sie müßten nur erkennen, daß auch das Spinnennetz eine Illusion ist. Wir hier oben sehen das, aber wenn du in einem Körper steckst, dann kannst du dir anscheinend nicht einmal vorstellen, daß es auch eine andere Ebene der Wirklichkeit gibt. Die dunklen Flecken, die du in der Aura der Menschen siehst, sind auch in ihrer Wahrnehmung. Ihre ganze Vorstellung ist durch diese Flecken verzerrt, und so können sie einfach keine neuen Botschaften mehr aufnehmen. Sie müssen mit dem auskommen, was sie haben. Aber auch das würde genügen, wenn sie bereit wären, es anzunehmen. Das Wissen ist da, nur der Glaube fehlt. Die Angst vernebelt alles, sie trauen ihren eigenen Wahrnehmungen nicht mehr.«

»Kann man denn gar nichts machen? Wenn ich hinuntergehe und es ihnen sage, vielleicht glauben sie es mir.«

»Es ist lieb von dir, daß du den Menschen helfen willst, und ich kann auch verstehen, warum dir die Menschen so sehr am Herzen liegen. Aber um eine solche Botschaft zu überbringen, bist du noch zu klein. Wenn du größer bist, kannst du natürlich zur Erde gehen, das gehört sowieso zu deinen Aufgaben, sonst würde es dich gar nicht so sehr interessieren.« Der Erzengel strich dem Engelchen liebevoll über den Kopf.

»Aber die Menschen brauchen die Botschaft jetzt und nicht erst, wenn ich groß bin. Gibt es denn wirklich keine Möglichkeit für mich, jetzt schon etwas zu tun?«

»So sehr liebst du die Menschen? Ich werde bei meiner

nächsten Audienz mit dem lieben Gott fragen, auf welche Weise du den Menschen die Botschaft überbringen kannst. Aber sei sicher, es gibt bereits sehr viele Engel auf der Erde, welche die Botschaft überbringen, deine Zeit wird auch noch kommen.«

»Oh, lieber Erzengel, du bist wunderbar. Ich danke dir so sehr für deine Hilfe.«

Glücklich und aufgeregt blickte das Engelchen seinem Erzengel nach. Er ist immer so lieb zu mir, dachte es und schickte einen rosa Strahl hinter ihm her. Der Erzengel drehte sich noch einmal um, als er den Strahl spürte, und winkte liebevoll zurück. Ja, sie verstanden sich auch ohne Worte, und zum ersten Mal richtete das Engelchen seine Aufmerksamkeit ganz und gar auf das Himmelreich.

* * *

Als der Erzengel wieder kam, war das Engelchen heiter und vergnügt. Es hatte sich damit abgefunden, daß es den Menschen im Moment noch nicht helfen konnte, freute sich aber auf die Zukunft, in der dies möglich war. Erwartungsvoll blickte es dem Erzengel entgegen.

»Hast du mit dem lieben Gott gesprochen?«

»Ja, und er bittet dich, zu ihm zu kommen.«

»Ich? Ich soll zu ihm kommen?«

»Ich habe ihm ausführlich von dir und von deinem Wunsch erzählt, den Menschen eine Botschaft zu bringen. Es freut ihn sehr, daß du den Menschen so hilfreich zur Seite stehen willst, und deshalb möchte er dich sprechen.«

»Muß ich da ganz allein hingehen?«

»Fürchtest du dich etwa?«

»Weißt du, der liebe Gott ist doch so groß und so mächtig, und ich bin doch nur ein winzig kleines Engelchen. Ich weiß gar nicht, wie ich mich da benehmen soll.«

Der Erzengel lachte herzlich. »Du brauchst dich doch dort nicht zu benehmen. Sei einfach nur du selbst. Sprich mit dem lieben Gott so wie mit mir. Er versteht dich genauso wie ich, und er hat dich auch so lieb.«

»Lieber Erzengel, kannst du nicht doch mitkommen?«

»Wenn du glaubst, daß du meine Unterstützung brauchst, dann werde ich dich begleiten.«

Das Engelchen faßte nach der Hand des Erzengels, und beide schwebten in Richtung Himmelsschloß, wo der liebe Gott seine Engel empfing.

Ein bißchen klopfte dem Engelchen dann doch das Herz, als es in den Audienzsaal schwebte. Dort vorn auf dem Thron saß der liebe Gott, und er strahlte so golden, daß das Engelchen vor Ehrfurcht zitterte. Doch der liebe Gott lächelte freundlich und winkte es heran. Vertrauensvoll schwebte es näher und bestaunte ihn. Groß und weit wurde das Herz des kleinen Engelchens, und auch seine Farben wurden ganz weiß und golden. Der liebe Gott hob das kleine Engelchen auf und setzte es auf seinen Schoß.

»Nun, mein Kind, jetzt erzähle mir einmal, was du auf dem Herzen hast.«

»Die Menschen, lieber Gott«, sprudelte das Engelchen sein Anliegen heraus, »sie leiden so sehr. Wenn ich zu ihnen gehe und ihnen sage, daß sie keine Angst zu haben brauchen, weil es keinen Tod gibt, dann würden sie nicht mehr so traurig sein, und ihre Farben würden wieder leuchten. Ich muß hin, um es ihnen zu sagen.«

»Ich habe schon viele Boten hinuntergeschickt, aber

weißt du, so ganz stimmt das nicht, daß es keinen Tod gibt. Für die Menschen gibt es den Tod, der körperliche Teil stirbt ja wirklich.«

Darauf konnte das Engelchen nichts erwidern, es wußte nicht, wie es war, einen Körper zu besitzen und die Erfahrung des Todes zu durchleben. Aber es stimmte, natürlich gab es den Tod. Er bedeutete aber nicht das Ende, wie viele Menschen glaubten. Es dachte lange nach über das, was der liebe Gott gesagt hatte. Dann aber kam dem Engelchen eine große Erleuchtung.

»Jetzt weiß ich es, lieber Gott. Ich möchte den Menschen sagen, wie es im Himmel ist, weil sie es vergessen haben. Ich kann den Menschen aber erst dann eine himmlische Botschaft bringen, wenn ich selbst genau weiß, wie es im Himmel ist. Ich habe die Menschen beobachtet, aber jetzt möchte ich alle Himmelslektionen lernen, und danach gehe ich hinunter, wenn ich darf, und bringe es den Menschen bei. Erst muß *ich* verstehen, und dann kann ich den Menschen helfen. Ich darf doch zu den Menschen gehen, wenn ich fleißig gelernt habe?«

»Das hast du sehr schön gesagt. Genauso werden wir es auch machen. Du darfst auch von heute an in die Himmelsschule gehen und alles lernen, was du brauchst, um deine Botschaft zu überbringen.«

Das Engelchen war so glücklich, daß es ganz golden wurde. Es winkte dem lieben Gott noch einmal zu und verließ dann mit seinem Erzengel das Himmelsschloß.

Eifrig lernte das kleine Engelchen das Himmelreich und das Wort Gottes kennen. Je mehr es lernte, um so größer wurde es. Immer wieder dachte es an die Audienz beim lieben Gott, und es war voller Freude darüber, daß es für einen solch großartigen Auftrag ausgebildet wurde. Als es nach einiger Zeit seine Reifeprüfung ablegte, waren alle Erzengel sehr beeindruckt von seiner hellen, weißen Farbe und den vielen großen goldenen Flecken, die bestätigten, daß es nun reif war, seine Mission zu erfüllen. Jetzt durfte es sich göttlicher Botschafter nennen und selbständig seine Aufgabe ausführen.

* * *

Frühzeitig hatte es sich schon Gedanken darüber gemacht, wie es seine Botschaft verbreiten könnte. Es war der Meinung, daß man einen guten Start hätte, wenn man sich Eltern aussuchte, die sehr fromm und reich waren. Denn solche Menschen hatten großen Einfluß auf andere und konnten mithelfen, die Welt zu verändern. Auch war es der Meinung, daß es jetzt an der Zeit sei, diese Mission einem weiblichen Körper anzuvertrauen.

Es fand auch gleich ein Paar, das diese Voraussetzungen erfüllte. Voller Mut und Entschlossenheit gab das kleine Engelchen, das jetzt ein ausgebildeter Botschafter war, seine Seele in den Leib des ungeborenen Kindes, das dieses Paar erwartete. Obwohl es im Himmel gelernt hatte, wie man seine Seele in einem menschlichen Körper verankert, fiel es ihm doch nicht so leicht, denn auf der Erde konnte man sich nicht so bewegen wie im Himmel. Alles war hier viel schwerfälliger. Aber seine Mission war ihm so wichtig, daß es alle Prüfungen bestand und bis zur Geburt des Kindes fest mit dem Körper verbunden war. Jetzt konnte es sein Lebenswerk beginnen. Bereits jetzt erkannte das Engelchen, warum es die Menschen so schwer hatten, der

Körper war einfach so dicht. Aber bestimmt gab es Wege, Licht in den Körper zu bringen, und es war fest entschlossen, diese Wege zu finden und weiterzugeben.

Man nannte das neugeborene Mädchen Angelika, und es wurde von seiner Umgebung heiß und innig geliebt. Da sie das einzige Kind dieser Eltern war, wurde sie sehr behütet und von anderen Menschen ferngehalten. Sie bekam Kindermädchen und Lehrer, die ihr die Umgangsformen der Menschen beibringen sollten. Aber schon bald merkte man, daß das Kind nicht bereit war, das zu lernen, was man von ihm erwartete. Angelika lehnte es ab, Eigenschaften anzunehmen, die den himmlischen widersprachen. Das Kind war sehr eigensinnig, und die Eltern begannen, sich Gedanken zu machen. Es wies alles von sich, was den geistigen Gesetzen widersprach. Weil die Eltern diese geistigen Gesetze aber vergessen hatten, kam ihnen Angelika störrisch und ungesittet vor. Ihre Eltern sorgten sich ernsthaft um sie.

Mit allen Mitteln wurde versucht, aus Angelika einen »richtigen Menschen« zu machen. Angelika blieb standhaft und verkündete nur das Wort Gottes, aber die Menschen verstanden sie nicht. Alle glaubten, sie sei ein bißchen komisch und lebe in einer Phantasiewelt. Sie schenkten ihren Worten keinen Glauben. Es gab aber viele Kinder, mit denen sie sich gut verstand, die sahen vieles wie sie und wußten, wovon sie redete, auch ohne daß sie viele Worte brauchten. All diese Kinder waren Sorgenkinder, sie trafen sich regelmäßig in einer Lerngruppe.

Viele Lehrer und Geistliche versuchten immer wieder, sie zu Handlungen zu überreden, die mit ihrer Mission nicht in Einklang standen. Sie wurde dabei so sehr bedrängt, daß ihr Körper davon krank wurde. Viele Tage lang saßen die Eltern am Bett ihres Kindes und beteten zu Gott, er möge ihr Kind am Leben lassen. Schließlich legten sie ein Gelübde ab, daß Angelika nicht mehr von anderen Menschen bedrängt werden sollte, etwas zu lernen, was sie ablehnte.

Der liebe Gott hatte ein Einsehen mit den Eltern und schickte dem Kind die Kraft zur Genesung. Auch Angelika hatte in diesen Stunden viel mit Gott geredet und von ihm die Anweisung bekommen, alles zu lernen, was die Menschen von ihr verlangten, denn sie würde nur dann wirklich helfen können, wenn sie wußte, wie es war, als Mensch zu leben, und wenn sie verstand, warum die Menschen so große Angst hatten. Angelika hatte das vergessen. Genau deshalb war sie ja auf die Erde gekommen.

Nun war alles in Ordnung, die Eltern vergaßen ihre Sorgen um Angelika, und sie verhielt sich wie ein ganz normales Mädchen. Sie sprach zwar mit Tieren und mit Pflanzen, doch das machte sie für ihre Eltern nur noch liebenswerter. Besonders liebte sie es, zu reiten, und sie hatte ein ganz besonderes Verhältnis zu Pferden. Solange Angelika in der Schule gut war und sich zu Hause den Regeln anpaßte, durfte sie in ihrer Freizeit tun, was sie wollte. Insgeheim waren ihre Eltern stolz auf ihre besondere Tochter, doch das zeigten sie nicht, aus Angst, Angelika könnte wieder störrisch und merkwürdig werden.

* * *

Eines Tages sattelte Angelika gerade ihr Lieblingspferd, als der größte Hengst im Stall plötzlich erschrak und sich aufbäumte. Angelika konnte nicht erkennen, was genau passiert war, aber einer der Pferdeburschen, ein grobschlächtiger, aber sehr arbeitswilliger Kerl, war schwer verwundet worden. Er blutete stark und schwebte in Lebensgefahr. Angelika kniete sich zu ihm nieder und berührte seine Wunde leicht mit der Hand. Sofort hörte die Blutung auf, und die Wunde schloß sich vor den staunenden Augen der Umstehenden. Ein paar Minuten lang hielt Angelika die Hand auf die Verletzung, und als sie sie wieder wegzog, war von der Wunde nichts mehr zu sehen. Sie stand auf, nickte den staunenden Leuten freundlich zu und streichelte den Hengst. Sie flüsterte ihm etwas zu, dann schien sie eine Antwort zu erhalten.

»Der Bursche hat ihn zuerst getreten, ihr dürft ihm nichts tun«, sagte sie zu ihrem Vater, der herbeigeeilt kam und sie von dem riesigen Pferd wegzerren wollte. Sie umarmte den Hengst, und dieser legte seinen Kopf an ihre Schulter. Ihr Vater schaute sie durchdringend an, dann nickte er ihr zu. Er vertraute ihr, auch wenn er nicht gesehen hatte, was geschehen war.

Wie ein Lauffeuer verbreitete sich die Nachricht von der Wunderheilung. Als der Arzt endlich eintraf, sah er zwar das viele Blut und die bleiche Gesichtsfarbe des Pferdeburschen, konnte aber keine Anzeichen einer Verletzung feststellen. Und doch behaupteten die Umstehenden, daß sie eine Wunderheilung miterlebt hätten.

Voller Erregung berichtete der Arzt Angelikas Eltern von diesem unglaublichen Vorfall. Angelikas Eltern waren sehr erstaunt über dieses Geschehnis.

Als man Angelika fragte, ob sie etwas mit dieser Geschichte zu tun habe, sagte sie schlicht und einfach: »Ja.«

Sie konnte nicht erklären, was sie getan hatte, sie hatte einfach nur Licht in den Körper gesandt. Die Seele des Burschen war noch lange nicht bereit gewesen zu gehen, deshalb war es ihr leichtgefallen, die natürliche Ordnung des Körpers wiederherzustellen.

Lange saßen die Eltern noch da und versuchten, zu verstehen, was geschehen war, aber sie kamen zu keinem Ergebnis. So gingen sie zu Angelika, um noch einmal mit ihr zu sprechen.

»Mein Kind, hast du diesen Mann wirklich geheilt?«

»Nein, Vater.«

»Aber du hast doch dem Doktor erzählt, daß du etwas mit diesem Vorfall zu tun hattest.«

»Ja, Vater.«

»Kannst du mir sagen, was wirklich geschehen ist?«

»Ich sah, wie die Seele dieses Mannes den Körper verlassen wollte. Da die Menschen so sehr leiden, wenn einer der Ihren stirbt, habe ich die Seele gebeten, in dem Körper zu bleiben. Ich habe ihr Energie zugeführt, damit sie wieder Kraft hat, die Heilung zu vollziehen. Nicht ich habe den Mann geheilt, sondern seine Seele. Das ist alles.«

»Ich vertraue dir, Angelika, auch wenn ich es nicht verstehe«, sagte ihr Vater. »Soll ich den Stallburschen entlassen, geht er immer so grob mit den Tieren um?«

Angelika lächelte.

»Gib ihm noch eine Chance, vielleicht hat er etwas gelernt«, meinte sie, dann umarmte sie ihre Eltern. Sie hatte sie gut ausgewählt, dachte sie bei sich, verständnisvoller könnten sie gar nicht sein.

Als sich das Mädchen am nächsten Morgen im Park bei ihren Blumen aufhielt, sah sie eine ältere Bedienstete, die sich ihr zögernd näherte. Angelika sah sofort, daß diese Frau große Sorgen hatte. In ihrer Aura war ein großes Loch, aus dem die Energien abflossen. Freundlich winkte sie die Frau näher und fragte sie: »Kann ich etwas für Sie tun?«

»Ich weiß es nicht, gnädiges Fräulein, aber man hat mir gestern von einem Vorfall berichtet, bei dem Sie einem jungen Mann geholfen haben. Vielleicht können Sie mir auch helfen. Mein rechtes Auge ist blind, und jetzt verliere ich auch die Sehkraft auf meinem linken Auge. Wenn ich nichts mehr sehe, kann ich nicht mehr arbeiten und die Arztrechnungen für mein krankes Kind nicht mehr bezahlen. Da dachte ich . . . ich meine, wenn es Ihnen möglich ist . . . vielleicht könnten Sie mir helfen?«

Angelika berührte mit ihren Händen ganz sanft die Augen der Frau.

»Beten Sie jetzt zu Gott, und bitten Sie um Heilung!«

Die Frau kniete nieder und sprach ein inbrünstiges Gebet, während Angelika ihre Augen berührte. Als die Frau ihr Gebet beendet hatte, zog Angelika die Hände weg, und die Frau konnte wieder mit beiden Augen sehen. Voller Dankbarkeit wollte sie die Hände des begnadeten Mädchens küssen, aber Angelika hielt sie davon ab.

»Nicht ich habe Sie geheilt, sondern allein Ihr Glaube an Gottes Liebe. Deshalb danken Sie ihm, und gehen Sie hin in Frieden.«

Sie nickte der Frau noch einmal freundlich zu und entfernte sich ruhig. Die Frau aber weinte vor Freude und Glückseligkeit.

Als auch dieser Vorfall bekannt wurde, kamen immer mehr Hilfesuchende zu Angelika. Die Eltern versuchten alles geheimzuhalten, aber es war schon zu spät. Angelikas Vater wurde sogar von einem Freund angesprochen und so lange bedrängt, bis er erlaubte, daß dieser mit Angelika zusammenkam.

Bei dieser Gelegenheit wurden endlich auch die Eltern Zeugen einer Heilung. Sie waren sehr beeindruckt und sahen ihre Tochter von nun an mit ganz anderen Augen. Trotzdem waren sie sehr besorgt um ihre Tochter.

Doch Angelikas Ruf verbreitete sich wie ein Lauffeuer, immer mehr Hilfesuchende fanden sie. Meist waren es Menschen, die bereits sehr viele Ärzte konsultiert hatten und die von der Medizin bereits aufgegeben worden waren. Oftmals konnte Angelika ihnen helfen, sie bat dann die Seele, vollständig in den Körper einzuströmen, und sandte Licht durch ihre Hände.

Es gab aber auch Fälle, bei denen das Mädchen den Menschen riet, ihre Seele nicht mehr an einen kranken Körper zu binden. Sie nahm ihnen die Angst vor dem Tod, und so konnten sie endlich diese Welt verlassen. Der Andrang der Heilsuchenden wurde immer größer. Angelika empfing ihre Gäste in einem Gartenpavillon und half ihnen bei seelischen, geistigen und körperlichen Krankheiten. Viele ihrer Gäste brachten Geschenke mit oder boten ihr Geld an, aber Angelika lehnte jede Gabe strikt ab. Sie habe nicht geheilt, und deshalb stehe ihr auch keine Bezahlung zu, egal in welcher Form, sagte sie. Wollten die Menschen Gott für ihre Heilung danken, so sollten sie ihre Geschenke den Armen geben. In der Stadt gebe es ein Waisenhaus, das froh über eine Spende wäre. Da Angelika standhaft alle Gaben abwies, wurde das Waisenhaus so überreich beschenkt, daß die vielen Kinder endlich genügend zu essen hatten.

Angelika selbst wurde allerdings immer dünner und blasser. Sie wurde weiterhin zu Hause unterrichtet, besuchte die Lerngruppe und hielt sich immer öfter in den Ställen bei den Pferden auf. Wieder sorgten sich ihre Eltern sehr, doch immer, wenn sie Angelika baten, sich nicht mehr um so viele Menschen zu kümmern, winkte sie ab.

»Dazu bin ich hier, das ist meine Aufgabe, und Gott gibt mir die Kraft dazu«, sagte sie nur. Doch eines Tages wurde sie während einer Behandlung ohnmächtig.

Der Arzt, der hinzugerufen wurde, stellte einen lebensbedrohlichen Erschöpfungszustand fest. Angelikas Nieren arbeiteten nur noch unzulänglich, und ihr Herz war sehr schwach.

Sie wurde auf der Stelle in ein Krankenhaus eingeliefert, dort brachte man sie auf die Intensivstation und legte ihr einen künstlichen Zugang, durch den sie Nährflüssigkeit und Medikamente erhielt.

Während sie still dalag und ihre Eltern händeringend an ihrem Bett saßen, schwebte sie mit einem Teil ihrer Energie hoch zum Himmel.

* * *

»Ich habe dich zu mir gebeten, weil wir etwas klarstellen müssen«, hörte sie auf einmal die Stimme des lieben Gottes.

Das kleine Engelchen, denn als solches nahm sie sich nun wieder wahr, senkte den Kopf. Angelika hatte etwas falsch gemacht, dachte es, oje, hoffentlich war der liebe Gott nicht böse.

»Liebstes kleines Engelchen, wir hatten ausgemacht, daß du die Menschen an das Licht erinnerst und ihnen zeigst, daß man keine Angst zu haben braucht. Wir haben nicht vereinbart, daß du die gesamte Menschheit heilst! Zeige ihnen ihr eigenes Licht, dann brauchst du nicht soviel von deiner eigenen Kraft zu geben, und du hilfst ihnen, sich selbst zu helfen. Zeig ihnen, wie sie mit mir in Kontakt treten können, dann erreichst du viel mehr und bleibst gesund. Willst du das für mich tun?« fragte der liebe Gott und strich dem Engelchen gütig lächelnd über den Kopf. Das Engelchen senkte den Kopf erneut. Ach je. Der liebe Gott hatte recht. Anstatt den Menschen zu zeigen, daß sie keine Angst zu haben brauchten, hatte es versucht, alle zu erlösen und zu retten. Aber das war nicht der Grund gewesen, weswegen es auf die Erde gegangen war.

»Aber wie kann ich den Menschen ihr eigenes Licht zeigen?« fragte das Engelchen und sprach damit seine Gedanken laut aus. Erschrocken hielt es sich die Hand vor den Mund.

Der große Erzengel trat herbei.

»Wenn du erlaubst, dann zeige ich dem kleinen Engelchen, was es wissen muß«, sagte er zum lieben Gott und verneigte sich tief. Der liebe Gott nickte.

Glücklich umarmte das kleine Engelchen den großen Erzengel, es hatte ihn sehr vermißt. Dann schwebten sie zusammen zu der Wolke, auf der das kleine Engelchen früher immer gelegen hatte.

»Weißt du, wenn du ein Engelchen bist, dann hilft es sehr, wenn du den Menschen Licht und Energie schickst. Bist du aber selbst ein Mensch, dann mußt du dich auch um dich selbst kümmern, dann hast du eigene Bedürfnisse und bist für deinen Körper und für dein Wohlbefinden verantwortlich.«

»Aber wie kann ich die Menschen daran erinnern, daß sie eine Seele haben, daß sie sich das Licht direkt von euch und von Gott schenken lassen dürfen?« fragte das kleine Engelchen und verzog sein Gesicht.

»Ich weiß es auch nicht, kleines Engelchen«, seufzte der Erzengel. »Ich denke, das Wichtigste ist, daß du dich um dich selbst kümmerst und dich an dein eigenes Licht erinnerst – dann sehen wir weiter. Sag uns Bescheid, wenn du es herausgefunden hast, bis jetzt hat noch niemand dieses Rätsel gelöst«, sagte er ernst.

Das kleine Engelchen war enttäuscht, mit dieser Antwort konnte es nichts anfangen. Aber natürlich konnte es der Erzengel nicht wissen, er hatte ja keinen Körper.

»Ich werde also die Erde und die Bedürfnisse der Menschen studieren, so wie ich den Himmel studiert habe«, sagte das Engelchen zu dem großen Erzengel und begann, sachte zur Erde hinabzuschweben und sich wieder mit seinem Körper zu verbinden. Es brachte sehr viel Heilenergie mit, damit sein Körper wieder genesen konnte.

»Ich werde zunächst einmal ein richtiger Mensch werden, dann sehe ich weiter.«

* * *

Angelika schlug die Augen auf und schaute sich um. Sie war allein, ihre Eltern hatten sie für kurze Zeit verlassen, um eine Tasse Kaffee zu trinken. Überall waren Schläuche, nebenan lag ein alter Mann und atmete röchelnd. Zu gerne wäre sie zu ihm gegangen und hätte ihm die Hände aufgelegt, doch das sollte sie ja nicht mehr machen, hatte der liebe Gott gesagt. Auf einmal kam ihr ein Gedanke.

Wie kam sie eigentlich auf die Idee, daß sie wissen müßte, was ein Mensch brauchte, um sich an das Licht zu erinnern? Hatte nicht jeder Mensch einen Schutzengel? Und war es nicht geradezu anmaßend, zu glauben, jeder brauche das gleiche und es genüge, daß sie, Angelika, daherkomme, um die Menschheit zu erlösen? Wenn es so einfach wäre, dann wäre sie längst erlöst, oder nicht? Angelika schloß die Augen und bat den Schutzengel des Mannes neben ihr, mit ihr Verbindung aufzunehmen. Sie verneigte sich innerlich vor ihm und sagte: »Wenn es irgend etwas gibt, was dieser Mann und seine Seele brauchen, wenn ich etwas sagen oder tun kann, damit er sich an das Licht erinnert, keine Angst mehr hat oder damit das geschieht, was jetzt für ihn richtig ist, dann laß es mich wissen.«

Der Schutzengel des alten Mannes leuchtete auf, er freute sich sehr, das kleine Engelchen zu treffen. Noch nie hatte ihn jemand um Rat gefragt, dabei gehörte es zu seinen wichtigsten Aufgaben, dafür zu sorgen, daß der Mann bekam, was er brauchte.

»Bete für ihn, und atme ein paar Atemzüge mit ihm. Sag ihm, daß er nach Hause gehen darf und daß es gut ist. Er will gehen, hat aber Angst, sei einfach bei ihm, dann fühlt er sich nicht so allein. Weißt du, wenn die Menschen Angst haben, brauchen sie meistens die Gemeinschaft anderer Menschen, menschliche Liebe und Nähe. Denn es ist immer der menschliche Anteil, der Angst hat, nie die Seele, und deshalb ist zumeist schlichte menschliche Anteilnahme nötig. Zeig ihm, daß du da bist. Alles andere weiß seine Seele sowieso, wenn sie diesen Körper verläßt. Das wirst du sicher auch bald erfahren.«

Angelika setzte sich vorsichtig auf, sie fühlte sich stark und zuversichtlich. Sie stand auf und tappte vorsichtig zum Bett des alten Mannes. Sie setzte sich auf den Besucherstuhl, der dort stand, legte ihre Hand auf seine und atmete ein paar Atemzüge mit ihm.

»Es ist alles gut«, sagte sie, »du darfst gehen, da oben ist Licht, und sie warten schon auf dich.« Dann ging sie zurück in ihr Bett. Das Röcheln wurde langsamer, dann setzte es aus, und der Mann begann, gleichmäßig und ruhig zu atmen. Angelika lächelte, und als ihre Eltern erschöpft und verängstigt in das Zimmer zurückkehrten, fanden sie sie wach, mit rosigen Wangen und aufrecht sitzend vor. Freudig umarmte Angelika ihre Eltern, dann bat sie um Vergebung für die Sorgen, die sie ihnen bereitet hatte.

Der alte Mann war in der Nacht sanft und friedlich entschlafen.

»Wenn die Ursache für die Krankheit verschwindet, dann können die Heilkräfte ungehindert wirken«, erklärte Angelika dem Arzt, als sie ihm die Hand schüttelte, und ließ ein kleines bißchen Heilenergie durch ihre Hand fließen, damit er spürte, worüber sie redete. Es war ein besonderer Arzt, einer von denen, die ihren Patienten wirklich helfen wollen und sich nicht zu schade sind, anzuerkennen, daß es einiges gibt, was sie nicht im Studium gelernt haben.

»Was machst du denn da?« fragte er verwundert und betrachtete seine kribbelnde Hand. Angelika schickte eine Frage zu seinem Schutzengel, eine ganz einfache. »Was braucht er?« fragte sie nur.

»Erzählt ihm, was du kannst, damit er es lernt«, antwortete der Schutzengel strahlend vor Freude, er war sehr groß und hell, weil der Arzt eine große Aufgabe zu erfüllen hatte und besonders viel Schutz brauchte.

* * *

Angelika traf sich nach einigen Tagen mit dem Arzt und erzählte ihm vom Licht und von den Engeln. Sie zeigte, wie sie Heilenergie durch ihre Hände schicken konnte, und sprach vor allem darüber, wie es sich für eine Seele anfühlte, wenn sie den Körper verließ. Der Arzt stellte sehr viele Fragen und weinte sogar, als er erfuhr, daß der Tod für die meisten eine echte Erlösung darstellte. Er hatte viele Menschen sterben sehen und sich immer gefragt, was nach dem Tod mit all der Liebe und der Güte geschah, die diese Menschen in sich trugen. Er lachte glücklich, als Angelika ihm zeigte, wie auch er die Heilenergie zu sich bitten und zum Wohle einer Seele anwenden konnte. Eine Woche später bat sie der Arzt, noch einmal ins Krankenhaus zu kommen. Er fragte sie, ob sie bereit wäre, einigen Schwestern vom Licht zu erzählen, ganz besonders den Schwestern, die auf der Kinderstation arbeiteten. Angelika nickte begeistert. Das war es, was sie zu tun hatte, denn so erreichte sie viel mehr Menschen, als wenn sie jeden einzelnen zu heilen versuchte!

Der Erzengel und der liebe Gott hatten Angelikas Mission hervorragend vorbereitet, und jetzt wußte sie auch, warum nun der Zeitpunkt gekommen war, dieses Wissen auf der Erde zu verbreiten. Erst jetzt waren die Menschen bereit und offen, die Botschaften zu hören, nun fiel alles, was sie sagte, auf fruchtbaren Boden.

Schon bald kamen immer mehr Menschen in das Krankenhaus und besuchten Seminare, welche die Ärzte und Schwestern anboten, und die Lehre vom Licht verbreitete sich immer weiter.

Im Schlaf besuchte das kleine Engelchen den lieben Gott, es holte sich Anweisungen und Kraft, und es erkannte, daß immer mehr Engel auf die Erde kamen, um ihre Botschaften zu verbreiten. Schon bald sah die Erde von oben aus wie ein von innen leuchtender, blaugrüner, strahlend schöner Planet – die dunklen Flecken verschwanden, und Frieden breitete sich aus. Die Seelen, die ihre Körper verließen, stiegen funkelnd zum Himmel empor, andere schwebten jauchzend herab und beseelten die neu entstehenden Körper. Es war eine Freude, das Kommen und Gehen zu beobachten.

* * *

Eines Nachts rief der liebe Gott das kleine Engelchen zu sich.

»Das hast du wunderbar gemacht, mein liebes Engelchen«, sagte er, »und weil du gar kein so kleines Engelchen mehr bist, erhebe ich dich, wenn du willst, in den Stand eines Erzengels.«

»Was muß ich denn da machen?« fragte das Engelchen unsicher – ein Erzengel, das war eine zu große Aufgabe, dachte es.

»Du bleibst hier oben und schickst sehr viel Energie zur Erde, die Energie, die die kleineren Engel brauchen, damit sie sie unter den Menschen verteilen können. Wie findest du das? Du weißt genau, was die Menschen brauchen, und kannst von hier oben aus viel besser wirken.«

Das kleine Engelchen ließ auf einmal die Flügel hängen. Das war eine wunderschöne, riesige Aufgabe und eine Ehre – es wollte ja Gott dienen, aber es liebte die Erde, es würde so gern zurückkehren und als Angelika weiter auf der Erde leben. Zögernd hob es den Kopf, da hörte es auf einmal schallendes Gelächter. Der große Erzengel stand neben dem Thron Gottes und wischte sich die Tränen aus den Augen.

»Ich hab es dir gesagt, lieber Gott, diese Engelchen kannst du nicht im Himmel halten, nicht einmal mit einer solch hohen Aufgabe!« sagte er lachend, und der liebe Gott lachte mit. Das Gelächter brauste durch den ganzen Himmel, und alle Engel stimmten mit ein. Das Innere der Erde leuchtete ganz besonders hell, und in dieser Nacht schwiegen alle Waffen, und es endeten viele Kriege.

»So groß ist deine Liebe zu den Menschen?« fragte der liebe Gott dann ernst.

»Nein«, sagte das Engelchen ebenso ernst. »So sehr liebe ich es, selbst ein Mensch zu sein. Ich finde es wundervoll, einen Körper zu haben und dennoch zu wissen, wer ich in Wahrheit bin und was es mit der Schöpfung auf sich hat. Ich danke dir für deine wunderbare Schöpfung, ich genieße sie, so sehr ich kann. Laß mich dir bitte auf der Erde dienen.«

»Nun, so sei es. Wenn du meine Schöpfung so sehr liebst, machst du mich sehr glücklich. Dann dienst du mir auf eine noch viel schönere Weise, denn du zeigst den Menschen nicht nur den Weg aus dem Körper heraus, sondern du zeigst ihnen, was ich gemeint habe, als ich sie schuf, du zeigst ihnen die Kraft und Lebensfreude, die sich auf der Erde verwirklichen will!«

Wieder lachte er und mit ihm die ganze Schöpfung. Der liebe Gott segnete das kleine Engelchen, dann schwebte es wie jede Nacht friedlich hinab zur Erde und freute sich auf den kommenden Tag mit all seinen spannenden, neuen Möglichkeiten.

ENDE

Teufelchen

Teufelchen

In der Hölle war der Teufel los. Ein neues Teufelchen war angekommen. Alle blickten voller Ärger auf diese Ausgeburt an Häßlichkeit. Die Eltern waren so wütend über ihren Satansbraten, daß sie sich den ganzen Tag nur zankten. Selbst der Fürst der Unterwelt schickte ein Mahnschreiben, das voll von Gehässigkeiten und Drohungen war. Die Nachbarn beschwerten sich ständig über den Krach, den das kleine Teufelchen machte. Die Eltern waren ganz verzweifelt und überboten sich an Schuldzuweisungen.

Alles war durch die Ankunft des kleinen Teufels in Unordnung geraten. Es war also genau so, wie es in der Hölle sein sollte.

Das kleine Teufelchen wuchs heran und gab sich überhaupt keine Mühe, etwas zu lernen. Es machte sich auch in aller Bösartigkeit daran, das Durcheinander in der Hölle zu vergrößern. Da es aber noch so klein und tolpatschig war, geschah es ihm leider auch ab und zu, daß es etwas richtig machte. Dann mußten es seine Eltern loben oder gar – o Graus! – liebkosen. Das machte das Teufelchen so froh, daß es seine ganze Schlechtigkeit zusammennehmen mußte, um wieder Unheil anzurichten.

Doch mit der Zeit fingen seine guten Seiten an zu überwiegen, und das Teufelchen war so unbeschreiblich glücklich, daß es sich nicht mehr teufelhaft benehmen konnte. Überall, wo es hinkam, wurde es liebevoll aufgenommen und gut versorgt. Mit der Zeit nahm seine Gutmütigkeit so zu, daß sich die Eltern dazu entschlossen, es zur Ausbildung in eine Satansschule zu schicken. Schließlich wollten sie nur das Schlechteste für ihr Kind, so wie es sich in der Hölle gehörte.

***

Am Anfang lief auch alles wie gewünscht. Der Lehrer war sehr wütend über die vielen Fehler, die dem Teufelchen unterliefen. Ganz im Sinne seiner Eltern und der teuflischen Schulordnung gab er ihm die schlechtesten Noten und versetzte es voller Schadenfreude in eine tiefere Klasse.

Aber es dauerte nicht lange, da fand das Teufelchen unter seinen Mitschülern viele Freunde, mit denen es sich zusammenschloß. Gemeinsam versuchten sie nun, ohne Aufsicht des Lehrers jede Menge Tohuwabohu anzurichten. Doch wie sie es auch anstellten und sich bemühten, immer kam bei ihren Streichen etwas Gutes heraus. Das hatte himmlische Folgen: Der Lehrer wurde immer freundlicher und verzieh ihnen ihre Nettigkeit. Dadurch konnten sie natürlich nicht in eine tiefere Klasse versetzt werden. Die Eltern waren begeistert von ihren Sprößlingen und lobten den Lehrer wegen seiner Tüchtigkeit. Allgemein herrschte Zufriedenheit, eine äußerst abträgliche Stimmungslage für die Hölle!

Die Eltern gingen zum Lehrer und bedrängten ihn. So konnte es wirklich nicht weitergehen. Deshalb setzte er seine gesammelte Garstigkeit ein, um diese Satansbrut vom Bösen zu überzeugen. Er entzog ihnen ihre rechtmäßigen Prügel und Kopfnüsse und sperrte sie stundenlang in einen hellen, sonnigen Raum. Doch es half alles nichts. Die kleinen Teufel fanden immer wieder Gelegenheit, Schabernack auszuhecken, der letztlich stets Erfreuliches zum Ergebnis hatte.

Als sich das Gute in der Schule immer stärker durchsetzte und sich die kleinen Teufelchen am Ende sogar richtig Mühe gaben, das Schöne anzunehmen, wurde dem Lehrer ein Kollege zugesellt, der wieder für ordentliche Unordnung sorgen sollte.

Dieser zweite Lehrer wurde immer gleich fuchsteufelswild, wenn er die freundlichen Teufelchen sah, er brüllte, tobte und drosch auf sie ein, daß die Funken flogen. Deshalb fing die kleine Satansbrut dann doch an, diesen Lehrer zu hassen, und vor lauter Wut auf ihn stellten sie die ungeheuerlichsten Sachen an. Die Lehrteufel waren nun wieder voller Haß und Ärger und konnten die Kinder in eine tiefere Klasse versetzen. Alles war wieder so, wie es sein sollte.

***

Durch die vielen ungerechten Bestrafungen und Rückstufungen, die gepaart waren mit bösem Tadel, konnte das Teufelchen eines Tages die Schule verlassen und wurde beim Fegefeuermeister zur Lehre gegeben. Der Meister war entsetzt über das schlechte Zeugnis seines neuen Lehrlings und gab erst nach langem Kampf die Einwilligung, den kleinen Teufel als Lehrling anzunehmen.

Das Teufelchen fand es fürchterlich langweilig, etwas zu lernen. Das machte seinen Meister so zornig, daß das Fegefeuer hoch aufloderte. Trotzdem sammelte das Teufelchen wie nebenbei immer mehr Wissen, so daß es ab und an mit dem Fegefeuer Experimente machte, wenn sein Meister es sich selbst überließ. Der Teufel betrachtete die Seelen, die im Fegefeuer schmorten und vor Verzweiflung erbärmlich schrien. Das fesselte ihn so sehr, daß er vergaß, die Feuerung mit Nachschub aus weißglühendem Zorn, flackernder Wut und kalter Verachtung zu versorgen. Das Jammern und Heulen der Seelen versiegte allmählich, und sie schienen sich sogar recht wohl zu fühlen. Das Feuer wurde immer matter, und nur noch hier und da war ein leiser Seufzer zu hören.

Das, was er da im verlöschenden Fegefeuer beobachten konnte, fand der neugierige Lehrling so spannend, daß er nicht merkte, wie sein Meister zurückkam. Dieser sah die verlöschende Glut und bekam sofort in einen gewaltigen Wutausbruch, mit dem er das Feuer wieder anfachte.

Dann nahm er den kleinen Missetäter zur Seite, um ihm ein großes Lob auszusprechen. Als er ihm seinen Fehler erklärte, war er zunächst ganz ruhig und machte seinem Lehrling klar, daß er den armen Seelen so etwas nicht antun dürfe. In der Hölle mußten Seelen nun einmal im Feuer schmoren, und seine Aufgabe als Fegefeuerlehrling war es, immer darauf zu achten, daß das auch so blieb. Nach und nach aber wurde der Meister wieder zorniger und stieß wüste Beschimpfungen und haßerfüllte Drohungen aus, was den Widerstand des kleinen Teufels reizte, bis die Fetzen flogen und dadurch das Fegefeuer hoch aufloderte. Der Fegefeuermeister fiel wieder in seine gewohnte Stimmung zurück, und alles war wieder in höllischer Unordnung.

Doch immer, wenn der kleine Teufel allein war, ließ er das Fegefeuer verlöschen, um zu sehen, wie sich die Seelen dann verhielten. Was dann geschah, schlug ihn derart in Bann, daß er nicht mehr davon lassen konnte.

Wenn das Fegefeuer an einer Stelle verlosch, dann glühten die Seelen dort erst noch ein bißchen nach.

Wenn sie abgekühlt waren, wurden sie auf einmal ganz bunt.

Was geschah mit den Seelen, wenn sie ganz bunt waren?

Er wartete weiter und beobachtete, wie die Seelen langsam nach oben schwebten. Das wurde ja immer aufregender! Und was machte eine Seele, wenn sie ganz oben war? – Sie löste sich auf und verschwand!

Als der Fegefeuermeister den kleinen Teufel bei seinem Treiben erwischte, erschrak er höllisch. Himmelhohes Entsetzen machte sich in ihm breit, und er fachte damit eine solch infernalische Feuersbrunst an, daß er damit alle aufgestiegenen Seelen wieder herunterholen konnte. Aber einige hatten sich doch schon aufgelöst und fehlten jetzt im Fegefeuer.

Der Meister nahm sich den Schlingel vor und erklärte ihm geduldig, daß er sich in einer Hölle nicht so artig benehmen durfte. Durch seine Experimente waren nun einige Seelen in den Himmel aufgestiegen und glücklich geworden. Das konnte man diesen Seelen aber in einer Hölle nicht gestatten. Sie mußten im Feuer winseln und klagen, wie es sich für schlechte Seelen gehörte. Wie er schon in der Schule gelernt habe, bedeutete jeder Flüchtling einen großen Gewinn für den Himmel, und deshalb wären seine Machenschaften mit den teuflischen Grundsätzen nicht zu vereinbaren.

Er habe nun die traurige Pflicht, sagte der Fegefeuermeister freundlich, den Fürsten der Unterwelt von diesem Glücksfall zu berichten, was bestimmt etwas scheußlich

Wunderbares zur Folge haben mußte. Einen Teufel, der so liebenswert wie er sei, dürfe man nicht frei in der Hölle herumlaufen lassen, denn das könne zu Frieden und Ordnung führen. Der Fortbestand der Hölle stand damit auf dem Spiel!

Der Höllenfürst hörte sich die Lobpreisungen des Fegefeuermeisters an und nahm sich dann den jungen Teufel vor.

»Was hast du dir eigentlich dabei gedacht, der Güte Platz im Reich der Finsternis einzuräumen? Du weißt doch, wie viele Vorteile das unserem Erzfeind bringt! Falls du mit dieser Art von Leben einverstanden bist, dann gibt es da allerdings eine Möglichkeit, wie du diesen Ordnungssinn ausleben kannst.«

»Nein«, schrie der kleine Teufel ganz außer sich, »ich will nicht in den Himmel!«

Doch der Höllenfürst tröstete ihn, indem er versprach, ihn lediglich zur Erde zu schicken.

»Dort kannst du prüfen, ob du das Gute oder das Böse leben willst, denn beides findest du dort. Wenn du dich für das Böse entscheidest, kannst du nach einiger Zeit wieder in die Hölle zurückkommen. Entscheidest du dich aber für die gute Seite, so müssen wir uns von dir trennen und dich in den Himmel aufsteigen lassen. Die Entscheidung liegt ganz bei dir. Auf jeden Fall wirst du unter den Menschen jede Menge Gelegenheit bekommen, beides kennenzulernen.«

Der kleine Teufel war sehr traurig und grämte sich über das Leben, das er nun auf der Erde führen sollte. Immer wieder grübelte er darüber nach, wie es dazu hatte kommen können. Er nahm sich fest vor, auf der Erde nur Böses zu tun, um recht bald wieder nach Hause in die Hölle zu kommen.

***

In seinem neuen Leben unter den Menschen fand er sich gar nicht zurecht. Das Handeln der Leute war immer auf das Gute gerichtet, zumindest auf das, was sie für gut hielten. Um das zu erreichen, strengten sie sich so sehr an, daß sie anfingen, darunter zu leiden.

Das war doch genau so, wie er es haben wollte!

Er nahm sich vor, sich ganz fürchterlich anzustrengen und über die Maßen böse zu sein, dann würde er sicher auch ungeheuer leiden und alle Menschen mit ihm.

Zuerst schien er auch zu erreichen, was er sich vorgenommen hatte. Die Menschen beäugten mißtrauisch seine häßliche Aufmachung und wiesen ihn angewidert ab. Das brachte den Teufel zur Weißglut, und er gab sich Mühe, die Ablehnung noch zu vergrößern. Das schien auch soweit gutzugehen, bis er eines Tages bemerkte, daß es einige kleine Menschen gab, denen sein Verhalten gefiel. Sie ahmten ihn nach und wurden auch recht bösartig. Aber sie litten nicht unter ihren Gemeinheiten, nein, diese bereiteten ihnen regelrecht Vergnügen.

Das hatte er natürlich nicht beabsichtigt. Er wollte ganz allein böse sein und unter seiner Garstigkeit auch recht ausgiebig leiden.

Diese jungen Menschenkinder waren nun aber teuflisch und hatten ihre Freude daran. Überdies setzten sie sich über den Ärger der Alten mit einem frechen Grinsen hinweg. Was war denn das für eine Art? Mit der Zeit gewöhnten sich die älteren Menschen an dieses Verhalten und hörten auf, sich darüber aufzuregen. Bald ahmten alle das böse Verhalten nach und hatten viel Spaß dabei.

Langsam zweifelte der Teufel an seinem Verstand. Jetzt fingen sogar die Zeitungen an, sich seiner bösen Machenschaften zu widmen und Loblieder auf ihn und seine Werke zu singen.

Das hatte er so nicht beabsichtigt! Er wollte doch gehaßt werden!

Aber je böser er wurde, je größer das Leid war, das er den Menschen zufügte, um so mehr wurde sein Verhalten gelobt und als nachahmenswert hingestellt. Er benahm sich so schlecht, wie er nur konnte, und tat immer genau das Gegenteil von dem, was man erwartete. Aber ganz egal, was er auch anstellte, den Menschen schien es zu gefallen.

Am Anfang hatte er die Menschen genau beobachtet und gesehen, daß die meisten nach Wohlstand strebten und jene unter ihnen, die ihn nicht erlangten, sehr unter ihrer Armut litten. Also hatte er sich unter die Elenden gemischt und den Ärmsten der Armen gespielt, um seiner Rolle als größter Leidtragender gerecht zu werden. Aber je ärmer er wurde und je mehr er darunter litt, desto mehr Menschen gab es, die sich seiner erbarmten und ihm halfen, aus seiner unglücklichen Lage wieder herauszukommen. Völlig unbekannte Leute wandten sich ihm zu und gaben ihm Kleidung und Essen, um seine Armut zu mildern.

So ging das natürlich nicht, denn er suchte schließlich sein Elend, um damit das Leid in der Welt zu vergrößern!

Er ging zum Angriff über und veranlaßte, daß die stets sensationshungrigen Zeitungen über ihn schrieben, seine Lebensumstände anprangerten und sie als das Widerlichste hinstellten, was man sich nur vorstellen konnte. Doch die Menschen beließen es nicht dabei, sich aus der Entfernung in seinem Leid zu suhlen, sondern setzten durch, daß allen armen Leuten geholfen und dem Leid ein Ende gemacht wurde.

Jetzt hatte er gerade das Gegenteil von dem erreicht, was er eigentlich wollte. Die Zeitungsberichte hatten ihn so bekannt gemacht, daß eine riesige Spendenflut bei ihm eintraf und er zu einem der reichsten Menschen wurde. Je reicher er wurde, desto mehr Achtung erwiesen ihm die Leute. Überall wurde er als Fürsprecher der Armen dargestellt, und seine steigende Bekanntheit ließ immer mehr Geld in seine Taschen fließen.

Als sich herumsprach, daß er die Spendengelder nur für sich beanspruchte und gar nicht die Absicht hatte, die Not und das Leid in der Welt zu verringern, da begannen die Menschen, naserümpfend mit dem Finger auf ihn zu zeigen und ihm die Tür zu weisen. Jetzt war er wieder in seinem Element! So wollte er es haben! Alle sollten ihn hassen und ablehnen!

Wieder spannte er die Zeitungen vor seinen Karren, um den Menschen voller Schadenfreude zu erklären, wie er das viele Geld durch seine teuflische Vorgehensweise erschlichen hatte. Alle stellten sich gegen ihn, und der Teufel tobte vor Wut, als er las, wie seine Heimtücke ans Licht gezerrt und bloßgestellt wurde. Er tat alles, um die Glut noch weiter anzufachen, so wie er es beim Fegefeuermeister gelernt hatte. Das brachte die Welt völlig in Aufruhr.

Aber nicht für lange Zeit, denn bald schon wendete sich das Blatt wieder zu seinen Gunsten, und einige Stimmen begannen erneut, ein Loblied auf sein Verhalten anzustimmen. Wieder wurde seine Anhängerschaft so groß, daß man ihn bald mit Ehren und Ämtern überhäufte. Gerade weil er den Armen nicht half, mußten sie sich selbst helfen und konnten sich nicht mehr auf die Unterstützung von außen verlassen. So entstanden Selbsthilfeorganisationen, und vielen armen Leuten gelang es, sich durch kleine, aber sehr wirksame Änderungen unabhängig von der Unterstützung anderer zu machen. Die jungen Leute fingen erneut an, ihn nachzuahmen, und bald war er wieder eine anerkannte Erscheinung, der man Lob zollte.

Das Teufelchen war reichlich verstört. Was sollte es nur tun? Es überlegte hin und her. Was hatte dazu geführt, daß seine ganze Bosheit doch das Gute zur Folge hatte?

Also machte er nun genau das Gegenteil von dem, was ihm dieses Glück eingebracht hatte. Er versuchte, seinen Reichtum zu verschenken. Aber das war gar nicht so leicht. Denn die Armen wollten das Geld nicht haben, weil sie ihm nicht trauten, und die Reichen witterten hinter diesem Verhalten ein neues Geschäft und versuchten nun gleichfalls, ihr Geld loszuwerden.

Als der Teufel nicht mehr wußte, wie er sein Geld zum Fenster hinauswerfen sollte, ging er in eine Spielbank, um es einfach zu verspielen. Er setzte sich an den ersten Spielautomaten und riskierte sein Pech. Aber welchen der Automaten er auch ausprobierte, sie spuckten nur Geld aus, statt es zu verschlingen. Er ging zu den Spieltischen und setzte ein riesiges Vermögen beim Roulett. Dabei wählte er die teuflischsten Zahlen, die das Brett bot, aber immer wieder gewann er. Seine Glückssträhne ließ ihn beinahe verzweifeln, und er wunderte sich, weil niemand ihn um das viele Geld beneidete.

Als er sich nicht mehr zu helfen wußte und der Geldhaufen vor ihm immer größer wurde, setzte er den ganzen Berg auf Schwarz und hoffte, daß ihn der Höllenfürst jetzt verlieren ließ. Alle Menschen aus dem Kasino liefen zusammen und beobachteten die Kugel, die über Gewinn oder Verlust eines solch riesigen Vermögens entscheiden sollte. Vor Spannung hielten alle den Atem an und verfolgten gebannt das Spiel. Als die Kugel dann zur Ruhe kam, schrie alles begeistert auf.

Schwarz hatte gewonnen!

In der Zeitung stand später: »Herr Teufel hat die Spielbank gesprengt!« – Wieder hatte er gewonnen, und alle gratulierten ihm zu seinem Erfolg.

***

Jetzt war der Teufel am Ende mit seinen Ideen. Er wollte ja gar nicht gewinnen. Das war nie seine Absicht gewesen. Warum lief ihm das Glück so hartnäckig hinterher? Die Hölle hatte gewonnen! Der Höllenfürst würde toben über diese Blamage! Oder würde er sich freuen? Was mußte ein Teufel in einer solchen Lage tun? Er war schon ganz verwirrt.

Geld war das Beste, was sich die Leute vorstellen konnten. Wenn ihnen die Hölle das wegnahm, dann mußte es doch eigentlich ein schmerzhafter Verlust für die Menschheit sein. Warum hatten sie sich aber alle gefreut? Sollte das Geld in der Hölle landen? Warum freuten sich die Menschen, wenn das Geld für böse Zwecke ausgegeben wurde? Sie gaben doch immer vor, so wohltätig und gut zu sein und das Schöne mehren zu wollen. Es war ein Widerspruch, wenn sie sich über seine gemeinen Machenschaften freuten. Er verstand die Menschen nicht.

Für Waffen hatte er schon sehr viel Geld ausgegeben und noch mehr damit verdient. Einen ganzen Krieg hatte er bezahlt. Selbst da hatten sich die Menschen gefreut, weil er die »richtige« Seite unterstützt hatte. Also unterstützte er auch die Gegenpartei, um sie wieder mächtig werden zu lassen. Aber selbst das hatte ihnen gefallen, weil er einem armen, geschlagenen Volk wieder auf die Beine half.

Alles, was er tat, war in den Augen der Menschen gut. Wie konnte er sie nur dazu bringen, ihn abzulehnen und mit Haß zu verfolgen? Er hatte so viel Schlechtes getan und nur Gutes geerntet. Dabei gab er sich so viel Mühe, das Böse in der Welt zu fordern!

Was konnte er nur tun, damit seine Saat des Bösen auch Früchte des Zorns hervorbrachte?

Er setzte sich hin und nahm seinen ganzen böswilligen Verstand zusammen. Was könnte er besonders Entsetzliches tun, um sich und die Menschheit leiden zu lassen? Alles, was ihm bisher eingefallen war, hatte ihm immer wieder Glück und Gewinn gebracht. Wenn ihm selbst nichts mehr einfiel, vielleicht sollte er einfach einen ganz gescheiten Menschen fragen, was denn das Schlimmste sei, was sich ein Mensch vorstellen könne.

Der erste, den er fragte, sagte ihm: Das Schlimmste für ihn sei es, krank zu werden.

Voller Gemeinheit machte der Teufel sich an diese neue Aufgabe. Er stiftete die Lebensmittelhersteller an, recht viele Schadstoffe statt guter und wertvoller Bestandteile unter ihre Waren zu mischen. Da er damit ihre Habgier anfachte, erreichte er auch, was er wollte. Die ganze Menschheit wurde durch die Schadstoffe krank. Und die Habsucht der Lebensmittelhersteller und ihrer Lieferanten wurde immer größer, die Lebensmittel immer giftiger. Er glaubte, endlich erreicht zu haben, was er wollte.

Doch die verseuchten Lebensmittel schmeckten den Menschen, und sie wurden süchtig danach. Deshalb aßen sie immer mehr davon, und das auch noch mit Genuß. Natürlich wurden sie davon krank, aber ihre Sucht nach den Giftstoffen wurde stetig größer. Und solange die chemische Industrie weiter genußreiche Gifte lieferte, wurde sie gelobt und in den Himmel gehoben.

Als er merkte, daß er so nicht weiterkam, nahm der kleine Teufel sich die Bauern vor. Er lieferte ihnen die gefährlichsten Dünger und Schädlingsbekämpfungsmittel, die er auftreiben konnte, um ihre Felder zu verseuchen, damit noch mehr Gift in die Nahrung gelangte.

Die Bauern freuten sich darüber und verspritzten das Gift mit großem Vergnügen über die ganze Erde. Obst und Gemüse wurden mit so viel Gift behandelt, daß es bald kaum noch einen richtig gesunden Menschen gab. Doch die meisten Menschen aßen die behandelten Früchte besonders gern, weil sie so schön aussahen und so groß waren, auch wenn sie fast nach nichts schmeckten.

Als dem Teufelchen klar wurde, daß auch das nichts half, lieferte es Giftstoffe an Tierärzte, damit sie das Vieh vergifteten. Doch die Tiere wurden dadurch immer schneller schlachtreif, weshalb man noch viel mehr von diesen Giftstoffen einsetzte, um Gewinn daraus zu schlagen.

Große Mengen Fleisch wurden in den Geschäften angeboten, und die Menschen freuten sich, daß sie so billig an ein scheinbar hochwertiges Nahrungsmittel herankamen.

Daß ihnen dieses Fleisch mehr schadete als nutzte, schienen sie nicht zu bemerken.

Durch die Schadstoffe wurden die Leute immer empfindlicher gegen jedwede Erreger, doch sie schützten sich mit Impfstoffen gegen die Krankheiten. Gift gegen Gift.

Im Laufe der Zeit lebte die halbe Menschheit nur noch durch die Chemie. Das, was sie noch vom Leben hatten, war eigentlich nicht mehr der Rede wert. Sie freuten sich jedoch und zäumten das Pferd von hinten auf. Sie glaubten, daß sie dank der Arzneien so lange lebten, mit denen sie ihren Leib in Wahrheit zusätzlich quälten. Sie litten zwar unter ihren Wehwehchen, aber niemand kam auf den Gedanken, die Finger von dem zu lassen, was krank machte. Sie hatten sich so an die Schadstoffe gewöhnt, daß sie sich ein Leben ohne Chemie nicht mehr vorstellen konnten.

***

Als das Teufelchen merkte, daß es wieder einmal in einer Sackgasse gelandet war, fing es an, den Leuten ihre Lieblingsspeisen wegzunehmen. Der kleine Teufel ließ durch Unwetter und Trockenheit ganze Landstriche verwüsten, damit eine Hungersnot ausbrechen sollte. Aber dann kamen aus ganz armen Ländern Lieferungen, welche die armen Länder reich machte und die Hungersnot in den reichen Ländern verhinderte.

Wieder mußte er sich etwas Neues einfallen lassen.

Er fing an, große Seuchen über die Viehbestände zu bringen. Aber auch da fanden die Menschen eine Lösung. Sie verkauften ihre kranken Tiere an Händler, die von dem

Fleisch Futtermittel herstellten. Auf diese Weise war der Verlust noch zu verkraften, und die Rechnung des Teufels war wieder nicht aufgegangen.

Also ließ der Teufel die Tiere, die das verpestete Futtermittel fraßen, auch krank werden und sterben. Da merkten die Menschen endlich, welch teuflisches Spiel mit ihren Lebensmitteln getrieben wurde. Aber sie hatten Verständnis mit den Bauern und ließen ihnen sogar Entschädigungen für ihren Verlust zukommen.

Wieder war der kleine Teufel ins Hintertreffen geraten!

Erneut ging er zu den Zeitungen und veranlaßte einen breit angelegten Feldzug, in dem er die Leute auf ihren erbärmlichen Gesundheitszustand aufmerksam machte. Da wurden die Menschen wach und suchten einen Schuldigen.

Der Teufel setzte ihnen verschiedene Möglichkeiten vor. Zuerst die Lebensmittelhersteller. Doch die durfte man nicht bekämpfen, weil das, was sie verkauften, ja so gut schmeckte und niemand darauf verzichten wollte. Dann gab es da die chemische Industrie, die diese Giftstoffe erzeugte. Aber auch diese konnte man nicht anklagen, weil sie ja die Medikamente lieferte, die man zur Bekämpfung der verschiedenen Krankheiten benötigte, die durch die schadstoffverseuchte Nahrung entstanden. Auch die Bauern bot der Teufel als Sündenböcke an, doch da fanden die Leute, daß diese durch ihre Verluste an verpestetem Vieh schon genug bestraft waren.

Als die Menschen merkten, daß sie niemandem die Schuld in die Schuhe schieben konnten, gewöhnten sie sich an ihre Krankheiten und erfanden immer wieder Krücken, mit denen sie ganz gut durchs Leben gehen konnten.

So kam der Teufel auch nicht weiter.

Er fragte einen anderen gescheiten Menschen, was denn das Schlimmste sei, was ihm geschehen könnte. Dieser behauptete dann: Das Schrecklichste für ihn wäre es, wenn er alles verlieren würde, Haus, Arbeit, Familie und Vermögen.

Das Teufelchen überlegte, wie er möglichst viele Menschen in eine solche Lage bringen konnte.

Am besten durch ein Erdbeben.

Aber wie konnte er die Erde so zum Wackeln bringen, daß möglichst viel zu Bruch ging?

Am besten durch Atombomben. Viele Bomben.

Also gab der Teufel das Geheimnis der Atombombe an jeden weiter, der es haben wollte. Dann stiftete er diese Leute immer wieder an, Atombombenversuche zu starten. Dadurch würden die Feinde abgeschreckt, und das Land könne großen Nutzen aus diesen Tests ziehen, wenn es die Ergebnisse auswerte.

Der Teufel wußte aber, daß die Erde ein sehr empfindsames Wesen ist und sich gegen diese Angriffe wehren würde. Überall in der Welt fing es nun an zu rumoren. Die Erde bebte, Vulkane brachen aus, die Wetterverhältnisse schlugen Purzelbäume, und alles geriet in Aufruhr. Ganze Städte wurden zertrümmert, und die Menschen verloren ihren Besitz oder starben bei den vielen Katastrophen. Natürlich war danach die Not am größten.

Das Teufelchen suhlte sich in dem Elend, das es ausgelöst hatte. Er glaubte, am Ziel zu sein.

Aber wie lange?

Schon nach ganz kurzer Zeit waren die ersten Hilfsmaßnahmen angelaufen. Bald waren die Menschen schon wieder dabei, sich ein neues Leben aufzubauen. Zeit zur Trauer um die verlorene Familie und das Vermögen gab es dabei wenig. Bei diesem Aufbau wurden wieder gute Geschäfte gemacht, wobei der Teufel, gegen seine Absicht, auch kräftig mitverdiente.

Ganz egal, was er anstellte, die Menschen fanden immer wieder einen Weg, um aus ihrem Unglück ein lohnendes Geschäft zu machen und sich darüber zu freuen. Fast war er beeindruckt, denn ihre Lebenskraft ließ sich nicht brechen – sie standen immer wieder auf!

***

Wieder überlegte das Teufelchen, was es sonst noch anstellen könnte, um den Menschen zu schaden. Aber es fiel ihm nichts mehr ein. Welche Maßnahmen es auch ins Auge faßte, alles ließ sich mit Leichtigkeit zum Guten wenden. Das machte es so niedergeschlagen, daß es in große Schwermut verfiel.

Endlich wieder einmal ein höllisches Gefühl!

Was war das? Er hatte ein höllisches Gefühl erzeugt? Aber wie? Wie hatte er das gemacht, daß er sich jetzt so grauenhaft fühlte?

Auf einmal wurde es dem Teufel klar: Er litt an seiner eigenen Unfähigkeit. Das war etwas, was er nicht ertragen konnte, und genau das versetzte ihn in einen erbärmlichen Zustand. Wäre das nicht ein herrlich gemeiner Trick, mit dem er die Menschen leiden lassen könnte? Er mußte ihnen nur erzählen, daß sie unfähig seien. Unfähig wozu? Der Antrieb, der hinter den Handlungen der Menschen steckte, war immer, das Gute zu erreichen. Also mußte man den Menschen beibringen, daß sie unfähig sind, das zu schaffen.

Das erwies sich als gar nicht so einfach für den kleinen Teufel, denn die Menschen waren so findig darin, sich aus einer verfahrenen Lage zu befreien und für ihr eigenes Glück zu sorgen.

So begann das Teufelchen einfach zu lügen, daß sich die Balken bogen. Und das Wunder geschah: Alle Menschen glaubten ihm. Eigentlich hatte er heftigen Widerstand erwartet – aber nichts dergleichen. Die Menschen sagten »ja« zu dem, was er ihnen auftischte, und fingen sofort an, etwas dagegen zu unternehmen. Ihre Hilfsbereitschaft verdoppelte sich. Viele Vergnügungsparks wurden gebaut. Die Maßnahmen zur Unterstützung der Schwachen wurden verdoppelt. Alle Menschen bemühten sich, das Glück ihrer Mitbürger zu vermehren.

Als es ihnen gelungen war, und alle Menschen das Glück gefunden hatten, hörte der Teufel aber nicht auf, das Feuer zu schüren. Da die Menschen so gutgläubig waren, nahmen sie auch diese Lüge als Wahrheit an und litten unter ihrem eigenen Glück.

Jetzt geht es ihnen genauso wie mir, dachte der Teufel schadenfroh, und fing an, die Menschen zu hassen. Was für ein teuflisch gutes Gefühl das war! Es schien, daß er endlich erreicht hatte, was er wollte.

Doch auch aus dieser Zwangslage fanden die Menschen erneut einen Ausweg.

Sie flüchteten in die Religion.

Das war genau das Gegenteil von dem, was der Teufel erreichen wollte. Der Erzfeind sollte nicht die Früchte seines Ränkespiels ernten. Deshalb gründete er selbst einige

Sekten, die unter dem Deckmantel der Frömmigkeit ihre Mitglieder bis aufs letzte Hemd ausbeuteten. Doch – es war zum Verrücktwerden! – die Menschen litten nicht darunter, wie er sich das gewünscht und vorgestellt hatte, sondern drängten ihm ihr Geld und ihre Arbeitskraft regelrecht auf. Sie warben sogar mit Eifer neue Mitglieder an, um seine Macht noch zu stärken. Was er auch Böses von den Mitgliedern seiner Sekten forderte, sie führten es gehorsam aus. Selbst wenn er von ihnen verlangte, sie sollten sich das Leben nehmen, gingen sie willig und freudig in den Tod.

***

Der Teufel verstand nun gar nichts mehr. Er hatte alles ausprobiert, was er an Tücke in der Höllenschule gelernt hatte. Und doch war er immer wieder dafür belohnt worden. Er war leider sehr glücklich über seinen Erfolg, und er begann zu ahnen, daß er wahrscheinlich nie mehr wieder in die Hölle zurückkehren konnte. Er war einfach nicht in der Lage, Unordnung zu schaffen. Wenn es ihm doch einmal gelang, dann fanden die Menschen stets neue Möglichkeiten, ihr Unglück so zu wenden, daß es in ihren Augen etwas Gutes hatte.

Als ihm klar wurde, daß er mit seinem Teufelslatein am Ende war, machte er sich Gedanken darüber, ob es ihm möglich wäre, mit dem Guten schlecht zu leben. Eine derartige Lebensweise ging dem Teufel allerdings gänzlich gegen den Strich, weil er ja nicht so erzogen worden war, aber wenn er sich Mühe gab, konnte er auch diese Art zu leben erlernen.

Er hatte versucht, das Böse zu leben, und dabei das

Glück gefunden. Nun versuchte er sich widerwillig am guten Leben und hatte auch dabei Glück. Wie er es auch anstellte, für ihn endete alles im Guten.

So gab das Teufelchen auf und ergab sich dem Glück. Mit der Zeit konnte es schon so gut damit umgehen, daß ihm dieser Zustand nicht mehr ganz so unannehmbar erschien. Es begann allmählich, sich zu freuen, wenn ihm etwas gelang, und alle Menschen freuten sich mit ihm.

Da es sich jetzt für die andere Seite entschieden hatte, gab es sich alle Mühe, das Gute zu mehren. Weil es nun seinen Erfolg liebte, setzte es immer mehr Kraft ein, um noch glücklicher zu werden. Aber genau zu dieser Zeit geschah es, daß es hin und wieder Pech hatte. Und das gefiel ihm auf einmal gar nicht mehr. Es versuchte alles, um wieder glücklich zu sein. Aber je mehr es sich darum bemühte, desto weniger Erfolg war ihm beschieden.

Es war am Boden zerstört. Es war ein Versager auf der ganzen Linie. Es taugte nicht zum Teufel, und als Engel, oder vielmehr als etwas, was ein Engel werden wollte, war es auch zu nichts nutze.

Also sagte es sich: Wenn ich mit dem Glück nicht richtig umgehen kann, dann muß ich es eben lernen. Wo kann ich am besten lernen, wie man ans Glück herankommt? Wohl in der Kirche. Die Vertreter dieser Anstalt versprechen jedem das Glück auf Erden und Seligkeit im Himmel. Sie müssen also wissen, wie ich ans Glück kommen kann.

Die Kirche war zwar einst sein Gegner gewesen, aber wenn es ihre Kunst lernen konnte, dann mußte es auch ihm schließlich leichtfallen, mit dem Glück umzugehen. Und so schloß es sich einer Religionsgemeinschaft an, in der es versuchte, ein guter und frommer Teufel zu werden.

In der ersten Zeit klappte das auch ganz ausgezeichnet. Alle waren zufrieden, daß sie aus einem alten Sünder einen kleinen Heiligen gemacht hatten. Sie waren sehr stolz auf ihn und seine Bekehrung, die sie ihrem eigenen Überzeugungseifer zuschrieben.

Das Teufelchen tat alles, was die Kirche von ihm verlangte, und wurde immer beliebter. Es war stolz auf seine Leistungen und begann, diese seinem alten Ich völlig entgegengesetzten Verhaltensweisen und Gefühle hinzunehmen. Es hätte sich eigentlich gar nicht so gegen das Gute zu wehren brauchen, denn man konnte sich mit der Zeit durchaus daran gewöhnen. Nur das Wissen, nicht mehr zu den Seinen in die Hölle zu dürfen, störte den kleinen Teufel. Ansonsten war alles eitel Sonnenschein.

Er dachte sich immer wieder neue Sachen aus, wie er die Wünsche der Kirche erfüllen und ihren Ansprüchen genügen konnte. Er baute mit seinem riesigen Vermögen in ihrem Namen Schulen und andere gemeinnützige Einrichtungen. Durch diese Zuwendungen schmolz sein einst riesiger Besitz unerbittlich zusammen. Doch die Kirchenmänner schienen das nicht zu bemerken, denn sie verlangten immer mehr von ihm. Als aufrechter Anhänger seines Glaubens gab er schließlich auch noch den letzten Rest, mit dem die Kirchenobersten ein neues Kloster bauten. Er durfte bei der Einweihung anwesend sein, und seine Freigebigkeit wurde während der Festrede gelobt. Sie versprachen ihm Gottes Segen für seine Güte und ewige Glückseligkeit, wenn er in den Himmel käme.

Mit dem wenigen Geld, das ihm noch geblieben war, ging er in eine Spielbank, um neuen Reichtum zu gewinnen. Dort verlor er aber alles schon am ersten Automaten.

Jetzt hatte er nichts mehr zu gewinnen und nichts mehr zu verlieren. Weder der Himmel noch die Hölle hatten noch etwas von ihm zu erwarten. Deshalb war ihm auch nicht klar, wohin er eigentlich gehörte. Also überlegte er sich, wer wohl am ehesten bereit sein würde, ihn aufzunehmen. Da die Kirche behauptete, sie fange auch die Ärmsten und Erbärmlichsten auf, ging er zu einem ihrer Vertreter, bei dem er einen großen Teil seines Vermögens gelassen hatte, und bat ihn um eine kleine Unterstützung. Aber der Mann war der Meinung, daß Armut eine Tugend sei, und gab ihm nur eine wäßrige Suppe.

Das betrübte den Teufel sehr, aber er gab die Hoffnung nicht auf. Es gab so viele Menschen, denen er geholfen hatte, als er noch reich war, da würde er bestimmt Hilfe finden. Als er früher seine Spenden überbrachte, hatte man ihm vielerorts versichert, daß man sich ihm gegenüber als großzügig erweisen werde, wenn er einmal in Schwierigkeiten stecken sollte. Jetzt war er in Schwierigkeiten und hatte Gelegenheit, die Beteuerungen zu überprüfen. Wo er aber erschien, alle hatten eine Ausrede parat, warum sie gerade in diesem Augenblick keine Möglichkeit hatten, sich bei ihm zu revanchieren.

All das Geld, das er zur Mehrung des Guten gegeben hatte, war in einem großen Loch versackt und kam nicht mehr zum Vorschein. Als es ihm gar zu schlecht ging, klopfte er an die Pforte des Klosters, das von seinem letzten Geld erbaut worden war. Er bat den Oberen, dort aufgenommen zu werden, damit er auch weiterhin Gott dienen konnte. Er sei ohne jeglichen Besitz. Da diese Tugend von allen Klosterbrüdern verlangt werde, habe er jetzt die richtige Voraussetzung für einen Eintritt in diese Gemeinschaft.

Doch der Leiter des Klosters belehrte ihn sogleich eines Besseren. Wenn ein Bruder in ein Kloster aufgenommen wurde, mußte er eine Aussteuer mitbringen, mit der dann sein Lebensunterhalt bestritten wurde. Wenn er also keinen Heller mehr besaß, konnte er nicht mehr mit einer Aufnahme im Kloster rechnen. Der Teufel war bekümmert, weil sein Bittgesuch abgelehnt wurde.

Verzweifelt, wie er war, klapperte er sämtliche Kirchenfürsten ab, die er einst gekannt hatte, um wenigstens einen kleinen Teil seiner Spenden wieder zurückzubekommen. Aber sie wiesen ihn kaltherzig ab, verhöhnten und verspotteten ihn, so daß er sich ganz klein und armselig vorkam. Er war bitter enttäuscht von der Kirche, die ihn so schmählich im Stich ließ, nachdem er so großzügig gewesen war.

Trotz allem ließ er nichts unversucht, um wieder Erfolg zu haben. Früher hatte er dieses Glück mit Leichtigkeit errungen, jetzt mußte er sich abplagen und schaffte es doch nicht, seine Erwartungen zu erfüllen. Das Gefühl seiner Unzulänglichkeit setzte ihm so zu, daß er schließlich schwer krank wurde. Endlich hatte er erreicht, was er wollte – die Menschen zeigten ihm ihre schlechtesten Seiten. Er hätte einfach nur bedürftig sein und um Hilfe bitten müssen, dann hätte er diesen Zustand gleich erreichen können, dachte er bitter. Was konnte er daraus lernen? Welche merkwürdigen Gesetze wirkten hier? Dieselben Menschen, die ihm so bereitwillig gefolgt waren und die ihn mit mehr Geld unterstützt hatten, als er ausgeben konnte, ließen ihn jetzt, wo er verzweifelt auf Hilfe angewiesen war, im Stich. Vielleicht war es die echte Verzweiflung, die ihn so einsam werden ließ, dachte er. Solange das alles ein Spiel war, hatte es immer wieder Wege gegeben, doch nun wurde es Ernst, er hatte sich im Leben auf der Erde verfangen, war heimatlos geworden, gehörte weder zum Himmel noch zur Hölle. Vielleicht war das der Punkt, vielleicht brauchte jedes Wesen eine geistige Heimat, der es diente, selbst wenn es die Hölle war?

***

Lange Zeit lebte das Teufelchen in einem Dämmerzustand vor sich hin, bis es dem Tod sehr nahe kam. Da kam es ein wenig zu sich und überlegte, was denn jetzt mit ihm geschehen würde. Kam es nun wegen seiner Missetaten in die Hölle oder wegen seiner Mildtätigkeit in den Himmel? Es war ihm auch nicht klar, wohin es wirklich wollte. Eine Seite war ihm so recht wie die andere. Auf beiden hatte der Teufel das Gute wie auch das Schlechte erfahren. Ganz egal, wo er landen würde, alles war richtig und falsch, gut und böse. Aber alles war zu ertragen, solange man nicht dagegen war. Trotzdem hätte er natürlich gerne gewußt, wo er willkommener war.

Als er mit seinem Nachdenken zuviel Kraft verlor, ließ er es sein. Es wurde ihm gleichgültig, was geschah oder was da kommen sollte.

Da erkannte er plötzlich, in was für einer vorteilhaften Lage er sich befand. Er brauchte sich nicht mehr anzustrengen, um in den Himmel zu kommen, und auch nicht mehr, um in der Hölle zu landen. Er brauchte nur noch er selbst zu sein und das zu tun, was ihm gefiel. Alles war ihm gleich viel und auf gleiche Weise annehmbar. Als es ihm gerade anfing, so richtig zu behagen, stand auf einmal der Tod vor ihm. »Oh, Gevatter Tod«, sagte der kleine Teufel, »kommst du, um mich von diesem Erdendasein zu erlösen?«

»Wenn du es willst«, sagte der Tod und klapperte mit den Gelenken.

»Wenn ich es will? Habe ich denn ein Mitspracherecht?« fragte der Teufel und riß verwundert die Augen auf.

»Wer im Niemandsland ist, hat immer ein Mitspracherecht. Ihm kann keiner etwas befehlen.«

»Auch du nicht?«

Der Tod lachte. Dieses Lachen aus dem Munde des Todes hörte sich so irrwitzig und abwegig an, daß der kleine Teufel mitlachen mußte, ob er wollte oder nicht. Es war einfach zu komisch.

»Nein«, sagte der Tod, als sein Lachen verklungen war, »auch ich kann dir nichts befehlen.«

»Ich darf mich also ganz frei entscheiden?«

»Ja, das darfst du.«

»Worüber darf ich denn entscheiden?«

»Was jetzt weiter mit dir geschieht.«

»Du meinst, ob ich in die Hölle oder in den Himmel will?«

»Ja. Ganz egal, was du entscheidest, es wird nach deinem Willen geschehen.«

»Wenn ich jetzt sage, daß ich in den Himmel will, komme ich dann auch wirklich dorthin?«

»Ja, genau so, wie du es willst!«

»Wenn ich aber in den Himmel komme, werde ich dann auch mit Freude aufgenommen?«

»Ja, genau so, wie du es willst!«

»Machen sie es im Himmel auch so wie auf der Erde? Ich meine, daß sie mir alles Gute abnehmen und mir dann in den Hintern treten?«

»Ja, genau so, wie du es willst!«

»Das will ich aber nicht!«

»Dann wünsch dir doch etwas anderes!« sagte der Tod und ließ seine Knochen rasseln.

»Wenn ich mir wünsche, in die Hölle zu kommen, werde ich dann mit Haß aufgenommen?«

»Ja, genau so, wie du es willst!«

»Wenn ich dann etwas Gutes mache, schickt mich der Oberteufel dann wieder auf die Erde?«

»Ja, genau so, wie du es willst!«

»Langsam gehst du mir auf die Nerven, mit deinem ewigen ›Ja, genau so, wie du es willst!‹. Kannst du mir keine bessere Auskunft geben?«

»Nein, ich kann dir nur die Auskunft geben, die du haben willst.«

Das war zuviel für das arme, geplagte Teufelchen. Erbost riß es den Kerzenleuchter vom Nachttisch und warf ihn mit aller Kraft nach dem Tod. Dabei schrie es laut: »Scher dich zur Hölle, du altes Aas!«

Der Tod tat, wie das Teufelchen es verlangt hatte, und sie standen sofort vor dem Höllentor.

***

Zerberus, der große Höllenhund, stand am Eingang und fletschte die Zähne. Dabei drang ein drohendes Knurren aus seinem Bauch. Der Teufel war völlig überrascht und blickte den Tod erstaunt an.

Der Tod verneigte sich spöttisch: »Es geschah alles genau so, wie du es wolltest.«

Ein hämisches Grinsen huschte über sein Gesicht, und er löste sich in nichts auf.

Nachdenklich betrachtete der kleine Teufel die bissigen Gesichtszüge des grauslichen Köters. Die Gefühle, die in ihm aufstiegen, waren ihm sehr vertraut. Er ging auf die geifernde Bestie zu und streichelte ihr liebevoll über das zottige Fell. Dafür biß ihm Zerberus mit aller Gewalt in den Arm. Der Teufel atmete auf.

Endlich wieder in der Hölle, endlich wieder zu Hause!

Er öffnete das Höllentor, wobei ihn Zerberus fast zerfleischte, und ging schnurstracks zu seinen Eltern. Diese standen mißtrauisch vor ihrem Haus und blickten dem Ankömmling grimmig entgegen. Doch das Teufelchen ging auf sie zu und nahm sie zärtlich in die Arme. Sie wehrten sich mit aller Gewalt und mit noch mehr Geschrei gegen diese freundliche Behandlung, so daß bald die ganze Nachbarschaft zusammengelaufen war, um schadenfroh zuzusehen, was da geschah.

Der kleine Teufel freute sich sichtlich und begrüßte die ganze Nachbarschaft von ganzem Herzen. Das vergrätzte die ganze Teufelei so sehr, daß sie in einem vereinten Tobsuchtsanfall über ihn herfiel und ihn nach allen Regeln der Kunst verprügelte.

So hatte sich der Teufel seine Heimkunft vorgestellt. Jetzt hatte er endlich den besten Weg gefunden, wie er die Wut in der Hölle so richtig anfachen konnte. Völlig zerfleddert und abgerissen lief er zum Höllenfürsten und stellte sich breitbeinig vor ihn hin: »Hallo, du alter Ziegenbock! Ich hoffe, du bist zufrieden mit meinem Ausflug auf die

Erde. Ich soll dir auch viele Grüße vom Erzfeind bestellen, wir haben gute Geschäfte miteinander gemacht.«

Der Fürst der Unterwelt raste vor Zorn die Wände auf und ab, raufte sich die Haare und spuckte Gift und Galle.

»Du bist der größte Versager aller Zeiten«, tobte er, wobei ihm der gelbe Geifer aus den Mundwinkeln rann. »Wegen dir hat die Hölle auf der Erde einen guten Ruf bekommen!« keuchte er entsetzt.

»Ja, natürlich, das hast du doch auch so gewollt. Schau nur, wie schön wütend du dadurch geworden bist. Die ganze Hölle ärgert sich über meine Taten. Hast du dir von meinem Ausflug etwas anderes erwartet?«

»Ich wollte doch nur, daß du lernst, richtig böse zu sein. Daß du den himmlischen Stil hier einführen würdest, habe ich nicht erwartet. Du solltest nur lernen, zwischen Gut und Böse zu unterscheiden, sonst nichts.«

»Das habe ich ja auch gemacht, allerwertester Herrscher im Reich der Finsternis. Ich habe das Gute und das Schlechte kennengelernt.«

»Ja, aber was soll das mit den Wegen des Himmels in der Hölle? Das ist gar nicht teuflisch.«

»Und ob! Wie mir scheint, richte ich damit doch sehr viel Unordnung hier in der Hölle an. Seit ich hier angekommen bin, habe ich nur Ablehnung und Haß erfahren. Alles ist so, wie es auf deinen Wunsch sein sollte. Was willst du eigentlich noch?«

»Ja, aber das ist zuviel des Bösen. Viel zuviel! Wenn du so weitermachst, kann ja die ganze Hölle in die Luft gehen!«

Der Höllenfürst war am Ende seiner Weisheit angelangt. Er saß nur mit hängenden Schultern da und kam sich reichlich machtlos vor.

»Willst du mich für mein Verhalten wieder auf die Erde schicken?« erkundigte sich das Teufelchen verschmitzt.

»Nein«, schrie der Oberteufel entsetzt auf, »einen solchen Teufel kann ich der Menschheit nicht zumuten, was sagen denn die armen Seelen dazu? Sie würden sich am Ende noch freuen und sogleich in den Himmel aufsteigen.«

»Du kannst mich auch in den Himmel schicken«, schlug das Teufelchen hilfsbereit vor.

»Das kann ich auch nicht!« Der Fürst der Finsternis wußte nicht mehr ein noch aus. »Du bist ja viel zu böse, mit deinem scheinheiligen Getue.«

»Tja, und wo soll ich dann deiner Meinung nach hin?« Das Teufelchen feixte vergnügt.

»Ich weiß es auch nicht.« Der Höllenfürst riß sich vor Verzweiflung auch noch die letzten Haare aus. »Wir müssen dich wohl oder übel hierbehalten.«

»Dann ist ja alles in bester Unordnung. Das war es doch, was du dir gewünscht hast. Wenn du darüber nicht richtig böse sein kannst, dann freu dich doch. Vielleicht hilft dir das in deiner Lage.«

»Verschwinde, und laß dich nicht mehr bei mir blicken, du himmlischer Lump!«

»Mach's gut, Hinkefuß. Wenn wir beide Glück haben, werden wir uns noch öfter sehen. Auf jeden Fall wünsche ich dir einen schlechten Tobsuchtsanfall.« Er verneigte sich höflich und ließ einen vollkommen entnervten Oberteufel zurück.

Nun machte er sich auf, seinen Lehrmeister zu besuchen. Der hatte schon von seiner Ankunft gehört und war auf jede Art von Schabernack eingestellt. Als er ihn auf sich zukommen sah, fletschte er die Zähne wie Zerberus und knurrte auch so böse.

»Hallo, alter Fegefeuerlüfter, hast du auch während meiner Abwesenheit brav deine Seelen gequält?«

Auf eine solche Begrüßung war der Fegefeuermeister nicht eingestellt. War das jetzt gut oder schlecht, was der kleine Satansbraten da von sich gegeben hatte? Da er nicht wußte, wie er sich verhalten sollte, knurrte er nur weiter warnend vor sich hin und warf ihm wütende Blicke zu.

»Ab morgen komme ich wieder und helfe dir, das Fegefeuer zur Weißglut zu bringen. Das wird dir bestimmt gefallen, alter Feuerfuchs. Du wirst schon sehen, wie gut ich auf der Erde gelernt habe, alles auf Vordermann zu bringen. Du wirst genauso schreien wie die im Feuer. Der Oberteufel könnte ein Lied davon singen, wenn er sich das Singen nicht abgewöhnt hätte. Du kannst ihn ja einmal fragen, wenn du ihn triffst. Er ist restlos begeistert von meiner neuen Arbeitsweise.«

»Ich will dich hier nicht sehen. Such dir eine andere Stelle! Deine Methoden sind mir zu gut. So etwas kann ich am Fegefeuer nicht gebrauchen.«

»Schön hast du das gesagt. Also, ich komme dann morgen und helfe dir, damit du etwas von mir lernen kannst.«

Lange Zeit stand der Fegefeuermeister da und überlegte, was er von diesem Besuch halten sollte. In ihm war weder Wut noch Freude hochgestiegen. Er stand einfach nur da und wußte mit sich und der Hölle nichts mehr anzufangen. Erst als die Seelen aufhörten zu jammern, erinnerte er sich seiner Pflichten und ließ einen entsetzlichen Zorn in sich auflodern, der die aufgestiegenen Seelen wieder herunterholen sollte. Ein solches Malheur war ihm in seinem ganzen Teufelsleben noch nicht passiert. In ihm stieg ein fürchterliches Grauen vor dem kommenden Tag hoch. Was hatte dieses Miststück auf der Erde gelernt, daß er ihn in eine solche Lage bringen konnte? Es war ihm noch immer nicht klar, was da eigentlich geschehen war.

Die neue Art, wie man seine Mitteufel aus der Fassung bringen konnte, hatte durchschlagenden Erfolg. Die ganze Hölle stand Kopf, und es gab etliche Teufel, die glaubten, daß ihre Heimat durch diese geballte vernichtende Kraft bersten könnte.

Das tat sie aber nicht.

Denn die ganz kleinen Beelzebübchen und -mädchen begannen irgendwann, den »Erdteufel«, wie sie ihn nannten, nachzuahmen, weil sie ihn bewunderten. Zuerst wollte er sich dagegen wehren und, wie auf der Erde, allein seine höllisch-himmlischen Spielchen treiben. Aber als dann seine Anhängerschaft zu groß wurde, änderte er seinen Stil und fing an, seine kleinen Nachfolger zu lieben.

Überall, wo man die Schelme sah, ging es sittsam, liebevoll und ordentlich zu. Die Eltern dieser Teufelskinder rauften sich aus Verzweiflung die Haare. Viele liefen zum Höllenfürsten, um sich über die Machenschaften des Erdteufels zu beschweren.

Aber der Fürst der Unterwelt mußte seinen empörten Bürgern gestehen, daß er gegen dessen Vorgehen hilflos war. Viele verlangten von ihm, er solle den Erdteufel wieder dahin schicken, wo er hergekommen war, aber das ging auch nicht, denn das würde den guten Ruf der Hölle verstärken, was das Tohuwabohu noch größer machen würde.

Deshalb liefen viele der Eltern zum Erdteufel, um ihn

zu bitten, ihre Kinder wieder freizugeben, damit sie unanständige Verbrecher und unordentliche Satane werden konnten. Der Erdteufel aber lachte nur schadenfroh und sagte grinsend: »Bitte, wenn ihr eure Kinder wiederhaben wollt, so nehmt sie nur mit, ich habe nichts dagegen.«

Einer solchen Liebenswürdigkeit waren die Teufelseltern nicht gewachsen. Sie konnten ihre Kinder doch nicht kampflos mitnehmen, das war nicht teuflisch. Verdrossen zogen sie wieder ab, kochend vor Wut.

Der Erdteufel und seine Anhängerschar freuten sich diebisch über ihren Sieg.

***

Als sich das in der Hölle herumsprach, stießen noch viel mehr junge Teufel zu den Getreuen des Erdteufels und lernten, ordentlich und höflich zu werden. Bei ihren Eltern durften sie nicht gut sein, der Erdteufel aber erlaubte es ihnen. Doch weit mehr als das: Ob sie gut waren oder schlecht, er nahm sie so, wie sie waren und wie sie gerade sein wollten.

Der Fürst der Unterwelt berief eine außerunordentliche Versammlung ein, bei der er alle betroffenen Schattenreichsbürger zu sich befahl, um mit ihnen über die höllischen Zustände zu zanken. Das Häufchen erboster Teufel, das sich einfand, war aber recht klein.

Der Höchste aller Finsterlinge war entsetzt, als er sah, was der Erdteufel da angerichtet hatte. Fast seine ganze Anhängerschaft hatte er ihm abspenstig gemacht. Wie konnte er jetzt nur mit so wenigen wütenden Anhängern die regellose Unordnung in der Hölle wiederherstellen? Alle sprachen durcheinander und gaben ihm schlechte Ratschläge. Aber keiner war dabei, der einen so widersinnigen Einfall hatte, daß man damit das alte Durcheinander wiederherstellen konnte, um ärgerlich darin leben zu können.

Die Art und Weise, wie der Erdteufel es fertiggebracht hatte, das Gute zu benutzen, um das Böse zu erreichen, war so übersatanisch, daß dagegen kein Wutausbruch und kein noch so entsetzliches Donnerwetter etwas half. Alle zornigen Teufel schlossen sich dicht um ihren Gebieter und hatten Angst vor der Ordnung, die sich in der Hölle breitgemacht hatte.

Einige machten ihm zum Vorwurf, daß er selbst an ihrer Lage schuld sei, und liefen zum Erdteufel über. Eigentlich konnte sich der Höllenfürst eine solche Abwanderung nicht leisten. Er wütete hinter den Deserteuren her, um dafür zu sorgen, daß sie sich wieder ihm zuwandten. Aber es half alles nichts. Wieder einmal hatte der Erdteufel mehr Macht gehabt als er. Deshalb schickte er aufgebrachte Eltern zu seinem Gegner, um ihn von seiner guten Böswilligkeit abzuhalten. Aber der kleine Teufel lachte sie nur aus und schickte sie wieder zu ihrem Oberhaupt zurück.

Schließlich kamen die empörten Eltern auf die Idee, ihre Kinder mit List und Tücke vom satanischen Leben zu überzeugen. Aber die Kleinen lachten nur und sagten: »Was wollt ihr denn? Wir können doch mit unserem Verhalten in euch so viel Zorn und Haß erzeugen, wie ihr es in der Hölle noch nie erlebt habt. Wenn wir so würden wie früher, dann müßtet ihr uns ja wieder lieben.«

Beschämt mußten die aufgebrachten Eltern zugeben, daß sie in diesem Alter auch nicht soviel Wut auf ihre Eltern gehabt hatten. Wenn ihnen da ein Erdteufel diesen Trick gezeigt hätte, wären sie gleichfalls zu ihm übergelaufen. Jetzt aber waren sie schon zu alt, um sich noch umstellen zu können.

Niedergeschlagen gingen sie zum Oberteufel zurück und erzählten ihm von dem Gespräch, das sie mit ihren Kindern geführt hatten. Diesem lief die Galle über, und er verprügelte seine gesamte Gefolgschaft, bis er keine Kraft mehr hatte.

Er drohte allen Eltern, sie ins Fegefeuer zu werfen, wenn sie es nicht fertigbrächten, dem Erdteufel einige seiner Anhänger abspenstig zu machen. Er war endgültig am Ende seines Teufelslateins angelangt und überlegte, wie er die Hölle von diesem Pöbel befreien konnte. Alle Ratschläge, die man ihm dazu gab, waren schon ausprobiert worden, ohne Erfolg. Es gab nicht eine teuflische Tat, die man noch nicht durchgeführt hatte.

Es blieb also nur noch eines zu tun, der letzte Ausweg aus ihrer verfahrenen Situation: Sie mußten alle ihre Mißgunst zusammennehmen und die Hölle in die Luft sprengen. Wenn die Hölle nicht mehr von bösen Teufeln beherrscht würde, dann sollte sie die netten Teufel auch nicht haben.

Als sich die bösen Teufel zu diesem Entschluß durchgerungen hatten, waren sie endlich wieder einmal in ihrem Element und konnten ihre vernichtenden Kräfte zielstrebig einsetzen. Sie ließen dem Erdteufel eine Nachricht zukommen, zu welcher Schandtat sie bereit wären, wenn er mit seinem Unfug nicht aufhören würde.

Der Erdteufel lachte aber nur über diese Drohung und machte so weiter wie bisher. Einige seiner Anhänger, die noch nicht so ganz von seinem Weg überzeugt waren, liefen wieder in das Lager des Fürsten der Unterwelt über. Aber trotzdem war dessen Schar kläglich klein. Die Übergelaufenen wurden nach den Vorgehensweisen des Erdteufels ausgefragt, aber mit dem, was sie erzählten, konnten die bösen Teufel nichts anfangen. Also entschloß man sich nun schweren Herzens, die Hölle zum Bersten zu bringen.

Das war gar nicht so einfach, wie es sich anhörte. Alle überlegten angestrengt, wie sie die Hölle am schrecklichsten zerstören könnten. Es dürfte kein einziges Körnchen davon übrigbleiben, damit die Erdteufel-Anhängerschaft nicht auf den Gedanken käme, eine neue Hölle daraus aufzubauen. Mit Atombomben, wie sie die Menschen hatten, war die Hölle natürlich nicht in Brand zu setzen und zu vernichten. Dazu waren ganz andere Mächte erforderlich. Einer der Gefolgsleute des Höllenfürsten riet zu einer großen Sintflut, wie sie auf der Erde erfolgreich durchgeführt worden war, oder einem Höllenbeben. Aber der Fürst starrte den Ratgeber aus blutunterlaufenen Augen nur verächtlich an, weil sein Hinweis doch recht unteufelhaft war. Was für Möglichkeiten gab es denn noch? Zu guter oder schlechter Letzt – so genau wußten das nicht einmal mehr die Teufel selbst – kam der Fegefeuermeister auf die Idee, dem Fegefeuer so viel vernichtende Macht zu geben, daß es in die Luft flöge und alles mit sich risse, was teuflisch war.

Jetzt waren sie endlich auf dem richtigen Weg. Wenn die Hölle auf diese Weise vernichtet würde, wäre sie nicht mehr zu gebrauchen. Auch für den Erdteufel nicht.

Sie schickten ihm eine Nachricht mit einer allerletzten Aufforderung, nachzugeben. Doch er lachte von neuem über den guten Witz des Oberteufels und machte gerade so weiter wie gehabt. Die Gefolgschaft des Höllenfürsten mitsamt ihrem Oberhaupt tobte vor Wut und sprühte vor Haß. Am letzten aller gesetzten Termine marschierten sie zum Fegefeuer und waren fest entschlossen, die Hölle in die Luft zu sprengen.

Sie legten all ihre Wut und ihre zerstörenden Kräfte zusammen und schickten sie ins Fegefeuer. Das Feuer glühte erst rot, orange, gelb und wurde dann ganz weiß. Die Seelen schrien entsetzt auf und sanken immer tiefer. Das reizte den geballten Zorn der Teufel noch mehr, und sie gaben sich große Mühe, die Hölle mit dem Feuer zum Bersten zu bringen. Aber je mehr Mühe sie sich gaben, um so roter wurde das Feuer wieder. Ihre Vernichtungskraft wurde immer geringer, und die Hölle war noch nicht zersprungen.

Verzweifelt standen alle Anhänger des Fürsten der Unterwelt da und blickten auf ihren Gebieter. Hatten sie nur noch so wenig Macht, daß sie noch nicht einmal die Hölle in die Luft gehen lassen konnten? Der Höllenfürst war zutiefst verdrossen und wollte schon aufgeben und das Vorhaben abbrechen, da kam der Erdteufel an und stellte sich frech vor sie hin.

»Na, meine Lieben, wollt ihr die Hölle wirklich in tausend Teile sprengen?«

»Ja!« schrie erbittert der König des Schattenreichs und trat ihm aufgebracht mit seinem Pferdefuß vors Schienbein. »Ja, wir wollen die Hölle in die Luft sprengen, um sie von euch Ungeziefer zu befreien.«

Bei diesen Worten stand ihm Schaum vorm Mund und spritzte zischend in die Glut des Fegefeuers. Grüne und gelbe Rauchschwaden gar gräßlichen Gestanks verbreiteten sich und ließen die Hölle noch wüster erscheinen.

»Es scheint euch aber nicht zu gelingen, wie es aussieht«, bemerkte der Erdteufel schmunzelnd.

»Warte nur ab, du Schurke, wir werden schon einen Weg finden, um dich zu vernichten«, keifte der Fegefeuermeister und prügelte dabei in seiner Wut auf alles ein, was ihm unter die Fäuste kam.

»Du bist auch nicht mehr das, was du einmal warst. Wie mir scheint, hat deine schadenbringende Kraft ganz schön nachgelassen. Wenn du mich als Lehrling behalten hättest, wärst du jetzt nicht in einer solch aussichtslosen Lage«, belehrte ihn der Erdteufel.

Die Auseinandersetzung der beiden Parteien hatte das Fegefeuer wieder zur Weißglut gebracht, und der Fürst der Unterwelt hoffte, daß die Hölle durch ihren Kampf doch noch bersten würde. Aber immer wenn er glaubte, daß jetzt der entscheidende Punkt erreicht war, sagte der Erdteufel ein paar liebevolle Worte, und sofort wurde das Inferno wieder etwas erträglicher. Als der Höllenfürst sich schon geschlagen geben wollte, sagte der Erdteufel etwas so Unglaubliches, daß es allen den Atem verschlug.

»Sollen wir euch mithelfen, die Hölle zu vernichten?« erkundigte er sich höflich.

Eine solch bodenlose Gemeinheit hatte der Höllenfürst noch nie erlebt. Wahnwitziger Zorn übermannte ihn.

»Ja! Ja! Ja!« brüllte er entsetzlich laut, und seine grenzenlose Wut ließ die ganze Hölle erbeben. »Ja, ihr dürft mithelfen, die Hölle in die Luft zu sprengen!«

Der Erdteufel gab seinen Anhängern einen Wink, und auf seinen Befehl hin nahmen sie den letzten Rest ihres Zorns zusammen und schickten ihn ins Fegefeuer.

Es gab eine so gewaltige Explosion, daß es beinahe die

ganze Welt aus ihren Angeln hob und bis in die Grundfesten erzittern ließ. Als sich der aufgewirbelte Staub legte, sah man die bunten Seelen der liebevollen Teufelchen sanft und glücklich in den Himmel schweben.

ENDE

Der Heiler

Der Heiler

Es war einmal ein reicher Mann, der auf großem Fuße lebte und doch nicht ärmer wurde an Hab und Gut. Er besaß ein großes Haus, das man fast schon einen Palast nennen konnte, so prächtig war es ausgestattet. Es stand inmitten eines wunderschönen Gartens mit herrlichen alten Bäumen, Sträuchern und Blumenrabatten. An lauschigen Plätzen standen Pavillons mit Marmorstatuen oder Springbrunnen. Es gab auch einen kleinen Teich mit Seerosen und Schilf, auf dem tummelten sich die Enten.

Dieser Mann hatte eine große Dienerschaft, die ihm mit Eifer zu Diensten stand und aufgrund seiner Großzügigkeit keinen Mangel litt. Auch war er sehr beliebt bei seinen Freunden und Nachbarn, die gerne mit ihm plauderten oder rauschende Feste mit ihm feierten. Seine Familie verehrte ihn zutiefst und sorgte rührend für seine Bedürfnisse. Er hatte auch gute Geschäftspartner, die seinen Reichtum mehrten, ohne daß er sich darum kümmern mußte. Sein Einfluß in der Politik war beträchtlich, deshalb wurden seine weisen Ratschläge immer gerne gehört und auch beachtet.

Alles im Leben dieses Mannes stand zum Besten, und man hätte ihn um sein glückliches Dasein beneiden können, wenn es nicht einen Wermutstropfen gegeben hätte, der alle glücklichen Umstände zunichte machte.

Denn dieser Mann war schwer krank und von großen Schmerzen geplagt. Er wußte in seinem Schmerz oft nicht, ob es besser wäre, zu leben oder zu sterben.

Seine Hände und Füße waren voller schmerzhafter Gichtknoten, und die anderen Gelenke waren von Rheuma befallen. Sein Bauch war unmäßig angeschwollen, so daß ihn die schwachen Beine kaum tragen konnten. Stets mußten ihn zwei Diener beim Laufen stützen, und auch das war eine große Anstrengung für ihn. Schon nach wenigen Metern mußte er mit klopfendem Herzen und schwer atmend seiner Fülle auf einem bereitgestellten Schemel Ruhe gönnen.

Dieser arme reiche Mann war durch seine Krankheit so schwer mitgenommen, daß er an seinem Leben keine Freude mehr finden konnte. Das machte ihn niedergeschlagen, mürrisch und unleidlich, aber am wenigsten konnte er sich selbst leiden. Die Familienangehörigen und all seine Freunde und Bekannten, die ihn in solcher Stimmung nicht wiedererkannten, hatten schon oft versucht, ihm etwas Freude in sein Alltagsleben zu bringen. Aber wie sehr sie sich auch bemühten, nichts konnte ihn mehr aus seiner bedrückten Stimmung herausreißen. Schon viele berühmte Ärzte hatten an seinem Krankenlager gestanden, um ihre Kunst und ihre Mittelchen an ihm auszuprobieren, aber alle mußten betrübt, doch reichlich belohnt, wieder von dannen ziehen, weil keine ihrer Behandlungen Erfolg hatte. So fügte sich dieser arme reiche Mann resigniert seinem Schicksal. Wie eine dunkle, schwere Wolke hing das Leid über dem ganzen Anwesen, so daß man den Eindruck bekam, selbst die Blumen würden traurig die Köpfe hängen lassen.

Trotz des Reichtums fühlten sich alle Bewohner des Hauses niedergeschlagen und bedrückt. Viele von ihnen hatten schon versucht, einen Ausweg aus diesem Dilemma zu finden, waren aber kläglich gescheitert.

Eines Tages saß der arme Mann wieder einmal trübsinnig an seinem Fenster und sah den Enten zu, die sich auf dem Teich vergnügten und es sich gutgehen ließen. Ach, dachte er, ich würde meinen ganzen Reichtum hergeben, wenn ich nur noch einmal so unbeschwert glücklich sein könnte wie die Enten dort draußen auf dem Teich. Aber das ist wohl nur ein Wunschtraum. Er seufzte tief auf vor Kummer und Leid.

Da trat ein Diener ein und meldete die Ankunft eines Freundes, der von einer langen Reise zurückgekehrt war. Der arme Mann hieß den Diener, den Gast hereinzuführen, doch war er nicht glücklich über den Besuch, der eine Abwechslung in seinem trüben Alltag hätte sein können. Er wußte schon im voraus, daß der Besuch ihn viel zu sehr anstrengen würde, wenn sein Freund zu lange bliebe, was anzunehmen war.

Freudestrahlend und schwungvoll trat der Freund ein, blieb dann aber betroffen stehen, als er seinen Gastgeber erblickte. Er hatte ihn schon längere Zeit nicht gesehen, und die Erinnerung an ihn war die an einen kraftvollen, dynamischen Menschen. Aber auf den Anblick, der sich ihm jetzt bot, war er nicht vorbereitet gewesen. Er sah die tiefen Falten des Leids im Antlitz des Freundes, die bleiche Gesichtsfarbe, hörte die leise Stimme und spürte den schwachen Händedruck, als sie sich begrüßten.

Nur der Anflug eines kläglichen Lächelns lag um die Mundwinkel des Mannes. Die Bestürzung und das Mitleid des Ankommenden waren groß. Einen Menschen in einer solchen Verfassung konnte man nicht mit langen Reiseberichten unterhalten. Was für Möglichkeiten gab es denn sonst noch, seinen leidenden Freund zu erheitern?

Nach der herzlichen Begrüßung setzte er sich dem Freund gegenüber und berichtete ihm kurz von seiner Reise und dem großen Gewinn, den er daraus gezogen hatte. Bald schon aber merkte er, daß selbst dieser kurze Bericht seinen Freund ermüdete, deshalb lächelte er warmherzig und sprach: »Ich habe auch eine gute Nachricht für dich mitgebracht, die dir einen großen Gewinn bringen kann.«

Doch der Gastgeber winkte ab. »Ich bin an keinem Gewinn mehr interessiert, denn ich habe alles, was man sich wünschen kann, und doch bin ich nicht glücklich, wie du siehst. Ich habe gelernt, daß kein Reichtum der Welt einen Menschen glücklich machen kann, wenn er krank ist und große Schmerzen ertragen muß.«

»Ja, ich weiß, mein Freund, doch die Nachricht, die ich dir bringe, wird dich wieder glücklich machen können.«

»Was kann denn das schon sein? Meine Schmerzen kann man mir wohl damit auch nicht nehmen.«

»Vielleicht kann ich dir aber neue Hoffnung bringen, denn ich habe auf meinen Reisen einen Mann kennengelernt, der es fertigbrachte, Menschen zu heilen, die eine solche Krankheit hatten wie du.«

»Das kann ich mir nicht vorstellen. Ich habe die besten und berühmtesten Ärzte und Heiler hier im Haus gehabt und dafür mein halbes Vermögen geopfert. Jede Menge bittere Medizin mußte ich zu mir nehmen und mich Behandlungen unterwerfen, die mir höllische Schmerzen bereiteten. Nur um wieder gesund zu werden, habe ich alles klaglos über mich ergehen lassen, aber nichts hat geholfen. Auch dein Wunderdoktor wird daran wohl nichts ändern können.« Verdrießlich seufzte er auf und wischte sich den Schweiß von der Stirn.

»Du solltest die Flinte nicht ins Korn werfen, mein Lieber. Was ich mit diesem Heilkundigen erlebt habe, grenzt wirklich an Wunder. Ich habe selbst gesehen, wie er seine Patienten behandelt, und seine Erfolge sind so überraschend und bemerkenswert, daß er von vielen Ärzten wegen seiner Methoden angegriffen wird. Aber die Erfolge sind da, und zwar sichtbar! Menschen, die man auf Bahren zu ihm schaffte, konnten nach der Behandlung ohne fremde Hilfe das Haus verlassen und hatten ein Lächeln auf den Lippen. Mit vielen dieser Menschen habe ich gesprochen, und alle waren begeistert von seiner großen Weisheit und Erfahrung, die ihnen die Gesundheit und die Freude am Leben wieder zurückgegeben haben.«

»Glaubst du wirklich, daß er auch mich heilen kann? Nachdem alle Ärzte versagt haben, kann ich mir gar nicht mehr vorstellen, was für ein Gefühl das ist, wieder gesund zu sein. Ich glaube nicht, daß es überhaupt noch Hoffnung für mich gibt.«

»Ich bin felsenfest davon überzeugt. Wenn es jemand schafft, deine Krankheit zu besiegen, dann er. Mich hat er auch geheilt, als mich die Ärzte schon abgeschrieben hatten. Ich lag mit schwerem Fieber, hervorgerufen durch einen Schlangenbiß, darnieder. Der herbeigerufene Arzt konnte mir nicht helfen, weil er kein Gegenmittel hatte, um das Gift aus meinem Körper zu schaffen. Auch ein hinzugezogener Kollege wußte keinen Rat. Man gab mir noch zwei Tage zu leben, und so fühlte ich mich auch. Mein schwer kämpfender Körper hatte schon fast keine Kraft mehr, und ich wollte auch nicht mehr leben. Als meine Bediensteten das hörten, waren alle sehr traurig, und einer der jüngsten lief weinend davon. Aber er kam nach ein paar Stunden wieder zurück und hatte diesen Wundermann bei sich. Dieser sah mich nur an, fühlte meinen Puls und blickte mir in die Augen. Das war seine ganze Untersuchung. Er gab dann dem Diener den Befehl, ihn in die Küche zu bringen, wo er längere Zeit blieb. Dann kam er mit einigen Utensilien und Kräutern wieder zurück.

Zuerst gab er mir ein Glas warmes Wasser mit einem salzigen Geschmack. Dann verbrannte er Kräuter, und ich mußte den Duft einatmen. Anschließend kam der Koch und brachte einen Sud aus Kräutern, die man mir mit einer Kompresse auf den Schlangenbiß legte. Die Kompresse wurde stündlich erneuert und war sehr hilfreich. Meine Lebensgeister wurden wieder geweckt, und meine Widerstandskraft gegen die Krankheit wurde immer größer, weil alle diese Maßnahmen mir so wohltaten.

Der Koch bekam genaue Anweisung, wie er mich ernähren und welche Küchenkräuter er zur Behandlung meiner Wunde nehmen sollte. Auch wurde ihm ans Herz gelegt, mir genug von dem salzigen Wasser zu verabreichen, und er mußte dem Wundermann bestätigen, daß er eine größere Menge dieses besonderen Salzes im Hause hatte.

An drei Tagen wurde ich von dem Heiler besucht, dann konnte ich wieder gehen und ihn in seinem Haus aufsuchen. Dort habe ich die Menschen kennengelernt, die er behandelte, und die begeisterten Schilderungen ihrer Heilerfolge haben mich sehr beeindruckt.

Auch meine eigene Heilung war für mich wie ein Wunder, und als mich der Arzt nach einer Woche auf der Straße traf, konnte er es nicht fassen, daß ich noch am Leben war. Er wollte genau wissen, was ich getan hatte, um wieder zu genesen. Aber da mir in der Zwischenzeit sehr genau bekannt war, mit welchem Eifer die Ärzteschaft meinen Wunderheiler verfolgte, habe ich ihm nichts davon erzählt. Aber dir kann ich diesen Mann wärmstens empfehlen.«

Sein Gegenüber hatte mit großem Interesse und staunenden Augen zugehört. Von einem solchen Mann hatte er noch nie gehört, der mit Küchenkräutern eine lebensgefährliche Krankheit heilen konnte. Hoffnung glomm in seinem Herzen auf, und zaghaft fragte er: »Glaubst du, daß er auch zu mir kommt?«

»In drei Monaten will er der Nachbarstadt einen Besuch abstatten. Bei dieser Gelegenheit wollen wir uns wiedersehen. Wenn ich ihm dann von dir und deiner Krankheit berichte, wird er bestimmt herkommen, denn er ist ein barmherziger Mensch, der gerne hilft, wenn man ihn ruft.«

»Wenn dieser Doktor so berühmt ist und so große Erfolge hat, dann wird seine Behandlung bestimmt sehr teuer sein. Soll ich einen größeren Geldbetrag bereitlegen, um ihn zu bezahlen?«

»Nun, mein Freund, ganz ohne Gegenleistung hilft er nicht, besonders nicht bei den Reichen. Er fragt seine Patienten immer, was es ihnen wert ist, geheilt zu werden, und danach berechnet er seine Dienste. Aber ich habe auch schon beobachtet, daß er Menschen die Medizin und die Nahrungsmittel mitbrachte, obwohl kein Geld dafür vorhanden war. Das setzt natürlich voraus, daß die reichen Patienten, wie du und ich, mehr bezahlen, um so die Bedürftigen zu unterstützen.«

»Das ist wirklich ein sonderbarer Heiliger«, sagte der Gastgeber und schüttelte verwundert den Kopf.

»Ja, du hast recht«, sagte der Freund, »er ist ein heiliger

Heiler, denn sein Glaube ist groß, und deshalb hat er soviel Erfolg!«

»Du glaubst, sein Erfolg hängt mit seinem Glauben zusammen?«

»Ja, ich bin felsenfest davon überzeugt. Ich habe noch nie einen Menschen gesehen, der voll solcher verehrungswürdiger Frömmigkeit ist wie dieser Mann.«

»Du machst mich richtig neugierig auf diesen Wunderdoktor. Wirst du die Güte haben, ihn in mein Haus zu führen, wenn du wieder mit ihm zusammentriffst?«

»Natürlich werde ich das, und er wird meine Bitte auch bestimmt nicht abschlagen. Und nun werde ich dich verlassen, denn wie ich sehe, hat dich das Gespräch sehr angestrengt. Halte dich tapfer, bis ich dir den Doktor bringe, und bis dahin lebe wohl.«

»Ich danke dir für deinen Besuch, mein lieber Freund. Du hast in mir große Hoffnungen geweckt. Nun lebe wohl, und nochmals vielen Dank für deine gute Nachricht.«

* * *

Der Besuch war anstrengend gewesen, trotzdem war der Hausherr zufrieden und voller Hoffnung. Er spürte sogar einen kleinen Anflug von Freude im Herzen. Jedem, der zu ihm kam, erzählte er von der neuen Möglichkeit zu einer besseren Zukunft, und seine Stimmung hob sich von Tag zu Tag. Mit großer Geduld trug er sein schweres Leiden und zählte die Tage bis zu dem ersehnten Besuch. Jetzt, da er von dem Wundermann wußte, fand er auch andere Menschen, die von seinem Heilen gehört hatten, und es waren nur positive Ergebnisse, die man berichtete.

Einige Bekannte erzählten auch, wie stark er von der niedergelassenen Ärzteschaft angegriffen wurde und mit welchen Methoden man schon lange Zeit versuchte, dem Wundermann das Handwerk zu legen. Aber alle seine Patienten und Bewunderer hielten treu zu ihm und brachten es deshalb immer wieder fertig, ihn vor Anfeindungen zu schützen. Alle diese Berichte bestärkten seine Hoffnung auf eine Heilung. Er war bereit, sich dem Doktor voll anzuvertrauen, seinen Anweisungen strikt zu folgen und sämtliche Forderungen pünktlich zu leisten, wenn es noch Heilung für ihn gab.

* * *

Nach drei Monaten schickte einen Diener zum Hause seines Freundes, um Erkundigungen über die Ankunft des Wundermannes einzuholen.

Freudestrahlend kam der Diener zurück und meldete, daß der Doktor schon im Hause des Freundes sei und sich bereit erklärt habe, am nächsten Tag zu erscheinen. Große Aufregung machte sich breit. Alle waren voll freudiger und hoffnungsvoller Erwartung.

Als am nächsten Tag die Kutsche mit den Gästen vor dem Haus hielt, schlug dem Gastgeber vor Aufregung das Herz bis zum Hals. Was würde dieser Wundermann vollbringen? Konnte er ihm überhaupt helfen? Konnte er auf eine Genesung hoffen, oder mußte auch dieser Heiler unverrichteter Dinge abziehen? Seine Krankheit hatte sich in keiner Weise gebessert. Eher war eine Verschlechterung eingetreten, denn er brachte es kaum noch fertig, auf den Beinen zu stehen, ohne große Schmerzen zu ertragen. Voller Erregung und von Angst und Zweifeln geplagt empfing er den berühmten Mann.

Die Kleidung des Heilers war ärmlich und schlotterte an seinem hageren Körper. Er selbst war wenig imposant, wirkte eher klein und unscheinbar. Aus dem verschmitzt lächelnden Gesicht aber blickten zwei liebevolle blaue Augen in die Welt. Sie schauten den Patienten voller Verständnis und Freundlichkeit an und strahlten gleichermaßen eine große Stärke aus.

Der Hausherr spürte, wie sein Herz berührt wurde. Ja, einem Menschen mit solchen Augen konnte er sich getrost anvertrauen. Dies waren die Augen eines Wissenden.

»Herzlich willkommen, lieber Doktor«, sagte er und reichte dem Gast freudestrahlend die Hand. »Ich hätte Sie gerne schon an der Haustür begrüßt, aber mein Zustand, wie Sie ja sehen werden, läßt das nicht zu.«

»Ja, ja, du hast dir einen schönen Drachen zugelegt«, sagte der Wundermann lachend und schüttelte seinem Gastgeber kräftig die Hand. Dieser war verwirrt. Was hatte der Doktor gesagt? Hatte er richtig verstanden? Hilfesuchend sah er seinen Freund an, der ihn anlächelte und die Schultern zuckte.

»Bitte entschuldigen Sie, Herr Doktor, aber ich glaube, ich habe Sie nicht richtig verstanden. Was soll ich mir zugelegt haben?«

»Einen schönen, fetten Drachen schleppst du da in deinem Bauch herum. Aber du brauchst mich nicht Doktor zu nennen. Ich habe nie eine Universität besucht und somit auch kein Anrecht auf einen Titel, obwohl mich viele so nennen, der Gewohnheit wegen. Mein Name ist Sophistos. Ich hoffe, es ist in Ordnung, wenn ich ›du‹ zu dir sage?«

»Ja, ja, selbstverständlich können wir ›du‹ zueinander sagen, aber trotzdem habe ich noch immer nicht verstanden, welche Bewandtnis es mit dem Drachen hat.«

»Wann hast du denn das letzte Mal in den Spiegel geschaut? Es muß dir doch aufgefallen sein, wie dick dein Bauch angeschwollen ist.«

»Ja, natürlich weiß ich das, und das ist auch mein ganzer Kummer. Aber was soll ich denn machen? Selbst längeres Fasten läßt mich nicht abnehmen. Von irgend etwas muß ich ja auch leben«, sagte der Hausherr verdrießlich .

»Von irgend etwas mußt du leben, das stimmt. Aber nicht du lebst von der Nahrung, die du zu dir nimmst, sondern dein Drache. Oder kannst du wahrhaftig sagen, daß dir die Nahrung neue Kraft zuführt?«

»Nein, Kraft bekomme ich nicht von der Nahrung, aber wenn ich nichts esse, schwindet meine Kraft immer mehr, und die Schmerzen nehmen zu.«

»Ja, das kann ich mir vorstellen. Dieser Lindwurm da in deinem Bauch ist wie ein gefräßiges Tier, und wenn du ihm die Nahrung verweigerst, dann bestraft er dich mit Schmerzen, um dich zu einem gefügigen Sklaven seiner Gelüste zu machen.«

»Ich verstehe immer noch nicht, von welchem Drachen oder Lindwurm du da eigentlich redest.«

»Lieber Freund, das ist ganz einfach. Das, was du Krankheit nennst, ist wie ein gefräßiges Tier, das in dir lebt und dich langsam auffrißt.«

»Kannst du mir bitte genauer erklären, was du damit meinst? Und vor allem: Kannst du mir sagen, was ich tun kann oder lassen sollte, um mit diesem Drachen in Frieden zu kommen?«

»Ja, natürlich«, sagte der Heiler liebevoll. »Um es ganz kurz zu machen: Das, was die Ärzte Rheuma und Gicht nennen, ist wie ein Lebewesen mit eigener Intelligenz, das sich in dir eingenistet hat und das du wie ein Haustier fütterst. Dieser Drache, wenn du erlaubst, daß wir dieses Bild benutzen, hat so viel Macht über dein Denken, daß du gar nicht merkst, wie er dich regiert. Er hat dich seelisch, geistig und körperlich derart in der Gewalt, daß du alles tust, was er will. Du merkst nicht, daß nicht du die Befehle gibst, sondern daß du besessen bist von einem Dämon, der nur dein Unglück will, weil er sich vom Unglück der Menschen ernährt.«

»Ja, und was mache ich denn jetzt? Gibt es eine Möglichkeit, dieses Untier wieder loszuwerden?«

»Natürlich gibt es die, und deshalb bin ich ja auch hierhergekommen. Ich werde dir helfen, das Untier zu besiegen. Wir werden es schaffen, wenn du genau meine Anweisungen befolgst. Es wird eine langwierige Behandlung werden, und der Drache in dir wird sich heftig wehren und auch oft gewinnen. Wir müssen aufpassen, daß er uns nicht überlistet, denn er ist schlau und verschlagen.«

»Kannst du denn so lange hier in unserer Stadt bleiben und meine Behandlung übernehmen?«

»Das ist leicht möglich, denn ich muß auch noch einen Menschen in der Nachbarstadt behandeln, der mir sehr ans Herz gewachsen ist. Es war mir nicht bekannt, daß er in der Zeit, in der wir uns nicht gesehen haben, so schwer erkrankt ist. Auch diese Behandlung wird sich längere Zeit hinziehen. Wenn ich dann wieder abreise, wirst du so viel gelernt haben, daß du allein mit deinem Drachen fertig werden kannst.«

»Kannst du mir einen kleinen Überblick über die Art und Weise geben, wie wir den Drachen in mir bekämpfen?«

»Nun, zuerst mußt du dir klar darüber werden, daß dieser Drache vollständig Besitz von dir genommen hat und dich mit harter Hand regiert. Glaube nicht, daß das, was du denkst und fühlst, deine eigenen Gedanken und Gefühle sind. Nein, das sind die des Drachen, die er in dein Bewußtsein schickt.«

»Gibt es denn so etwas? Das wäre ja Gedankenübertragung.«

»Wenn du es so nennen willst. Also denke daran: Wenn du Angst, Wut, Haß oder Neid verspürst oder wenn du angsterfüllte Gedanken hegst, dann ist immer der Drache am Werk. Wenn du leidest, dann erzeugt dein Körper Säure, und davon ernährt sich dein Drache. Die Nahrung, die dir schmeckt, ist wahrscheinlich mitverantwortlich dafür, daß dein Körper übersäuert ist. Denn dein Drache hat dir sicher schon längst eingeflüstert, welche Nahrung er zum Wachsen braucht, und du hast ihm wahrscheinlich immer gegeben, was er wollte – weil du es nicht besser wußtest. Was wir tun müssen, um dem Drachen die Nahrung zu entziehen, ist im übertragenen Sinne wie eine Wurmkur, du verstehst, wir nehmen ihm die Lebensgrundlage.

Zuerst mußt du fasten, um deinen Körper von den Schlacken zu befreien, die der Drache in dir hinterläßt. Wenn die Fastenzeit um ist, wirst du langsam die Art von Nahrung zu dir nehmen, die der Drache nicht mag und die ihn verhungern läßt, weil sie ihm nicht bekommt. Wenn ich Nahrung sage, meine ich nicht nur Nahrungsmittel, die du durch Essen und Trinken zu dir nimmst, sondern auch geistige Nahrung. Mit geistiger Nahrung meine ich das, was du denkst und fühlst. Immer wieder flüstert dir dein Drache ein, wie schön es andere Menschen haben und wie elend es dir geht. Dadurch fängst du an, die anderen Menschen zu hassen. Als anständiger Mensch wirst du aber deinen Haß und die Wut, die in dir aufsteigen, nicht ausdrücken und zulassen, sondern hinunterschlucken. Auch diese Gedanken und Gefühle regen deinen Körper an, Säure zu erzeugen – und von dieser ernährt sich das Untier in dir. Es ist sehr schlau und versteht es immer wieder, dich in negative Gefilde zu ziehen, denn nur dort fühlt es sich wohl. Deshalb ist es sehr wichtig, darauf zu achten, daß in dir keine negativen Gedanken aufsteigen. Natürlich wirst du zuerst deine Mühe damit haben, und der Drache wird in der ersten Zeit immer wieder die Oberhand gewinnen, aber je mehr du übst, um so leichter wird es dir fallen, deine Gedanken zu beobachten. Du wirst dann ganz genau feststellen können, welches deine Gedanken sind und welche die des Drachens.«

»Ich kann mir nicht vorstellen, daß es da überhaupt einen Unterschied gibt. Ich habe bisher noch nicht bemerkt, daß da jemand anders in meinem Kopf denkt.«

»Natürlich hast du es bemerkt, es ist dir nur nicht klargeworden. Wenn du gute und hoffnungsvolle Gedanken hast und diese Welt in Liebe annimmst, ganz egal wie dir das Leben im Moment auch begegnet, dann sind das deine eigenen Gedanken. Alle guten und liebevollen Gedanken sind dein. Aber Gedanken, die Angst, Haß, Wut und Zweifel oder auch Schmerz verursachen, das sind die Drachengedanken, und die sollten wir bekämpfen.«

»Glaubst du wirklich, ich kann meine Gedanken kontrollieren? Die Gedanken kommen und gehen doch in einem fort, man kann doch nicht immer aufpassen, was man denkt.«

»Doch das kann man. Es ist auch sehr wichtig, daß du das tust, denn sonst wirst du deinen Drachen niemals los. Du wirst es schon lernen, auf deine Gedanken und Gefühle zu achten. Wenn du daran glaubst, daß es geht, dann wird es auch gehen. Wenn du aber denkst, daß du das nicht kannst, so spricht dein Drache aus dir. Er redet dir solchen Unsinn ein, um dich zu unterdrücken. Du mußt ihm jetzt Paroli bieten und daran glauben, daß du alles kannst, was du dir vornimmst. Je stärker dein Glaube an deine eigene Macht ist, desto schwächer wird der Lindwurm in dir. Aber er wird immer wieder mit List und Tücke versuchen, dich von deiner Unfähigkeit zu überzeugen, denn nur so kommt er an seine Nahrung.

Wenn du also nur gute Gedankennahrung zu dir nimmst, dann verhungert das Untier. Gute Gedankennahrung sind Hoffnung, Glauben an das Gute, Zuversicht über dein Können, Liebe zu allen Menschen und Tieren, das Gefühl der Sicherheit und alles andere, was dich positiv stimmt. Vor allem aber glaube daran, daß es nichts auf der Welt gibt, was du ablehnen mußt oder was du nicht kannst. Alles, was dir widerfährt, geschieht zu deinem Nutzen. Dazu gehört in erster Linie, daß du bereit bist, etwas zu verändern. Dein Drache sagt Dinge wie: ›Bewege dich nicht so viel, denn das bringt Schmerzen‹. Da du auf ihn hörst und ihm glaubst, schränkst du deine Aktivitäten immer mehr ein. Das gefällt dem Drachen, aber dich macht es schwach. Kräfte, die man nutzt, werden immer größer, deshalb ist es so wichtig, daß du etwas tust, auch wenn es im ersten Moment Schmerzen bereitet. Der Drache protestiert dann, aber wenn er merkt, daß du nicht auf ihn hörst, zieht er sich zurück, und der Schmerz wird erträglich. Du hast wieder einen Sieg errungen, und das stärkt deine Lebensfreude.«

»Ich kann mich aber wirklich kaum noch bewegen. Die Schmerzen sind so groß, daß ich mich nicht mehr auf den Beinen halten kann«, sagte der Hausherr.

»Das glaube ich dir gerne, aber ich fordere auch keine Kraftleistungen von dir. Fang langsam an, und hab keine Angst vor Schmerzen. Freue dich über jeden kleinen Erfolg. So wollen wir doch einmal sehen, zu welcher Leistung du noch fähig bist. Kannst du mir zeigen, welche Bewegungen du ausführen kannst?«

»Eigentlich kann ich mich ohne Schmerzen überhaupt nicht mehr bewegen, aber es gibt Bewegungen, bei denen der Schmerz erträglich ist, die kann ich dir zeigen.«

Der Kranke beugte sich, so weit es sein mächtiger Bauch zuließ, nach vorn, dabei streckte er die Arme zur Seite aus und führte die Hände vorn zusammen. Dann hob er mit sichtlicher Kraftanstrengung die Beine etwas an und ließ sie mit einem kräftigen Schnaufer wieder sinken.

»Kannst du auch aufstehen?« fragte der Heiler.

Mit sichtlicher Anstrengung drückte sich der Patient mit den Armen an den Stuhllehnen hoch und stand einige Sekunden lang mit schmerzverzerrtem Gesicht da. Dann ließ er sich schwerfällig zurück in seinen Lehnstuhl fallen. Sein Atem ging keuchend, und sein Gesicht hatte sich mit Röte überzogen.

Der Heiler hatte genau beobachtet, wie sein Patient sich bewegte, und zog seine Schlüsse daraus.

»Bevor du das nächste Mal aufstehst, mache erst ein

paar tiefe Atemzüge, denn solange du dich bewegst, muß dein Atem fließen. Du hast bei jeder Kraftanstrengung den Atem angehalten. Die meiste Energie geben wir unserem Körper durch die Atmung. Wenn du aber Angst hast, verringert sich dein Atemvolumen, und du wirst immer schwächer. Dein Drache mag keine Bewegung, auch keine Atembewegung. Wenn du atmest, achte darauf, daß du zuerst tief ausatmest. Ausatmen heißt loslassen. Laß deine Angst los, und entspanne die Muskeln, die du durch deine Angst angespannt hast. Hole dann tief Luft, und fühle, wie dir jene Kraft zufließt, die du für die Bewegung brauchst. So, und nun atme tief aus – jetzt wieder tief einatmen, ganz langsam den Atem kommen lassen, nicht so hastig. Es nimmt dir niemand etwas weg. Und jetzt wieder ausatmen, ganz langsam und geruhsam. So atme jetzt noch drei- bis viermal weiter. Achte aber darauf, daß du dich nicht zum Atmen zwingst. Laß die Luft einfach kommen und gehen, deine Aufmerksamkeit liegt nur darauf, daß du weiter und tiefer ein- und ausatmest. Das Atmen soll ganz von allein geschehen. So, und nun atmest du noch einmal kräftig aus und ein – und beim Einatmen stehst du wieder auf.«

Der Hausherr hatte geduldig die Anweisungen seines Gegenübers befolgt und stand nun wieder mühsam auf. Sehr erstaunt bemerkte er, daß er viel länger ohne Anstrengung auf seinen Beinen stehen konnte.

»Bleib stehen, und atme tief und ruhig weiter.«

Es funktionierte! Es funktionierte wirklich!

Ein riesiges Glücksgefühl überflutete den schmerzgeplagten Mann, es war das erste Glücksgefühl nach langer Zeit. Als er sich dann wieder niederließ, strahlten seine

Augen vor Freude. »Ich kann es, ich kann wieder allein stehen!«

»Ja«, sagte der Heiler schmunzelnd, »wenn man will, kann man auch. Dieses Mal haben wir den Drachen überlistet, deshalb kannst du jetzt auch so glücklich sein. Wahres Glück kann man nur empfinden, wenn man selbst etwas geleistet hat. Wenn man andere Menschen dazu benutzt, für die eigenen Bedürfnisse zu sorgen, dann geht die ganze Freude am Leben verloren. Wie ich deinen Drachen kenne, wird er sehr schnell gelernt haben, daß du nicht mehr sein Diener sein willst. Seine Taktik ist dann folgende: Er wird dir einreden, daß du noch mehr Erfolge brauchst, und er wird dich immer wieder antreiben, noch mehr zu tun, als du bis jetzt kannst. Aber zuviel des Guten ist auch ungesund und erzeugt Drachenfutter. Deshalb hüte dich, das Gute zu übertreiben. Achte genau darauf, was du deinem Körper zumuten kannst. Wenn du merkst, deine Kräfte lassen nach oder die Schmerzen werden stärker, dann hör sofort auf. Du brauchst keine Weltrekorde aufzustellen. Wir haben viel Zeit. Mach kleine Fortschritte, und erfreue dich an ihnen. Blicke nicht in die Zukunft, und leide nicht darunter, daß du vieles noch nicht kannst.

Dein Drache ist schlau, er redet dir ein, daß du ein Versager bist, wenn du nicht gleich alles auf einmal schaffst. Das ist aber falsch. Jeder noch so kleine Erfolg ist ein Schritt in die richtige Richtung. Wie schnell du dabei gehst, ist nicht wichtig. Wichtig ist nur, mit wieviel Freude du diesen Weg gehen kannst.«

»Ich war noch nie so stolz auf eine Leistung wie heute. Soll ich es noch einmal versuchen?«

»Nein, für heute machen wir Schluß. Man darf nichts

übertreiben. Morgen komme ich wieder, und wir machen weiter.«

»Darf ich dann fragen, was deine Behandlung kostet?«

»Ich wohne im Moment noch im Hause deines Freundes. Wenn du mir gestatten würdest, in deinem Haus zu wohnen, wäre mir schon viel geholfen. Außerdem brauche ich eine Kutsche, die mich in die Nachbarstadt bringt, in der ich noch einen anderen Patienten zu versorgen habe. Von deinem Haus aus ist das näher. Ich könnte ja laufen, das macht mir nichts aus, aber dann habe ich nicht so viel Zeit, mich mit euch beiden zu beschäftigen. Der andere Patient ist nicht so reich wie du und kann mich nicht bei sich aufnehmen. Auch wäre es mir lieb, wenn du bereit wärst, die Kosten für die Behandlung des anderen zu übernehmen.«

»Natürlich bin ich gerne bereit dazu, aber kann ich noch etwas anderes für dich tun?«

»Im Moment nicht. Es wäre nett, wenn unser Freund mir meine Habseligkeiten bringen lassen würde. Dein Diener könnte mir in der Zwischenzeit mein Zimmer zeigen, und du mußt jetzt ruhen. Laß dir alles durch den Kopf gehen, was wir besprochen haben, und achte darauf, daß du nur Gutes denkst und immer tief atmest. Mehr ist im Moment nicht zu tun.«

Die Freunde verabschiedeten sich sehr herzlich voneinander, und alle verließen den Raum. Der Patient atmete auf, große Hoffnung war in ihm aufgestiegen. Jetzt hatte er endlich eine Vorstellung davon, wie er seiner Krankheit Herr werden konnte, und damit war der erste Schritt getan – wenn er nur den Mut dazu aufbrachte. Doch Mut hatte er. Sehr viel Mut sogar. Endlich gab es einen Hoffnungsschimmer. Er war so begeistert, daß er am liebsten gleich angefangen hätte, etwas zu tun.

Aber sofort dachte er wieder an die Warnung des Heilers. Mein Drache neigt zur Übertreibung, ich muß aufpassen, daß er mich nicht überlistet. Solange ich mich freue, brauche ich keine neuen Erfolge, ermahnte er sich. Meine Freude ist bereits ein großer Erfolg.

Er lehnte sich also ruhig zurück und überdachte noch einmal den ganzen Ablauf des Besuchs. Er bemerkte nicht, daß seine Gedanken immer wirrer wurden, und dann war er auf einmal eingeschlafen.

Als er wieder erwachte, fing es schon an zu dämmern. So tief und fest hatte er schon lange nicht mehr geschlafen. Jetzt verspürte er ein starkes Hungergefühl. Er läutete einem Diener und wies ihn an, ihm ein reichhaltiges Abendbrot zu servieren. Der Diener kam nach kurzer Zeit zurück und brachte in einer Schale einen Pfirsich, den er seinem Herrn servierte. Dieser blickte seinen Dienstboten verwirrt an. »Soll das ein reichhaltiges Abendbrot sein?«

»Nein, Herr . . . ja, Herr . . . ich meine . . . der Doktor hat gesagt, oder vielmehr, der Koch hat gesagt . . .« Der Diener wand sich vor Verlegenheit und wußte nicht, was er sagen sollte.

»Du meinst, der Doktor hat mit dem Koch gesprochen und ihm diese Anweisung gegeben?«

»Ja, Herr, genauso ist es«, sagte der Diener erleichtert.

»So schicke mir den Koch einmal her, damit ich mit ihm reden kann.«

Der Diener machte sich hurtig davon, und nach kurzer Zeit stand der Koch vor seinem Herrn. Er roch nach Küche und feinen Speisen und war auch sichtlich in Eile.

»Was kochst du denn gerade?« fragte der Herr und schnupperte genüßlich.

»Hühnchen in Pastete, Herr«, gab der Koch Auskunft.

»Dieser Pfirsich ist wohl nur eine Vorspeise. Laß mir auch gleich eine Portion deiner Hühnchenpastete bringen, ich bin hungrig wie noch nie.«

»Das darf ich nicht. Der Doktor hat gesagt, ab morgen wird dein Herr fasten, deshalb soll er heute abend nur eine Frucht essen. Aber wirklich nur eine, hat er ausdrücklich betont. Ich habe den größten Pfirsich genommen, den ich auftreiben konnte.« Verlegen zuckte der Koch die Schultern.

»So schäle mir wenigstens die Frucht, und schneide sie mir in Stücke, wie du es sonst auch immer tust.«

»Der Doktor hat gesagt, der Herr soll die Frucht mit der Schale essen und schön lange kauen. Auf keinen Fall soll ein Messer die Frucht berühren, das würde ihre Bekömmlichkeit verringern. Auch hat er mir aufgetragen, euch als Getränk nur noch Brunnenwasser zu servieren, ohne jeglichen Zusatz.«

»Was tut man nicht alles für seine Gesundheit«, bemerkte der Hausherr seufzend und griff nach der Frucht. »Es ist gut, du kannst gehen«, sagte er, zu dem Koch gewandt, und biß so herzhaft in den Pfirsich, daß der Saft nur so spritzte. Trotz der Aussichten, die seine Ernährung betrafen, war der Hausherr bester Laune. Der Schlaf hatte ihm so wohlgetan, und das tiefe Atmen gab ihm eine Stärke, die er schon lange nicht mehr gespürt hatte. Ich lasse meinen Drachen verhungern, sagte er fröhlich und steckte das letzte Stück Pfirsich zwischen seine Lippen.

In der Zwischenzeit hatte ihm der Diener einen Krug mit klarem Brunnenwasser gebracht und eingeschenkt.

»Danke, ab jetzt werde ich mir meine Getränke selbst eingießen«, sagte er zu dem Diener und schickte ihn aus dem Raum. Es gab nichts, was ihn aus seiner gehobenen Stimmung herausreißen konnte.

Den ganzen Abend saß er vergnügt in seinem Lehnstuhl, freute sich des Lebens und atmete tief und gleichmäßig. Sein jüngster Enkelsohn, der ihm für eine Weile Gesellschaft leistete, war verwundert über die heitere Laune seines Großvaters und verbreitete die Neuigkeit im ganzen Haus. So kam an diesem Abend die ganze Hausgemeinschaft zusammen, um mit ihm zu plaudern und sich von dem Doktor berichten zu lassen. Einige der Hausbewohner hatten den Heiler bereits gesehen und für einen neuen Dienstboten gehalten. Sie waren sehr verwundert, daß ein so berühmter Mann in so ärmlicher Kleidung herumlief. Daß er ein hervorragender Heiler war, merkte man sofort, wenn man seinen Patienten ansah. Schon seit Monaten hatte er nicht mehr gelacht, und nun freute er sich auf einmal wieder seines Lebens. Über zwei Stunden hatte er in Gesellschaft verbracht, doch er fühlte sich immer noch wohl, und es hatte ihn nicht angestrengt. Er hatte auch immer wieder darauf geachtet, daß er tief atmete. Wenn er zu sehr in ein Gespräch vertieft war, vergaß er es von Zeit zu Zeit, aber immer wieder erinnerte er sich daran und holte tief Luft, damit sein Körper genügend Sauerstoff erhielt. Wahrscheinlich war das der Grund, warum er sich noch immer so wohl fühlte und keine Ermüdung verspürte.

Dann klingelte er einem Diener, um sich ins Bett bringen zu lassen. Der Diener wollte sofort einen weiteren Bediensteten holen, damit sie den Herrn zu zweit zu Bett bringen konnten.

»Nein, bleib nur hier, ich will es heute einmal allein versuchen. Ich werde mich an deiner Schulter festhalten, wenn ich zu schwach werde. Aber ich fühle mich so wohl, daß ich es mir zutraue, allein ins Bett zu gehen.«

Ergeben, aber skeptisch blieb der Diener stehen und wartete. Der Hausherr saß im Lehnstuhl und atmete tief durch. Dann drückte er sich mit den Armen aus dem Stuhl hoch und blieb schwer atmend stehen. Als er ein Gefühl der Sicherheit in sich fühlte, hob er ein Bein und setzte es vor, dann das andere. Wackelig, aber tapfer ging er ein paar Schritte. Dann blieb er stehen, denn er hatte vergessen zu atmen. Erneut holte er tief Luft und achtete nun beim Gehen genau darauf, daß er das Atmen nicht vergaß. So schaffte er es bis zu seiner Schlafzimmertür. Der Diener hatte ihn begleitet und öffnete die Tür.

»Ich halte mich jetzt ein wenig an dir fest, so werden wir es bis zum Bett schaffen. Ich bin schon froh, daß ich es ganz allein so weit gebracht habe. Für das letzte Stück gönne ich mir diesen Halt.«

Geduldig ließ sich der Diener umfassen und brachte seinen Herrn ins Bett. Auch er freute sich über die positive Wandlung seines Herrn.

Doch als der Hausherr am anderen Morgen erwachte, fühlte er sich wie zerschlagen. Alle Knochen im Leib taten ihm weh. Seine Enttäuschung darüber war groß, sofort war seine verdrießliche Stimmung wieder da und wollte ihn verschlingen. Als er aber merkte, in welcher Gemütsverfassung er sich befand, wurde ihm sofort klar, daß sein Drache versuchte, die Regie zu übernehmen. Nein, dachte er, das erlaube ich nicht. Trotz meiner Schmerzen ist heute ein schöner Tag. Die Sonne scheint, und die Vögel zwitschern, daran kann ich mich erfreuen. Das Gute und Schöne ist da und wartet nur darauf, daß ich es wahrnehme. Was muß ich tun, um wieder in gute Stimmung zu kommen? Zuerst atme ich tief durch, dann dehne und strecke ich meine Muskeln, um sie zu lockern. Ich werde heute versuchen, ganz allein aufzustehen und mich anzuziehen, das wäre ein großer Erfolg für mich, und wenn ich es ganz fest will, dann schaffe ich das auch. Mein Körper ist mein Verbündeter und bereit, auf mich zu hören. Wenn mir das bewußt ist, dann wird er es auch tun.

Überrascht hielt der Hausherr inne. Ich denke schon genauso wie der Doktor, bemerkte er. Ich wußte gar nicht, daß so viel Weisheit in mir steckt. Ganz langsam und ruhig schaffte es der Hausherr, aufzustehen und sich anzuziehen. Zwar hatte er sehr lange dazu gebraucht, aber jetzt war er glücklich, daß er keinen Dienstboten mehr dafür benötigte. Als er nach dem Diener klingelte, war dieser erstaunt, seinen Herrn schon angekleidet vorzufinden.

Der Hausherr lachte schallend. »Das hättest du nicht gedacht, daß ich mich noch einmal selbst anziehen kann. Aber wie du siehst, kann man alles, wenn man nur will. Bringe mir jetzt bitte mein Frühstück.«

Als der Diener aus der Küche zurückkam, saß der Hausherr schon am Tisch. Auch den Weg von seinem Schlafzimmer bis zu seinem Lehnstuhl hatte er allein geschafft. Jetzt saß er dort, zufrieden und glücklich, aber schwer atmend, und erwartete ein reichhaltiges Frühstück, so, wie er es gewohnt war. Doch der Diener brachte nur eine Karaffe mit Fruchtsaft und eine mit klarem Wasser.

»Der Koch hat gesagt, ich meine, der Doktor hat gesagt . . . Nun ja, Herr, ihr sollt den Saft und das Wasser über den ganzen Morgen verteilt trinken. Immer in kleinen Schlucken.«

Jetzt erinnerte sich der Herr wieder, daß seine Fastenzeit angebrochen war. Gut, dachte er, wenn mir der Drache sowieso die Nahrung weggefressen hat, dann kann ich auch gleich fasten. Ja, mein Drache, es geht dir ans Leder, sagte er leise zu sich selbst und streichelte dabei liebevoll seinen Bauch. Darüber mußte er dann lauthals lachen, so daß ein Diener erschrocken hereingerannt kam, um zu sehen, was passiert war. Als er den Herrn wohlbehalten in seinem Lehnstuhl sitzen sah, fing er vor lauter Erleichterung auch an zu lachen.

Und so lachten dann beide Männer um die Wette, und keiner konnte aufhören. Erst als ihm vor Lachen der Bauch weh tat, beruhigte sich der Hausherr wieder. Schwer atmend wischte er sich Tränen von den Wangen und blickte dabei den Diener an, der verlegen an der Tür stand und sich verstohlen die Augen trocknete.

»So viel haben wir schon lange nicht mehr gelacht, wir beide, was?« fragte der Herr freundlich.

»Ja, es war ein trauriges Haus in der letzten Zeit. Früher wurde in diesen Räumen sehr viel gelacht, wenn ich das bemerken darf.«

»Du hast recht, und es wird sich auch wieder ändern. Ab heute weht ein anderer Wind in diesen Gemächern. Alle trüben Gesichter werden ab sofort aus meinem Umkreis entfernt. Ich will nur noch frohe und glückliche Gesichter um mich haben. Ich brauche kein Mitleid, und auch wenn ich Schmerzen habe, will ich heitere Gesichter sehen. Sage das allen Hausbewohnern. Weißt du, wann der Doktor zu mir kommt?«

»Der Doktor ist weggefahren, er läßt aber ausrichten, daß er zum Mittagessen wieder dasein wird.«

»Du kannst dann seine Mahlzeit hier bei mir servieren, damit ich mich mit ihm unterhalten kann. Es gibt so vieles, was ich noch von ihm wissen möchte.«

* * *

Die Zeit bis zum Mittagessen verbrachte er damit, seinen schönen Garten vom Fenster aus zu genießen und sich an allem zu erfreuen, was es darin zu sehen gab. Dabei machte er seine Atemübungen, die ihn so in Anspruch nahmen, daß er gar nicht merkte, wie die Zeit verging. Als der Diener kam, um den Tisch zu decken, war der Hausherr erstaunt darüber, daß es schon so spät war. Früher hatte ihn seine Langeweile fast aufgefressen. Doch heute verging der Morgen wie im Flug. Der Diener stellte eine Karaffe Wasser und einen kleinen Teller, auf dem ein Apfel lag, auf den Tisch.

»Ist das alles, was der Doktor ißt?« fragte der Hausherr und schüttelte den Kopf. »Davon kann man doch nicht satt werden.«

»Der Doktor ist schon im Haus und hat den Koch angewiesen, ihm nur einen Apfel und Wasser zu servieren.«

Lächelnd lief der Heiler auf seinen Gastgeber zu und reichte ihm die Hand.

»Guten Tag, mein lieber Freund, ist heute nicht ein herrlicher Tag? Wenn wir gegessen haben, werden wir uns in den Garten begeben und dort etwas plaudern. Das schöne Wetter sollten wir ausnutzen.«

»Ja, es ist herrlich draußen, und ich habe mich schon den ganzen Morgen über die schönen Blumen und die Vögel gefreut. Es ist eine schöne Vorstellung, sich dort aufzuhalten – man hat dann noch viel mehr von der Natur.«

Er hatte kaum fertiggesprochen, da kam der Diener und servierte ihm ein klares Getränk in einer Tasse.

Vorsichtig nippte der Hausherr daran und bemerkte, daß es einen salzigen Geschmack hatte. Aha, dachte er, das ist der salzige Trank, von dem auch mein Freund gesprochen hatte.

Außerdem bekam er etwas, was wie Wasser mit Kräutern aussah und auch so schmeckte. Das Wasser war warm, und frische, feingeschnittene Kräuter schwammen darin herum, mehr gab es nicht. Aber der Gastgeber war zufrieden und wollte mit dem Doktor ein Gespräch anfangen.

Doch dieser winkte ab. »Beim Essen sollte man seine Gedanken und Sinne immer auf das richten, was man ißt. Fühle, wie warm oder kalt das Essen oder das Getränk ist, spüre den Geschmack lange im Mund, bevor du schluckst. Feste Nahrung sollte so lange gekaut werden, bis sie als weicher Brei fast von selbst hinunterrutscht. Danke Gott bei jedem Bissen dafür, daß dir diese Nahrung Kraft gibt und deinen Körper wieder aufbaut, ihn wieder lebendig werden läßt, damit er richtig genießen kann. So wird dein Essen gesegnet und wird dir zum Nutzen sein. Das alles tut man in Stille, bleib nur auf dich selbst konzentriert. Später ist noch viel Zeit zur Unterhaltung.«

Als die beiden Männer fertiggegessen hatten, ließ der Hausherr einen Tisch und Stühle in den Garten stellen. Langsam gingen die beiden Männer in den Garten. Als sie Platz genommen hatten, schaute der Hausherr sein Gegenüber strahlend an.

»Habe ich nicht schon viel gelernt in der kurzen Zeit?«

»Ich freue mich sehr, daß es dir so gutgeht. Aber suche nie Anerkennung bei anderen Menschen. Gib dir deine Anerkennung selbst. Du brauchst keine Bestätigung von außen, denn du selbst weißt, ob du etwas gut gemacht hast oder nicht.«

»Aber man braucht doch auch Anerkennung von anderen, oder nicht?« protestierte der Patient.

»Der Drache braucht sie, deine Seele nicht. Wenn du deine Freude mitteilen willst, dann zeige sie, ein anderer wird sie spüren und mit dir teilen, wenn er es will. Bist du krank und wehleidig, dann haben die meisten Leute Mitleid. Sie müßten aber nicht mit dir leiden, sie könnten auch akzeptieren, daß es dir nicht gutgeht, ohne selbst zu leiden, verstehst du das? Mit jemandem mitzuleiden ist eine Entscheidung, die jeder einzelne trifft, wie die, sich mitzufreuen. Wer sich freut, strahlt seine Freude aus, und wer leidet, strahlt sein Leid aus. Ob jemand an diesen Gefühlen teilnimmt oder nicht, ist ganz allein seine Angelegenheit.«

»Ja, du hast recht. So habe ich die Sache noch gar nicht gesehen. Mein ganzes Haus war traurig über meine Krankheit, und ich war ärgerlich, wenn jemand im Haus gelacht hat. Aber gerade dieses Lachen hat mir in meiner Umgebung gefehlt. Hätte ich es angenommen, wäre ich nicht so trübsinnig geworden.«

Sinnend saßen die beiden Männer im Garten und genossen die Atmosphäre. Viel bewußter nahm der Patient nun alles in sich auf. Den Duft der Blumen und Kräuter, die schönen bunten Farben der Schmetterlinge, das Summen der Bienen und das Zwitschern der Vögel. Der Sonnenschein auf seiner Haut tat ihm so gut, daß er sich wohlig entspannte und dabei einschlief.

Als er wieder erwachte, stand die Sonne schon tief am Himmel. Der Doktor saß lächelnd da und beobachtete ihn.

Wohlig streckte sich der Patient und gähnte herzhaft. »Jetzt habe ich schon wieder so lange geschlafen, da finde ich heute Nacht bestimmt keine Ruhe«, sagte er, seinem Gegenüber zugewandt.

»Du wirst schon Ruhe finden, wenn du genug geleistet hast.«

»Was soll ich denn jetzt noch leisten?«

»Wir machen einen Spaziergang um den Teich.«

»Oje, ob ich das schaffe? Der Weg ist ganz schön weit.«

»Schicke endlich deinen Drachen weg, er hat sich nicht in unser Gespräch einzumischen«, sprach ruhig und lächelnd der Heiler.

»Ja, du hast recht. Langsam merke ich, was er mit mir für Spielchen treibt. Aber ich komme ihm schon auf die Schliche. Wollen wir jetzt gehen?«

»Moment, erst trinke bitte noch diesen Tee. Schön langsam und mit Genuß, wir haben viel Zeit für unseren Ausflug. Danach wirst du noch ein paarmal tief ein- und ausatmen, und dann kann es losgehen.«

Der Hausherr tat, wie ihm angeraten wurde. Nach den tiefen Atemzügen wollte er sich erheben und stützte sich deshalb mit seinen Armen auf den Seitenlehnen seines Stuhles ab.

»Halt«, sagte der Doktor. »Probiere einmal, ob du auch ohne die Hilfe deiner Arme aufstehen kannst.«

Es war gar nicht so leicht, aber nachdem er dreimal zurück in seinen Stuhl geplumpst war, hatte er es geschafft und stand schwer atmend, aber glücklich lächelnd vor seinem Stuhl. Er war sehr stolz darauf und freute sich wie ein kleines Kind über seine Leistung. Noch einige Male holte er tief Luft, und dann gingen sie los.

Der Teich war nicht sehr groß, aber für einen Menschen, der schon seit langer Zeit nicht mehr gegangen war, schien der Weg doch recht weit zu sein. Sie blieben oft stehen, bewunderten die Seerosen, beobachteten die jungen Entlein und die Libellen im Schilf.

Der Weg war so kurzweilig und interessant, daß der Patient gar nicht merkte, wie er sich Stück für Stück seinem Ziel näherte. Als der Lehnstuhl nach längerer Zeit wieder in Sicht kam, wunderte er sich, daß seine Schmerzen halbwegs erträglich waren, und er freute sich über seinen neuen Erfolg.

»Erstaunlich, was ich heute wieder geschafft habe, wenn das so weitergeht, dann bin ich in zwei Wochen geheilt.«

»Das glaube ich nicht gerade«, sagte der Doktor lachend, »aber auf jeden Fall wirst du bis dahin wieder vieles selbständig erledigen können. Achte immer darauf, daß du alles, was möglich ist, selbst tust und nur in Ausnahmefällen jemanden zu Hilfe rufst. Es muß dir ganz selbstverständlich erscheinen, daß du alle Arbeiten selbst verrichtest. Das geht sogar so weit, daß du deine Mahlzeiten selbst herrichtest.«

»Das kann ich nicht, so etwas habe ich noch nie gemacht. Wozu habe ich denn Dienstboten?«

»Damit sie dir beibringen, wie man es macht! Dein Koch kann dir zeigen, wie man kocht. Deine Waschfrau kann dir zeigen, wie man Hemden wäscht und bügelt, und dein Diener kann dir beibringen wie man ein Bett macht.«

»Das soll ich alles tun?«

»Natürlich, du hast doch Zeit. In den letzten Monaten

hast du nur herumgesessen und nichts getan. Jetzt kannst du etwas Wichtiges für dich lernen.«

»Ich verstehe immer noch nicht, warum ich auf einmal diese Dinge alle selbst machen soll, ich habe doch Angestellte dafür. Da ist es doch ganz unsinnig, alles selbst zu erledigen.«

»Ganz und gar nicht. Erinnere dich an das, was ich dir gestern gesagt habe. Alles, was man für sich selbst tut, macht glücklich.«

»Auch Kochen und Waschen und Bettenmachen?«

»Auch das. Gerade das. Was ist daran so unannehmbar? Du kannst dich dabei bewegen und spürst, daß du lebst. Wenn du immer nur herumhockst, merkst du ja gar nicht mehr, daß du noch am Leben bist. Wenn du gelernt hast, für dich selbst zu sorgen, dann kannst du auch noch lernen, deine Nahrung selbst anzupflanzen. Ich habe mir gestern vom Koch den Küchengarten zeigen lassen und war begeistert. Ihr habt einen wundervollen Kräutergarten, ist dir das bewußt? Wenn du gestattest, würde ich gern einige Kräuter davon nutzen, denn der andere Patient braucht viele verschiedene für seine Heilung, und du hast die schönsten Exemplare hier im Küchengarten.«

»Ich war noch nie in meinem Küchengarten«, sagte der Hausherr versonnen. »Meinst du, wir können dort hingehen, oder ist es schon zu spät? Die Sonne geht gleich unter.«

»Für heute hast du genug getan. Denke daran: Überanstrengung ist ungesund. Wir können ja morgen einen Ausflug in den Küchengarten machen, und ich zeige dir die einzelnen Pflanzen. Ich habe meine helle Freude an ihnen.«

»Ich kann mir schon vorstellen, einmal meine eigenen

Pflanzen anzubauen. Der Gärtner kann mir ja zeigen, wie man das macht. Ich bin schon immer gern in der Natur gewesen. Aber vorher muß ich wohl noch ein paar Pfund abnehmen, sonst kann ich mich nicht bücken.«

»Mit der Zeit wirst du alle diese Dinge wieder ohne Mühe tun können. Es liegt nur an dir. Denke immer daran: Was man will, das schafft man auch. Wünsche sind nur Träume, die sich nicht verwirklichen können, weil sie keine Kraft haben. Aber wenn du aus einem Wunsch einen Willen machst und alles tust, um ihn zu verwirklichen, wenn deine ganze Kraft und Konzentration und vor allem deine Begeisterung auf dieses Ziel gerichtet sind, dann wird es auch gelingen. Jeder noch so kleine Erfolg für dich wird eine Niederlage für deinen Drachen sein. Er ist immer noch in der Lage, dich zu beeinflussen, aber seine Macht über dich ist schon nicht mehr so groß. Wenn du so weitermachst, wird deine Lebensfreude wieder zurückkommen und den Platz des Drachens ausfüllen.«

»Ach, das wäre zu schön, um wahr zu sein!«

»Zweifelst du daran? Wenn du es willst, dann kannst du es auch. Plane deine Zukunft neu. Sage einfach: Ich will voller Kraft und Freude meinen Lebensweg gehen. Dann wird sich dein Wille auch verwirklichen.«

»Ja, natürlich will ich das. Es ist ein schöner Satz. Ja, ich will voller Kraft und Freude meinen Lebensweg gehen! Und was muß ich jetzt machen, um das zu verwirklichen?«

»Nichts mußt du tun. Alles kommt ganz von allein. Aber was kommt, das nimm mit Kraft und Freude an, ganz egal, wie schwierig es dir erscheint. Denke immer daran, du hast Zeit und Geld und kannst dir jeden Wunsch erfüllen. Es gibt nichts, was du nicht kannst, wenn du es willst.«

»Wenn ich mir vorstelle, daß ich kochen lernen soll, dann finde ich das schon schwierig.«

»Was ist daran schwierig? Fast jede Frau kann kochen. Auch dein Koch kann es. Wenn sie es können, warum sollst du es dann nicht auch können? Was der eine kann, das kann der andere auch. Wenn ein Mann kochen lernt, dann doch nur, weil er Spaß daran hat. Auch dein Koch hat Spaß am Kochen, sonst hätte er diesen Beruf nicht gelernt. Er ist auch ein guter Koch. Ich war gestern in der Küche und habe ihm zugesehen. Er hat viel in seinem Beruf gelernt und geht sehr sorgfältig mit seinen Gerätschaften um. Auch du kannst Freude am Kochen haben, wenn du glaubst, daß man daran Spaß haben kann.«

»Komisch, ich habe mir noch nie Gedanken darüber gemacht, weshalb meine Dienstboten ihre Arbeit verrichten. Ich dachte immer, sie machen das, um Geld zu verdienen. Meinst du wirklich, sie tun das auch, weil es ihnen Freude macht?«

»Du kannst sie ja selbst fragen. Schließlich hast du sie ja ständig um dich herum. Jetzt hast du auch Zeit, dir Gedanken darüber zu machen, weshalb andere Menschen andere Sachen machen als du. Sieh die Tatsachen und die Wirklichkeit, und du wirst viel lernen.«

»Habe ich denn vorher nicht die Tatsachen und die Wirklichkeit gesehen?«

»Nein, natürlich nicht. Sonst wärst du ja nicht so krank.«

»Aber was habe ich denn sonst gesehen?«

»Hirngespinste! Drachengedanken! Illusionen! Weißt du, fast alle Menschen, die krank sind, sind irgendwie verrückt, sie denken verquer. Sie brauchen einen Menschen, der ihnen wieder den Weg in die Wirklichkeit zeigt. Du hast deinen Drachen auch nicht erkannt. Du hast dich von ihm regieren lassen und warst felsenfest davon überzeugt, daß du es bist, der über dein Leben bestimmt.

Dabei bist du immer kränker geworden. Wenn du die Wirklichkeit wieder richtig siehst, dann wirst du auch wieder heil werden. Es gab so viel, wovon du dachtest, daß du es nicht kannst. Jetzt haben wir es ausprobiert, und siehe da: Es geht doch. Daran erkennst du auch dein verqueres Denken.«

»Ach ja«, seufzte der Hausherr, »du hast ja so recht. Dieser Drache hat mir total den Verstand verwirrt. Jetzt muß ich erst wieder lernen, selbst zu denken und nicht den Drachen regieren zu lassen.«

»Die Sonne geht schon unter, wir gehen besser ins Haus. Du mußt jetzt ruhen. Aber ich möchte dir noch sagen, daß du ein guter Patient bist. Es macht mir Freude, mit dir zu arbeiten.«

»Ja? Wirklich? Ich habe mir schon Gedanken gemacht, ob ich nicht ein recht widerspenstiger Kranker bin, der immer alles besser wissen will. Jetzt bin ich aber erleichtert, daß du zufrieden bist. Das gibt mir neue Kraft, deine Lehren anzunehmen.«

* * *

Als die beiden sich am nächsten Tag wiedertrafen, ging es dem Patienten viel besser. Seine Aufmerksamkeit hatte sich gesteigert, und er konnte sich bereits viel besser bewegen als noch am Tag zuvor. Auch spürte er eine neue Kraft in sich, obwohl er nur flüssige Nahrung zu sich nahm. Der

Heiler erklärte ihm folgendes: »Der Körper braucht in Wahrheit nur sehr wenig stoffliche Nahrung, denn er bezieht seine Kraft in viel größerem Maße aus der feinstofflichen Energie um uns herum – vor allen Dingen aus dem Sauerstoff. Aber auch die Töne oder der Geruch, die Farben und der Geschmack und vor allen Dingen die Gefühle sind Nahrung für deinen Körper. Jede Nahrung, die du zu dir nimmst, ist eine Form von Energie. Auch der Körper ist Energie, feinstoffliche und grobstoffliche Energie. Deine Gedanken und Gefühle sind feinstoffliche Energie, aber was du mit deinen Sinnen aufnimmst, gehört schon zur grobstofflichen Energie. Dann gibt es noch die Lebensmittel. Auch sie geben dem Körper Energie, aber nur zu einem kleinen Teil.«

»Was ist eigentlich Energie? Kein Mensch kann mir sagen, was Energie ist. Ich habe mich durch viele Bücher informieren wollen, aber keines konnte mir eine genaue Antwort geben. Wie siehst du das denn?«

»Meiner Meinung nach ist Energie das Leben selbst.«

»Das Leben selbst? Was verstehst du darunter?«

»Alles, was existiert, lebt, und alles, was lebt, ist Energie. Ganz einfach. Stell dir einmal vor, du wärst eine Zelle deines Körpers. Sagen wir einmal, eine Magenzelle.

Diese Zelle weiß aufgrund der Information, die sie von ihrer Mutterzelle vererbt bekommen hat, was sie tun muß. Ihr ganzes Leben lang tut sie die gleichen Dinge, so, wie sie es von ihrer Mutterzelle gelernt hat. Dabei führt sie ein Leben wie du und ich. Sie hat ihre Schwierigkeiten, wenn zuwenig Energie da ist, und sie freut sich, wenn die Energiezufuhr steigt.

Wenn du gesunde Nahrung zu dir nimmst, die der Magen gut verdauen kann, weil sie schon im Mund kräftig zerkleinert und eingespeichelt wurde, dann freut sich die Magenzelle, weil sie ihre Arbeit leicht und entspannt erledigen kann. Wenn die Nahrung aber in großen Brocken in den Magen gelangt, dann hat es die Zelle schwer zu arbeiten, und das bereitet ihr Kummer und Leid. Sie weiß zwar, wie sie auch solche Nahrung verdauen kann, aber sie muß sich abmühen, vielleicht sogar in der Nachbarschaft um Hilfe bitten! Wenn du zum Beispiel Schluckauf bekommst, dann hilft das Zwerchfell dem schwachen Magen, seine Arbeit zu erledigen.

Normalerweise kann das der Magen allein, aber wenn der Mensch, dem dieser Magen gehört, keine Rücksicht auf die Bedürfnisse seiner Organe nimmt, dann brauchen sie Hilfe. Wenn du dir nun vorstellst, du bist diese Magenzelle, dann weißt du, wie schwer du arbeiten mußt. Viele schwere Speisen wurden dir zugemutet, außerdem Wein und andere sogenannte Genußmittel, die deine Arbeit als Magenzelle erschweren. Wenn das immer der Fall ist und dein Mensch noch dazu erst am späten Abend oder in der Nacht ißt, dann findest du keine Ruhe. Ein so stark beanspruchter Magen hat keine Pause, er muß Tag und Nacht durcharbeiten.

Wenn du das über längere Zeit tust, dann protestiert der Magen, weil er keine Kraft mehr hat. Auch die Organe und Zellen brauchen Ruhe, genauso wie du. Ist diese Magenzelle irgendwann zu schwach, dann betet sie: ›Lieber Gott, hilf mir!‹ Ihr ›lieber Gott‹ bist du, der Mensch.

Achtest du als Mensch nicht auf deine Zelle, so wird sie krank und der Mensch auch, und dieser betet dann auch wieder: ›Lieber Gott, hilf mir!‹, und so geht das immer weiter. Im Großen ist es wie im Kleinen. Wenn deine Lebensbedingungen zu schwer werden, dann rufst du nach der höheren Macht, die du Gott nennst.

In Wirklichkeit ist alles nur Energie, und zwar Lebensenergie. So wie die Magenzelle in dir lebt, so lebst du in einem größeren Organismus. Das ist die Erde. Die Erde wiederum lebt im Sonnensystem, dieses in der Milchstraße und diese wiederum im Universum. Wir können das nach oben wie nach unten weiter ausdehnen. Alles in dir und um dich herum ist Leben. In Wirklichkeit gibt es keinen Tod. Alles lebt weiter, auch wenn der grobstoffliche Körper zerfällt. Die einzelnen Zellen lösen sich auf und verbinden sich wieder mit der höheren Energie.

Wenn du eine Magenzelle bist und dich weigerst, wahrzunehmen, daß du gleichzeitig der Magen *und* der Mensch bist, dann wirst du nie in der Lage sein, die Schöpfung und Gott zu verstehen. Alles Leben ist *eine* Einheit und *eine* Energie.«

»Ja, aber es gibt doch nicht nur Menschen auf der Erde, sondern auch Tiere und Pflanzen und Steine.«

»Du hast in deinem Körper auch nicht nur den Magen, sondern auch Nerven und Blut und Knochen. Alles zusammen ist der Mensch. So wie alles zusammen die Erde ist oder der Kosmos. Alles ist Energie. Energie ist Schwingung. Was wir als fest oder stofflich ansehen, ist lediglich eine langsame Schwingung. Was wir als flüchtig wahrnehmen, wie zum Beispiel unsere Gedanken oder die Luft, das sind höhere Schwingungen. Aber alles zusammen ist nur Energie, die lebt und fühlt und liebt und leidet, genau wie du.«

»Eine solche Theorie habe ich noch nie gehört. Aber irgendwie ist das einleuchtend. Ich danke dir, daß du deine

Weisheit so freigebig mit mir teilst. Ich werde mir das ganz genau durch den Kopf gehen lassen. Auf jeden Fall habe ich gelernt, daß ich mit viel mehr Aufmerksamkeit und Liebe für meinen Körper sorgen muß.«

»Tu das, es wird zu deinem Nutzen sein«, sagte der Doktor und verabschiedete sich für diesen Tag.

* * *

Schon viel hatte der Patient von dem Heiler gelernt. Jetzt merkte er allmählich, wie ungesund er gelebt hatte.

Täglich machte er Körperübungen und atmete auch fortwährend tief und gleichmäßig. Er war überrascht, wie schnell sein Heilungsprozeß einsetzte. Schon nach ein paar Tagen war er wieder in der Lage, sich selbst zu versorgen. Obwohl er noch Schmerzen verspürte, war er doch bereit, sich zu bewegen, und siehe da: Es ging ganz einfach, wenn er es wirklich wollte. Und er wollte mit aller Kraft!

Seine Lebensfreude stieg von Tag zu Tag, und das ganze Haus gewann dadurch an Energie. Selbst die Dienstboten lachten und sangen wieder bei der Arbeit. Ihr Herr hatte auf einmal ein großes Interesse an ihnen. Er hörte sich ihre Sorgen an und half ihnen, wenn es in seiner Macht stand. Obwohl er seine Dienstboten immer gut behandelt hatte, war er doch nie an ihrem Leben interessiert gewesen. Jetzt nahm er Anteil an den Schicksalen seiner Mitmenschen und fand es faszinierend, das Leben anderer Menschen kennenzulernen.

Als sich seine Beweglichkeit so weit entwickelt hatte, daß er ohne fremde Hilfe außer Haus gehen konnte, kümmerte er sich stundenweise auch wieder um seine Geschäfte. Das alles hob seine Lebensfreude und Lebenslust. Ja, er hatte wieder richtig Lust am Leben und genoß jeden neuen Tag, den er erleben durfte.

Er nahm die Welt mit ganz anderen Augen wahr und bemerkte Dinge, die er bisher übersehen hatte, vor allem die Armut, die in seiner Stadt herrschte. Da er großen Einfluß hatte, setzte er sich mit den zuständigen Behörden in Verbindung und trug durch seine finanziellen Mittel und guten Ratschläge sehr viel dazu bei, die Verhältnisse zu bessern. Ihm wurde großes Ansehen zuteil, und das in einem Bereich, der ihn früher nicht interessiert hatte.

Als sich der Heiler nach längerer Zeit verabschiedete, weil auch der andere Patient wieder genesen war, schieden sie in herzlichem Einvernehmen. Der Heiler freute sich sehr über die körperliche, seelische und geistige Entwicklung seiner beiden Schützlinge. Mit ruhigem Gewissen konnte er sie sich selbst überlassen. Sie hatten beide gelernt, die Verantwortung für ihr Leben selbst zu tragen.

Als der Hausherr dem Doktor eine größere Summe zur Bezahlung anbot, sagte dieser: »Ich danke dir für dein großzügiges Geschenk. Du hast für die arme Bevölkerung dieser Stadt viel getan. Du hast auch die Behandlung meines anderen Schützlings bezahlt und mich bei dir beherbergt. Das alles war schon eine gute Bezahlung für deine Behandlung, deshalb sehe ich deine erneute Zuwendung als ein Geschenk an. Da ich persönlich nicht an Besitz interessiert bin, werde ich es an meine armen Patienten weitergeben, die bestimmt schon zahlreich auf mich warten. Ich habe deine Entwicklung mit viel Freude verfolgt und die Tage in deinem Haus genossen. Ich danke dir, daß du meine Lehren und Anweisungen so bereitwillig angenommen hast – dadurch hast du auch mir ein großes Geschenk gemacht.

Du weißt jetzt genau, wie du mit deinem Drachen umzugehen hast, wenn er dich wieder einmal zwickt.

Lebe nun wohl, mein lieber Freund, und genieße noch lange das Glück, das du dir erworben hast.«

Daraufhin setzte sich der Heiler in die Kutsche und fuhr davon.

ENDE

Drachen-

Drachenmädchen

mädchen

Es war einmal eine Frau, die litt große Not. Sie hatte gerade ihren Mann verloren und trug sein Kind unter dem Herzen. Als sie kein Geld mehr hatte, jagte sie der Hausherr erbarmungslos davon. Völlig mittellos stand sie auf der Straße. Frühere Freunde waren plötzlich nicht mehr für sie zu sprechen, und die Verwandtschaft konnte oder wollte ihr nicht helfen. So verließ sie verzweifelt die Stadt. Sie ging aufs Land und wollte sich dort bei einem Bauern ihr Brot verdienen. Da jedoch schon zu sehen war, daß sie ein Kind erwartete, wurde sie überall abgewiesen. Sie lief immer weiter und kam schließlich in einen Wald.

Der Wald war sonderbar leer. Erst nach einiger Zeit fiel ihr auf, daß es hier keine Tiere gab. Es gab weder Vogelgezwitscher noch die Laute anderer Tiere. Es war richtig unheimlich. Irgendwie paßte dieser Wald aber zu ihrer Stimmung. Auch in ihr war es leer. Wenn das Kind in ihrem Leib nicht gewesen wäre, hätte sie ihrem Leben ein Ende bereitet. Aber eine innere Stimme mahnte sie immer wieder, für ihr Kind zu sorgen. So lebte sie einige Wochen in dem trostlos öden Wald und ernährte sich von Beeren und Kräutern.

Eines Tages, als sie wieder einmal Beeren von einem Strauch pflückte, durchzuckte sie ein heftiger Schmerz. Die Frau stöhnte laut auf und umfaßte ihren Bauch. Der Schmerz ebbte ab, und sie atmete erleichtert auf. Aber nach kurzer Zeit kam er wieder, und sie schrie erneut vor Schmerzen. Ihr Kind wollte geboren werden und niemand stand ihr bei, dachte sie verzweifelt und erinnerte sich an das, was ihr eine Amme geraten hatte. Sie atmete sich durch die Wehen hindurch, schleppte sich auf eine Lichtung und legte sich ins Gras. Ihre Schreie kamen in immer kürzeren Abständen. Doch auf einmal war alles wieder ruhig. Nein, wenn man genau hinhörte, konnte man ein leises Wimmern vernehmen. Die Frau hatte ihr Kind geboren. Jetzt lag sie ermattet da und hielt es im Arm. Es war ein kleines Mädchen. Die Geburt hatte der Frau alle Kraft geraubt. Sie hatte ein gesundes Kind zur Welt gebracht, mußte aber dafür ihr eigenes Leben lassen. Noch einmal küßte sie ihr Kind, gab ihm zu trinken, seufzte ein letztes Mal – und starb. Das kleine Mädchen begann zu weinen, und man konnte es im ganzen Wald hören.

In diesem großen Wald lebte auch eine Drachenfamilie. Die Drachenmutter hatte ebenfalls an diesem Tag ein Junges geboren. In der folgenden Nacht stapfte der alte Drache auf der Suche nach etwas Freßbarem unruhig durch die Höhle, fand bei der Drachenmutter ein Junges, das er noch nicht kannte, und verschlang es. Als die Drachenmutter am nächsten Morgen erwachte, war ihr Junges verschwunden. Verzweifelt durchforschte sie die ganze Höhle, sie wendete jeden Stein, auch in der Ecke, in der die beiden älteren Drachenkinder lebten, suchte sie, aber nirgends war das Junge zu entdecken. Sie wagte sich sogar in die Nähe des alten Drachen. Dieser aber knurrte böse und spie Feuer. Da lief die Drachenmutter in den Wald, um dort nach ihrem Jungen zu suchen. Lange war sie unterwegs, fand aber nur ein paar Schnecken und Larven und verschlang sie. Mit der Zeit hatten sich ihre Zitzen mit Milch gefüllt und drückten nun sehr. Als sie gerade umkehren wollte, hörte sie in der Ferne etwas weinen. Sie bewegte sich darauf zu und fand nach langem Suchen das Neugeborene.

Die Drachenmutter nahm das Kind auf und legte es an ihr Gesäuge. Sofort nahm der Druck in ihren Zitzen ab, was sie wohlig grunzen ließ. Sie beschnüffelte die Tote und fing an, den Leichnam zu verzehren. Nachdem sie sich gesättigt hatte, trug sie das kleine Mädchen zur Höhle. Dort versteckte sie es zwischen Reisig und Blättern, um es vor dem alten Drachen zu verbergen. Anschließend lief sie wieder in den Wald und holte den Rest des Leichnams. Ein Stück davon brachte sie ihren beiden älteren Jungen, welche sofort mit Heißhunger darüber herfielen. Den Rest brachte sie dem alten Drachen, der zufrieden schnaubte, als er das Futter roch. Dann kroch sie wieder zu dem Kind und beschnupperte es genau. Es duftete wirklich merkwürdig, deshalb markierte es die Drachenmutter mit ihrer eigenen Note. Das Kind erwachte davon und fing wieder an zu wimmern. Sofort legte es die Drachenmutter an ihr Gesäuge und brummte tief aus ihrem Bauch heraus, um es zu beruhigen. Das Kind trank die Drachenmilch und schmiegte sich dabei wohlig an den warmen Bauch der Drachenmutter.

Die beiden jungen Drachen hatten das Wimmern gehört und sich in die Nähe der Drachenmutter geschlichen. Sie waren dabei sehr vorsichtig, denn die Alte war in der letzten Zeit seltsam rüde mit ihnen umgesprungen. Sie blähten die Nüstern, und ein eigenartiger fremder und säuerlicher Geruch stieg ihnen in die Nase. Sofort lief ihnen das Wasser im Maul zusammen. Die letzte Mahlzeit war nicht sehr umfangreich gewesen und hatte ihren riesenhaften Hunger nicht stillen können. Unersättliche Gier ließ sie ständig nach Nahrung suchen. Da sie aber schon den ganzen Wald leer gefressen hatten, mußten sie sich nun mit Larven und Schnecken begnügen, die bei weitem nicht ausreichten.

Die alte Drachenmutter hatte bemerkt, wie ihre Jungen durch die Höhle näher krochen, und richtete sich drohend auf. Die Jungen duckten sich sogleich demütig, um die Alte zu besänftigen. Zufrieden brummend ließ sie sich wieder auf alle viere nieder und säugte das Menschenkind weiter. Die jungen Drachen nahmen nun wieder die Witterung des Kindes auf und krochen langsam und in demütiger Haltung zu ihrer Mutter.

Die Alte knurrte zwar, ließ sie aber dicht herankommen. Sie beschnüffelten das neue Junge ausgiebig, während die Alte weiter warnende Laute von sich gab, um sie in Schach zu halten. Die Jungen folgten dem Wunsch der Mutter und fingen an, das neue Junge zu belecken. Damit hatten sie es, trotz des fremden Geruchs, als ihresgleichen anerkannt.

Nach ein paar Stunden merkte auch der alte Drache, daß seine Gefährtin etwas vor ihm verbarg. Er kroch in ihre Ecke, um den fremden Geruch besser aufnehmen zu können. Er fand das kleine Kind und beschnüffelte es genau. Es roch nicht mehr so stark nach Mensch, weil die Drachenmutter es immer wieder markiert hatte. Auch die Drachenmilch hatte dem Menschlein einen anderen Geruch verliehen. Obwohl es nicht ganz wie ein Drache roch, beleckte es der Alte und kroch dann wieder in seine Ecke zurück. Auch er hatte das Kind damit als seinesgleichen anerkannt, und keiner der Sippe würde sich in Zukunft an ihm vergreifen.

Nach kurzer Zeit zogen die Drachen weiter und fanden in einem neuen Revier wieder reichlich Nahrung. Das kleine Mädchen war nun ein Teil der Drachenfamilie geworden, und niemand kam mehr auf die Idee, es für Nahrung zu halten.

***

So wuchs das kleine Mädchen bei den Drachen auf und dachte, daß auch sie ein Drache sei. Allerdings tat sich das Kind sehr schwer mit dem Feuerspeien. Trotz eifrigstem Üben wollte es ihm nicht gelingen. Es fand auch bald heraus, daß es nicht so gerne rohes Fleisch aß, sondern lieber Beeren und Kräuter. Die ganze Drachenfamilie war zufrieden, weil das Kind ihnen kein Futter wegfraß, und deshalb wurde es trotz seiner Andersartigkeit stillschweigend geduldet.

Die jungen Drachen, die immer größer und stärker wurden, trieben oft üble Späße mit dem Mädchen, das den beiden älteren Geschwistern an Kraft und Stärke unterlegen war. Deshalb zog sich das Kind oft in eine Ecke der Höhle zurück, die für die großen Drachen nur schwer zu erreichen war. So lebte das Mädchen bei der Drachenfamilie und verstand lange nicht, daß es nicht ihresgleichen war.

***

Von Zeit zu Zeit wechselten die Drachen das Revier. Einmal kamen sie in eine Gegend, in der sich ein kleiner Teich befand. Als sich das Mädchen dort an einem schönen sonnigen Tag zum Trinken niederbeugte, sah es sein Spiegelbild auf der Wasseroberfläche. Sie wußte nicht, daß sie sich selbst sah, und war bezaubert von der Gestalt im Wasser. Noch nie hatte sie etwas so Anmutiges gesehen. Als sie allerdings danach fassen wollte, kräuselte sich das Wasser, und das Bild war verschwunden. Geduldig wartete sie, bis sich die Wasserfläche beruhigt hatte. Da war es wieder, das schöne Wesen! Dieses Mal versuchte sie, ganz langsam nach ihm zu greifen, aber sie konnte es nicht fassen.

Eines Tages, sie blickte gerade wieder verzaubert ins Wasser und beobachtete das wunderschöne Geschöpf, tauchte auf einmal die Drachenmutter hinter ihr auf – hinter ihr und neben dem Kopf des Zauberwesens! Verwundert starrte sie ins Wasser, dann hob sie langsam einen Arm. Das Geschöpf im Wasser tat es ihr gleich. Stumm schaute sie die Drachenmutter an. Diese nickte nur und erzählte dem Mädchen alles über seine Herkunft. Das Mädchen begann um seine tote Mutter zu weinen, und die Drachenmutter nahm es an ihre Brust und tröstete es. Auch der Drachenmutter kamen ein paar Tränen, sie trauerte noch immer um das Junge, das sie verloren hatte.

»Du wirst immer mein kleines Drachenmädchen sein«, versprach sie und zauste ihr liebevoll die langen Haare. »Dich hat mir der Himmel zur genau richtigen Zeit geschickt.«

Das Mädchen schwieg. Eines Tages, so nahm sie sich vor, würde sie zu den Menschen zurückkehren und ihre Herkunft erforschen. Insgeheim war sie dankbar, daß sie nicht von den großen, stinkenden und gefräßigen Drachen abstammte, denn sie fühlte sich ganz anders als ihre grausamen Brüder. Sie umarmte die Drachenmutter, doch ein

Teil in ihr begann, eigene Wege zu gehen. Die Drachenmutter war klug, sie spürte, daß ihr das Kind entglitt, und sie ließ es geschehen. Schon jetzt wurde es gefährlich für die Kleine, eines Tages würde einer der großen Drachen über sie herfallen, sie konnte das Kind, das ihr so sehr ans Herz gewachsen war, nicht für immer schützen.

***

Die Drachenmutter war darauf bedacht, ihre Familie zusammenzuhalten. Wenn bei Einbruch der Dunkelheit eines der Kinder fehlte, ging sie auf die Suche. Sie hatte eine feine Nase und fand das vermißte Kind immer schnell. Das war dem Mädchen klar. Deshalb begann sie, über einen längeren Zeitraum den Lauf der Sonne zu beobachten, merkte sich, wann sie unterging und wann es wieder hell wurde. So stellte sie fest, daß es Tage gab, an denen die Sonne länger am Himmel stand, manchmal dagegen waren die Abstände zwischen den Nächten nur kurz. Das war die Zeit, in der die Drachen zumeist träge in der Höhle blieben und sich nur widerwillig bewegten. Mittlerweile hatte sie auch gemerkt, daß sie sich schneller fortbewegen konnte als die Drachen, wenn sie nur auf den Hinterbeinen rannte.

Nach einem besonders heißen Tag war ihr Drang, zu fliehen, so groß geworden, daß sie beschloß, am nächsten Morgen in aller Frühe aufzubrechen. Natürlich würde sie ihre Familie vermissen, aber es wurde nun Zeit, sich auf die Suche nach den Menschen zu machen, sie mußte herausfinden, wer sie war.

Als es gerade zu dämmern anfing, schlich sie sich aus der Höhle. Sie war sehr vorsichtig, denn sie mußte an der Drachenmutter vorbeischlüpfen, ohne sie zu wecken. Schweigend dankte sie ihr, als sie an ihr vorbeischlich, und verabschiedete sich im stillen. Blind vor Tränen rannte sie aus der Höhle. Die Drachenmutter öffnete die Augen und schaute dem Mädchen stumm hinterher und betete, daß sie es eines Tages wiedersehen würde.

Kaum hatte das Mädchen die Höhle verlassen, wurde sie von purer, ungezügelter Abenteuerlust ergriffen. Doch zunächst mußte sie so rasch wie möglich das Gebiet der Drachen verlassen. Nach vielen Stunden erreichte sie endlich den Rand des Drachengebietes. Plötzlich fühlte sie sich völlig frei und unbeschwert. Noch nie war ihr aufgefallen, wie schwer ihr das Leben bei den Drachen gefallen war. Sie fühlte sich heiter und beschwingt und lief leichtfüßig weiter. Begeistert zog sie in jene Landstriche, die von den Drachen gemieden wurden.

Nachdem sie drei Tage im Wald herumgestromert war, kam sie in ein Gebiet, in dem es noch viel Wild gab. Sie konnte plötzlich Vogelgezwitscher hören und genoß es. Glücklich saß sie stundenlang auf dem Boden und hörte den Vögeln zu. Auf einer Lichtung sah sie viele Schmetterlinge und staunte, mit welch prächtigen Farben diese Lebewesen ausgestattet waren. So schöne, bunte Geschöpfe hatte sie noch nie gesehen. Ihre Seele bekam Flügel, und zum ersten Mal bemerkte das Mädchen die Vielfalt der Lebewesen. In der Umgebung der Drachen gab es nie so viele Tiere, denn sie wurden bloß als Futter angesehen, und jeder überlegte sich, wie sie am besten zu fangen wären.

Jetzt hatte sie endlich Zeit, sich ganz der Natur um sich

herum zu widmen. Wie wunderschön es hier war! In aller Ruhe und mit Freude konnte sie nun alles genießen, was hier wuchs und gedieh. Die Farben der Blumen und Schmetterlinge leuchteten so bunt, das Gezwitscher der Vögel und das Summen der Insekten klangen so bezaubernd in ihren Ohren. Die Kräuter und Beeren schmeckten in diesem Wald viel besser und süßer, die Luft war hier milder und sanfter, auch duftete sie lieblich. Alles hatte sich verwandelt. Sie fühlte sich wie in einer ganz anderen Welt.

In Gegenwart der Drachen waren die Tiere des Waldes immer in Fluchtbereitschaft gewesen. Hier konnte sie sich zum ersten Mal entspannen und die Welt so richtig genießen. Alle Dinge entdeckte sie neu. Sie roch an der Gräsern und Blumen, strich mit den Händen darüber und steckte sie dann in den Mund, um sie vollkommen zu erfühlen und zu schmecken. So lernte sie ganz neue Pflanzen kennen, die in ihrem Magen ein gutes Gefühl auslösten. Jetzt wuchs sie in ein neues Leben hinein, auch wenn sie noch nicht wußte, wie es aussehen sollte. Auf jeden Fall viel, viel schöner als zuvor!

***

Eines Tages kam sie an den Rand des Waldes. Sie hatte sich nicht vorstellen können, daß er jemals endete. Aber plötzlich waren da keine Bäume mehr. Zuerst fürchtete sie sich vor der offenen Weite, dann aber sah sie, daß es auch dort Tiere gab, die auf den großen Wiesen Kräuter fraßen. So ging sie dorthin und fand manche neue Pflanze, die gut schmeckte und sie sättigte. Hier und da gab es auch Bäume, die im Wald nicht anzutreffen waren und die köstliche, süße Früchte trugen. Oft saß sie tagelang unter einem solchen Baum, aß von seinen Früchten und genoß die Natur um sich herum. Dabei hatte sie viel Zeit, sich Gedanken zu machen; ihre innere Welt hatte sich so grundlegend geändert, daß sie sich über sich selbst wunderte.

***

Sie zog immer weiter und erkundete die Landschaft. Eines Tages kam sie in einen Wald, in dem es sonderbare Spuren gab. Schnurgerade und riesig breit, mit zwei nebeneinander herlaufenden Rillen, zogen sie durch die Landschaft. Lange folgte sie einer solchen Spur nach, traf aber niemanden, der sie verursachte. Deshalb legte sie sich in der Nähe nieder und wartete, bis sich das Lebewesen zeigte, von dem die Spur stammte.

Nach langer Zeit hörte sie von weitem ein sonderbares Geräusch, das immer näher kam und stetig lauter wurde. Es schien sich aus vielen verschiedenen Tonfolgen zusammenzusetzen. Ein solches Geräusch hatte sie noch nie in ihrem Leben gehört, und sie fürchtete sich etwas davor. Doch wer bei den Drachen aufgewachsen war, konnte sich jeder Gefahr stellen, denn normalerweise waren sie es, die anderen Angst einjagten. Das Mädchen hatte nie gelernt, sich ernsthaft zu fürchten, weil es doch immer im Schutz der allmächtigen Drachenfamilie gelebt hatte. So blieb sie in der Nähe, um zu sehen, wer diese riesigen Spuren hinterließ. Es dauerte nicht lange, bis sie in der Ferne eine Bewegung ausmachen konnte. Als die Ursache des Lärms näher kam, erkannte sie, daß es sich um zwei große Tiere handelte, die durch lange Fasern miteinander verbunden waren und nebeneinander herliefen. Dabei zogen sie etwas hinter sich her. Ein solches Ding wuchs im ganzen Wald nicht. Es hatte runde Äste an der Seite, die zur Mitte hin mit Zweigen verstrebt waren. Sie drehten sich unaufhörlich und zogen die merkwürdige Spur. Aber das sonderbarste daran war, daß auf diesem Gebilde einer saß, der aussah wie sie und das alles zu lenken schien. Er war allerdings etwas größer als sie und hatte eigenartige Felle umgehängt. Auch waren seine Haare nicht so lang wie die ihren. Durch eine Art Liane war er mit den beiden Tieren verbunden und lenkte sie mit ihr. Dabei stieß er oft Laute aus, auf welche die Tiere reagierten.

Verblüfft blieb das Mädchen sitzen und dachte über das nach, was da vor sich gegangen war. Diese Geschöpfe waren sehr groß, nur die Drachen waren größer, und der, der sie lenkte, war vergleichsweise klein. Dennoch war er in der Lage, die beiden großen Vierbeiner zu leiten. Ihr war nie der Gedanke gekommen, Macht über die Drachen auszuüben, sie hätten es auch gar nicht zugelassen. In ihrer Drachenfamilie hatte das Recht des Stärkeren gegolten, und gegen ihre Brüder oder gegen den alten Drachen hatte sie keine Chance gehabt. Die beiden Brüder hatten sich um jeden Bissen gestritten und sich dabei oft große Wunden zugefügt. Der alte Drache war in der letzten Zeit immer bösartiger geworden, so daß ihn alle immer wieder mit Nahrung besänftigen mußten. Jetzt, da sie in Freiheit war, wurde ihr zum ersten Mal klar, daß man auch friedlich und in Liebe miteinander leben konnte. Die Drachen liebten sich auch, natürlich, aber die Art, wie sie sich liebten, war sehr ruppig und machte auch vor Gewalt nicht halt. Es war eben Drachenliebe und für Drachen völlig normal, aber sie war ein Mädchen und brauchte etwas anderes.

Nachdem sie alles Erlebte genau bedacht hatte, stand sie auf und machte sich wieder auf den Weg. Der Boden stieg allmählich an, und als sie aufblickte, sah sie vor sich einen Berg in die Höhe ragen. Er war mächtig und sehr hoch. Sie machte sich daran, ihn zu erklimmen, und stieg immer höher. Die Luft war hier viel dünner, dazu noch klar und rein und mit Blumenduft vermischt. An einem Stein, der wie eine kleine Höhle geformt war, setzte sie sich nieder und betrachtete die Landschaft. Alles war so schön hier. Die Sonne begann gerade zu sinken und tauchte die ganze Welt in ein rotgoldenes Licht. In der Nähe des Mädchens spielten einige kleine Tiere mit dickem Pelz und wuscheligem Schwanz, die um- und übereinander herumsprangen. Sie hatte ihre helle Freude daran und schaute ihnen so lange zu, bis eines einen Pfiff ausstieß, und jedes wie auf Kommando in seinem Bau verschwand. Kurz darauf wurde es dunkel, und sie legte sich hin und schlief ruhig und friedlich ein.

***

Als sie am nächsten Morgen erwachte, fühlte sie sich sehr wohl. Sie hatte sehr viel erlebt, seitdem sie sich befreit hatte. Ihr ging es jetzt viel besser als früher, weil alles so friedlich war. Sie aß von den kräftigenden Kräutern und trank aus einer Quelle frisches Wasser. Dann stieg sie weiter den Berg hinauf. Nachdem sie ein großes Stück hinter sich gebracht hatte, eröffnete sich ihr auf einmal ein hinreißender Ausblick auf die anderen Berge und die Täler dazwischen. Es verschlug ihr den Atem vor so viel Pracht. Wie wunderschön war die Welt! In ihren Drachenjahren war ihr das nie aufgefallen. Bei den Drachen drehte sich alles nur um die Futtersuche, für Tagträume gab es keine Zeit, und ganz sicher beobachtete kein Drache entzückt ein Tier, bevor er es fraß. Nie hatte sie Zeit gehabt, sich genau umzuschauen und sich Gedanken über das zu machen, was sie sah. Erst jetzt wurde ihr bewußt, was sie all die Jahre an Gutem und Schönem versäumt hatte. Sie fand einen ganz neuen Weg, mit der Natur zu leben, die für sie sorgte wie eine gute Mutter. Zum ersten Mal fühlte sich das Mädchen vollkommen geborgen in dieser Welt, es war endlich unabhängig von der Drachenmutter, bei der es jeden Tag Schutz vor ihren Brüdern suchen mußte. Nun lebte sie in ihrer eigenen Welt, hier wurde sie auf sehr natürliche Weise versorgt und brauchte nicht andauernd auf der Hut zu sein.

Plötzlich, während sie Kräuter suchte, entdeckte sie endlich die Spur eines Menschen. Viele Stunden verfolgte sie diese Fährte. Dann sah sie in der Ferne ein merkwürdiges Gebilde. Viele geschälte Bäume waren aufeinandergeschichtet und oben mit Rinde abgedeckt. Die Bäume waren so übereinandergelegt worden, daß sie eine Höhle bildeten, in der man sich sicher und geborgen fühlen konnte. Sie schlich näher, um sich das Gebilde aus der Nähe zu betrachten. Sie erblickte ein Wesen, das ihr ähnlich sah, allerdings schien es männlich zu sein. Auch er hatte sich, wie der Lenker, in eigenartige Felle gehüllt. Endlich hatte sie gefunden, wonach sie gesucht hatte. Ein Wesen ihrer Art, das ihr alles beibringen konnte, was sie wissen mußte, um kein Drache mehr zu sein.

Der Mann blickte auf und sah das nackte Mädchen in der Tür stehen. Er lächelte freundlich und winkte sie herein. Dabei stieß er Laute aus, die sie nicht verstand. Vorsichtig betrat sie die Hütte und schaute sich um. Überall waren aus starken Ästen Gestelle errichtet, von denen sie nicht wußte, wozu sie dienten. Auf einem dieser Gebilde saß der Mann. Der Mann stieß verschiedene Laute aus und deutete mit der Hand auf ein Gestell, das dem glich, auf dem er saß. Sie näherte sich langsam und setzte sich behutsam darauf. Der Mann stieß freundliche Töne aus, aber sie konnte ihn nicht verstehen. Dafür betrachtete sie ihn aber aufmerksam. Er war ihr ähnlich, und doch unterschieden sie sich in vielem. Er hatte keine Haare auf dem Kopf, sondern am Kinn. Sie reichten ihm bis zur Brust, und wenn er Laute ausstieß, dann wackelten die Haare. Das sah lustig aus. Er hatte noch keine drohenden Laute ausgestoßen und sie in seiner Höhle geduldet, das waren gute Zeichen, und sie fühlte sich sicher. Vorsichtig betastete sie den Bart des Mannes und zupfte ein wenig daran. Als er unwillig den Kopf wegzog, reichte sie ihm gleich eine Strähne ihrer eigenen Haare, um ihn zu besänftigen. Er aber machte eine Geste mit dem Kopf und nahm ihre Hand. Dabei stieß er viele verschiedene Laute aus, die sich freundlich anhörten. Die Berührung eines anderen ihrer Art war sehr angenehm. Die Drachen hatten eine rauhe Haut, an der sie sich leicht verletzen konnte. Diese Haut hingegen war weich und glatt, sie fühlte sich an wie ein warmer Luftzug. Das Mädchen stieß zärtlich grunzende Töne aus, um ihm zu zeigen, daß es ihr gefiel. In dieser Höhle war es ihr sehr behaglich, und sie beschloß zu bleiben. Sie konnte sich zwar noch nicht richtig verständlich machen, aber dafür leckte sie dem Mann über die Hand. Sie zeigte ihm damit, daß sie ihn als ihresgleichen anerkannte, wie es die Drachen mit ihr gemacht hatten. Das brachte den anderen zum Lachen. Das Mädchen machte große Augen. Solche Laute kannte sie gar nicht. Doch es schien eine freundliche Äußerung zu sein, denn der Mann strahlte dabei so richtig vor Zufriedenheit.

Dann stand er auf und ging zu einem Gestell, von dem er etwas holte, das aussah wie die hohlen Hände, die sie zum Trinken benutzte. Dieses Gefäß fühlte sich an wie Stein, war dabei aber ganz blank und dünnwandig. Der Mann hatte aus einem anderen Gefäß eine weiße Flüssigkeit eingegossen und forderte sie auf zu trinken. Vorsichtig nippte sie und fand es köstlich. In hastigen, kleinen Schlucken trank sie die Milch aus. Dann leckte sie sich mit der Zunge die Lippen ab. Der andere bewegte wieder den Kopf und stieß angenehme Laute aus. Sie versuchte, sie nachzuahmen, aber es fiel ihr schwer. Wieder und wieder stieß ihr Gegenüber eine bestimmte Tonfolge aus, wobei er mit der Hand auf seine Brust deutete. Sie versuchte es so lange, bis sie diese Tonfolge flüssig aussprechen konnte und er zufrieden lächelte. Dann deutete er mit der Hand auf ihre Brust und stieß eine andere Reihe von Tönen aus. Sie wollte auch diese wiederholen, doch er machte eine Kopfbewegung, von der sie schon gelernt hatte, daß es eine Abwehr war. So hörte sie auf und blickte ihn fragend an. Dann nahm sie seine Hand, drückte sie ihm an die Brust und sprach wieder das erste Wort aus. Ihr Gegenüber nickte, das war eine Gebärde, von der sie jetzt wußte, daß sie Zustimmung bedeutete. Jetzt nahm der andere ihre Hand und drückte sie ihr an die Brust. Sie stieß einen vielschichtigen, grunzenden Laut aus, mit dem die Drachenmutter sie immer gelockt hatte. Der Mann lachte auf und versuchte nun seinerseits, diese Töne nachzuahmen. Er brachte es nicht annähernd zustande. Beharrlich übte er, doch es gelang ihm nicht. So nahm er wieder ihre Hand, drückte sie an ihre Brust und sprach ein neues Wort. Sofort wußte sie, was er damit ausdrücken wollte, und lernte das neue Wort. Nachdem sie es gelernt hatte, nahm sie seine Hand, drückte sie an seine Brust und sagte: »Adam.« Danach legte sie ihre eigene Hand an ihre Brust und sagte: »Eva.« Als ihr Gegenüber nickte, freute sie sich sehr und hüpfte in der Höhle herum. Dabei versuchte sie auch gleich diese freudigen Geräusche auszustoßen, wie Adam sie machte, wenn er sehr froh war. Dann setzte sie sich wieder hin und blickte ihn strahlend an. Er erhob sich, ging in eine Ecke der hölzernen Höhle und brachte ein Fell mit. Er stülpte es ihr über den Kopf, was sie zunächst erschreckte. Als ihr Kopf auf der anderen Seite des Felles wieder zum Vorschein kam, mußte sie wieder lachen. Dieses Mal klang es schon fast richtig, und Adam lachte mit ihr. Willig ließ sie ihn nun gewähren und hatte das Gewand bald richtig angezogen. Dieses Fell hatte keine Haare und war auch keine Haut. Sie hatte so etwas noch nie gesehen, aber es roch gut, und deshalb ließ sie es um ihren Körper hängen. Adam nickte wieder, was sie in ihrem Beschluß bestärkte. Ja, hier würde sie bleiben und von Adam lernen, sich wie ihresgleichen zu benehmen. Sie hatte schon einiges gelernt, und das hatte ihr alles so viel Vergnügen bereitet, daß sie sehr zufrieden mit sich selbst war.

***

Sie blieb den ganzen Tag in Adams Nähe und wollte von ihm lernen. Wenn es Adam auch manchmal lästig war, er ließ das fremde, sonderbare Mädchen gewähren. Er war sich nicht sicher, was er mit ihr anfangen sollte, aber wegschicken mochte er sie auch nicht. Trotz ihrer Unwissenheit über die Gepflogenheiten der Menschen, schien sie doch genau zu wissen, was sie wollte. Außerdem bereitete ihm ihre natürliche Heiterkeit großes Behagen. Hier, in der Einsamkeit der Berge, hörte man selten das Lachen eines Menschen. Ihre Neugier war unersättlich, und in ihrem Eifer unterlief ihr so manches Mißgeschick. Ihre Hände waren im Umgang mit feinen Dingen eben ungeübt.

Er überlegte den ganzen Tag, woher das Mädchen wohl kam. Sie schien keiner Sprache mächtig zu sein. Die Laute, mit denen sie sich verständlich machen wollte, klangen wie die eines Tieres. Oft verhielt sie sich auch wie eines. Sie aß Beeren, Gräser und Kräuter. Ebenso kannte sie einige Wurzeln, aber er beobachtete auch, wie sie Schnecken in den Mund steckte. Nie aß sie etwas Abgekochtes, und Milch schien sie auch nicht zu kennen. Als er die Ziege molk, stand sie mit offenem Mund dabei und schaute erstaunt zu. Dabei mußte sie aber in einiger Entfernung stehen bleiben, weil die Ziege unruhig wurde, wenn sich das Mädchen ihr näherte.

Eva lernte schnell, und begeistert ahmte sie alles nach, was er ihr zeigte. Es war erstaunlich. Besonders verwunderte es ihn, daß sie sich alles bereits nach dem ersten Zeigen merken konnte. Schon nach ein paar Stunden hatte sie einen verblüffend umfangreichen Wortschatz, und ihre Gebärden ähnelten immer mehr den seinen. Er schätzte, daß sie etwa zwölf oder dreizehn Jahre alt war. Am Abend rollte sich Eva wie ein kleines Tier auf dem Boden ein und war sofort eingeschlafen.

Eva gewöhnte sich sehr schnell an Adam. Sie ahmte seine Gesten nach und lernte, seine Sprache zu sprechen und zu verstehen. Sie hatte Freude daran, Hausarbeiten zu verrichten. Nur mit Feuer wollte sie nichts zu tun haben. Ängstlich wich sie zurück, wenn Adam damit hantierte, und beobachtete ihn nur von weitem. Als sich Adam einmal mit dem Messer verletzte, lief sie schnell auf die Wiese, holte Kräuter, zerkaute sie, leckte seine Wunde sauber und legte die zerkauten Kräuter darauf. Nach kurzer Zeit waren sie dort getrocknet. Einiges davon fiel wieder ab, aber der Großteil, der hängenblieb, sorgte dafür, daß die Wunde erstaunlich schnell heilte. Adam hatte sehr schnell bemerkt, daß ihr Wissen auch für ihn einen großen Wert hatte. Nicht nur er war ihr Lehrer, nein, auch sie zeigte ihm gerne Dinge, die ihn oft verblüfften.

Nach einigen Tagen war ihr Wortschatz so groß geworden, daß er ihr Fragen zu ihrem früheren Leben stellen konnte. Nach anfänglichen Schwierigkeiten hatte Eva begriffen, was Adam von ihr wollte. Sie erzählte ihm, soweit ihr das mit den gerade erlernten Worten gelingen wollte, daß sie mit Drachen im Wald gelebt hatte. Das Wort »Drache« kannte sie jedoch nicht. So versuchte sie auf andere Weise zu erklären, wie die Tiere aussahen. Aber Adam wollte oder konnte sie nicht verstehen.

Wieviel Mühe sie sich auch gab, sie konnte sich ihm nicht begreiflich machen. Aber auch hier wußte Adam Rat. Er holte ein Tierbuch aus einer Ecke und zeigte ihr die Bilder darin. Eva jauchzte vor Entzücken, als sie die vielen Bilder sah. Immer wieder deutete sie auf ein Bild und sagte: »Ja, das Tier habe ich auch gesehen«, und klatschte vor Vergnügen in die Hände. Adam nannte dann den Namen des Tieres, und sie freute sich über jedes neu benannte Tier. Adam mußte viel Geduld mit ihr haben. Eigentlich wollte er nur wissen, ob die Tiere, bei denen sie gelebt hatte, auch in dem Buch abgebildet waren. Aber ihre Freude über die Bilder war so groß, daß er sich zurückhielt und wartete, bis sie selbst umblätterte. Bäume und Blumen konnte sie ebenfalls zuordnen und genau sagen, ob sie genießbar waren oder nicht. Sie hatte ein großes Wissen über die Natur, das sie nun immer besser mitteilen konnte.

Es gab einige Tiere, die sie nicht kannte. Als sie auf das Bild stieß, das ein Pferd zeigte, klatschte sie laut in die Hände und freute sich. Lange sprach sie mit Adam über Pferde und darüber, wie die Menschen mit ihnen umgingen. Auf alle Fragen, die ihr damals im Wald durch den Kopf gegangen waren, fand sie jetzt eine Antwort. Nachdem sie das Buch ganz durchgesehen hatten, mußte Adam feststellen, daß die Tiere, bei denen Eva aufgewachsen war, nicht dabeigewesen waren. Sie hatte aber erklärt, die Drachen seien größer als Pferde, und sie hatte auch einen Laut von sich gegeben, der das Drachengebrüll nachahmte. Doch das machte es für Adam keineswegs einfacher. Wenn diese Tiere größer als Pferde waren und in den hiesigen Wäldern lebten, dann wären sie bestimmt auch in dem Buch beschrieben. Was für Tiere waren das wohl? Also überlegte er sich, wie er an dieses Wissen herankommen könnte.

Dazu brachte er Eva das Schreiben und Malen bei. Das ging recht einfach. Nachdem Eva mit einem Stift umgehen konnte, begann sie begeistert, sich durch Bilder verständlich zu machen. Schreiben und Lesen waren für sie weniger wichtig, aber sie lernte jeden Tag einen Buchstaben. Adam glaubte fast, sie tat das nur ihm zuliebe.

Beim Zeichnen bewies Eva eine besonders geschickte Hand. Mit ganz wenigen Strichen konnte sie ein Tier oder einen Baum treffsicher erfassen. Sie hatte einen so scharfen Blick für die Natur, daß sie mit ihren Zeichnungen immer das Wesentliche festhielt. An der Form der Bäume konnte er ganz genau feststellen, ob es eine Eiche oder Buche war. Auch bei den Blumen und Vögeln konnte er genau erkennen, welche Sorte oder Art es war. Sie malte auch ihn selbst, und er mußte schmunzeln, weil das Bild ihm so verblüffend ähnlich war, obwohl er sich selbst so nie gesehen hatte. Sie brachte es immer wieder fertig, die Seele der Lebewesen in ihren Zeichnungen aufs Papier zu bannen. Als er sie dann nach längerer Zeit bat, einen Drachen zu malen, schüttelte sie den Kopf. »Nein, mein Leben bei diesen Tieren ist vorbei. Ich will damit nichts mehr zu tun haben.« Adam war traurig, beugte sich aber ihrem Wunsch. Sie sprach über ihr früheres Leben auch nur , wenn er sie danach fragte. Für sie existierte die Welt nur im Hier und Jetzt, und sie verstand nicht, warum Adam immer wieder über Vergangenes sprechen wollte. Es war doch alles vorüber, und es gab keinen Grund, das Gewesene wieder zurückholen zu wollen.

***

Eva merkte schon bald, wie schutzbedürftig die Menschen zu sein glaubten. Adam trug Schuhe an den Füßen, um diese nicht zu verletzen, und Kleider, damit er vor Kälte geschützt war. Sein Lager mußte weich gepolstert sein, und er hatte immer genug zu essen im Haus. Die Natur versorgte sie doch mit allem, was sie brauchten; wozu brauchte er noch Vorräte? Adam fürchtete sich auch vor dem Wetter.

Ihr selbst oder den Tieren hatte es noch nie Schaden zugefügt, aber er glaubte, daß er sich davor schützen mußte.

Als sie ihn fragte, wie er annehmen könne, daß die Natur sein Feind sei, sprach er von Erziehung. Er mußte ihr jedoch erst erklären, was das ist. Sie war nicht erzogen worden, sondern hatte nur die Drachen nachgeahmt und daraus gelernt. Als sie erfuhr, was Erziehung ist, war sie entsetzt. Warum taten die Menschen sich das an? Man brauchte doch niemanden zu erziehen. Jeder wußte doch selbst, was gut für ihn war, oder?

Doch sie wurde auch nachdenklich und fragte sich, ob nicht auch sie Falsches durch die Drachen gelernt hatte. Vielleicht war es doch wichtig, sich noch einmal mit der Vergangenheit zu befassen. So könnte sie feststellen, ob auch sie vielleicht Dinge gelernt hatte, die nicht sehr hilfreich für ihr jetziges Leben waren. Das war der Grund, warum sie sich eines Tages hinsetzte und einen Drachen malte. Sie fand ihre Zeichnung gut und brachte sie Adam. Der sah sie sich lange an.

»Bist du sicher, daß die Tiere, bei denen du gewohnt hast, so ausgesehen haben?«

»Ja, natürlich. Ich war doch viele Jahre lang bei ihnen, bis jetzt. Es liegt noch kein Winter zwischen der Trennung von den Drachen und dem Zusammentreffen mit dir.«

»Weißt du, das, was du da auf deinem Bild dargestellt hast, sieht so aus wie Tiere, die schon lange ausgestorben sind. Keiner würde glauben, daß es so etwas in unserer heutigen Welt noch gibt. Seit vielen tausend Jahren haben die Menschen solche Wesen nicht mehr angetroffen. Hast du je andere Drachen kennengelernt? Ich meine solche, die nicht zu deiner Familie gehört haben.«

»Nein, wir waren immer unter uns gewesen.«

»Da die Drachenmutter schon alt ist und keine Jungen mehr bekommen kann, wird diese Art jetzt wohl endgültig aussterben. Würdest du mich zu ihnen führen, damit ich sie beobachten kann?«

»Aber das ist sehr gefährlich. Wenn dich die jungen Drachen sehen, werden sie dir nachstellen und dich fressen wollen. Sie haben äußerst feine Spürnasen und sind sehr stark.«

»Aber wir können doch vor ihnen davonlaufen. Du hast selbst gesagt, daß wir schneller sind als sie.«

»Ja, ich bin schneller als sie. Aber daß du auch schneller bist, wage ich zu bezweifeln. Du bist so wehleidig. Du hast so viel Angst vor Schmerzen und Wunden, daß du auf der Flucht zuviel an deinen empfindsamen Körper denken würdest. Das ist ein großer Nachteil, wenn es um Leben und Tod geht.«

»Auch ich kann den Schmerz unbeachtet lassen, wenn es um mein Leben geht.«

»Da ich mich von den Drachen getrennt habe, werden sie mich nicht mehr als ihresgleichen anerkennen. Sie werden mich ebenfalls verfolgen. Außerdem weiß ich nicht, wo sie sich jetzt aufhalten. Gewiß sind sie schon wieder in ein anderes Jagdgebiet abgewandert. Es ist wirklich gefährlich, Adam!«

»Kannst du nicht verstehen, wie spannend und wichtig es für mich ist, diese Drachen zu sehen? Noch nie hat ein Mensch Drachen getroffen, sie schienen immer Sagengestalten zu sein. Bitte führe mich zu ihnen, wenn es dir irgendwie möglich ist.«

»Wenn du es unbedingt willst, bringe ich dich hin. Aber

ich habe kein gutes Gefühl bei dieser Sache. Ich möchte dich warnen. Es wird ein Gang auf Leben und Tod, damit mußt du rechnen.«

»Ich weiß, auf welche Gefahr ich mich da einlasse. Doch meine Neugier ist so groß wie damals dein Trieb, die Drachen zu verlassen.«

»So werden wir also gehen. Aber ich schlage vor, wir warten noch etwas, bis es kälter wird. Denn dann sind die Drachen langsamer und bleiben die meiste Zeit in ihrer Höhle. So können wir nicht so leicht von einem überrascht werden.«

***

An einem kalten Novembertag machten sie sich auf den Weg. Eva hatte sich geweigert, Vorräte oder sonstiges Gepäck mitzunehmen. Sie war der Meinung, es sei nicht nötig und zudem zu hinderlich. Adam war sich da nicht so sicher. Aber sie kannte sich besser aus, und so ließ er sich von ihr überzeugen.

Schon nach zwei Tagen mußte Adam erschöpft aufgeben. Eva war einfach zu geübt und zu gewandt für ihn, er konnte nicht mit ihr mithalten. Sie sah alles, hörte alles und fand mit ihrer geübten Nase sogar Wasser und Nahrung. Adam beobachtete gebannt wie geschickt sie sich im Wald bewegte. Ihre natürliche Grazie ließ sie alle Hindernisse überwinden. So fand sie auch im größten Dickicht immer wieder Schlupflöcher, durch die sie schneller vorankamen. Nachdem er den zweiten Tag hinter ihr hergekeucht war, mußte er sich eingestehen, daß sein Körper für diese Reise nicht gemacht war. Eva erklärte ihm, daß er einem Drachen nicht entkommen könne, wenn er so langsam liefe. Sie selbst hätte noch viel schneller laufen können.

Auf dem Nachhauseweg fielen sie in eine gemächlichere Gangart. Eva beantwortete Adam all die vielen Fragen, die er jetzt hatte. Zuerst wollte er wissen, woher sie wußte, wohin sie lief. Sie erklärte ihm, daß alle Bäume in die gleiche Richtung wuchsen. Er aber konnte das nicht sehen. Für ihn waren die Bäume rund und hatten keine bestimmte Wuchsrichtung. Geduldig machte sie ihn immer wieder auf die Dinge aufmerksam, die er auf seinem Weg völlig übersehen hatte. Sie brachte ihm bei, Geräusche zu hören, die so leise waren, daß er sie nur bei angehaltenem Atem vernehmen konnte. Auch ihr Geruchssinn war besonders ausgeprägt. Sie konnte riechen, wo ein Bach war oder wo etwas Nahrhaftes wuchs. Auch die Fährten der Tiere konnte sie wittern. Auf ganz besondere Weise konnte sie sogar eine drohende Gefahr fühlen und sich blitzschnell davor in Sicherheit bringen. Mit ihrem körperlichen Geschick konnte er ebensowenig mithalten. Eva war verwundert, wie lange er dazu brauchte, etwas so zu begreifen, daß er es nachmachen konnte, und wie oft er die Dinge verwechselte, die sie ihm zeigte. Bald war es Adam klar, daß er von ihr mehr lernen konnte als sie von ihm.

Seinen Plan, die Drachen zu finden, gab er jedoch nicht auf. Den ganzen Winter über gingen sie in den Wald, um zu üben. Das Übernachten unter freiem Himmel bei eisiger Kälte fiel Adam sehr schwer, weil ihm sogar eine Decke verweigert wurde. Wenn er beobachtete, wie sie sich im Wald benahm, dann konnte er auch verstehen, wie wichtig es war, ohne Ballast zu sein.

Bis zum nächsten Frühjahr hatte er gelernt, so schnell zu sein wie Eva. Er mußte nicht mehr keuchen, wenn er hinter ihr herlief. Er hatte jetzt auch eine ungefähre Ahnung davon, was sie meinte, als sie davon sprach, daß die Bäume alle in einer bestimmten Richtung standen. Die leisesten Geräusche konnte er nun viel besser wahrnehmen und darauf reagieren. Er verstand jetzt, warum Eva keine Vorräte brauchte. Sie fand selbst im Winter so viele nahrhafte Dinge, daß sie nie hungern mußten. Während des Winters hatten sie ausschließlich von rohen Pflanzen und Beeren gelebt. Das hatte seinen Körper gestählt und ihm eine Leichtigkeit verliehen, die ihn selbst erstaunte.

Eva war nun bereit, mit ihm auf Drachensuche zu gehen. Aber jetzt wollte Adam nicht. Er glaubte, daß er noch nicht genug gelernt hatte, um eine derart weite Reise zu unternehmen. So lebten sie das ganze Frühjahr und den Sommer im Wald, und Adam erweiterte sein Können. Nun stand er Eva in fast nichts mehr nach.

Als sie wieder einmal weit entfernt von zu Hause durch den Wald streiften, blieb Eva plötzlich stehen und flüsterte: »Hier ist eine Drachenspur.«

»Wo?«

»Na, hier«, sagte sie und deutete auf den Waldboden. »Sie ist zwar schon einige Tage alt, aber noch gut zu wittern und zu sehen. Es ist die Spur eines meiner Brüder, ich kenne seinen Geruch ganz genau.«

»Was machen wir denn jetzt?«

»Möchtest du immer noch die Drachen sehen?«

»Ja, natürlich!«

»Dann laß uns der Spur folgen und sehen, wo sie uns hinführt.«

Adam war es doch ein bißchen mulmig zumute. Er konnte mittlerweile gut abschätzen, in welche Gefahr sie sich begaben. Nach einiger Zeit kamen sie an einen Kothügel, an dem er erkennen konnte, wie groß das Tier, welches ihn hinterlassen hatte, sein mußte. Er überlegte sich, ob sie das Abenteuer abbrechen sollten. Aber Eva verhielt sich so sicher und war so furchtlos, daß er seine Angst besiegte und ihr beherzt folgte.

Nach einiger Zeit bemerkte er, wie wenige Tiere es in der Gegend gab. Rückblickend wurde ihm klar, daß der Wald schon seit einigen Stunden so merkwürdig leer war. Als er Eva darauf ansprach, sagte sie ihm, daß es ihr gleich aufgefallen sei. Sie habe ihm aber nichts gesagt, um ihn nicht zu beunruhigen. Aber jetzt, wo sie Drachenspuren gefunden hatten, war es nötig, ihn auf die Gefahr aufmerksam zu machen. Sie liefen eine dreiviertel Stunde durch dichten Wald und kamen auf eine Lichtung mit einer Quelle. Sofort blieb Eva stehen und legte den Finger an den Mund. Bequem setzte sie sich in einem dichten Gestrüpp nieder und harrte geduldig aus. Er hätte sie gerne etwas gefragt, aber ihre angespannte Haltung hielt ihn davon ab. Auch er versuchte, mit allen seinen Sinnen die Umgebung zu durchdringen, aber er konnte nichts Verdächtiges wahrnehmen.

So kauerten sie den ganzen Nachmittag, und erst als es anfing zu dämmern, änderte sich etwas in ihrem Umkreis, obwohl Adam nicht sagen konnte, was es eigentlich war. Auf einmal wurde er hellwach und nahm alles um sich herum mit neuer Klarheit wahr. Trotzdem dauerte es noch eine halbe Stunde, bis etwas geschah. Zuerst waren da nur ein pustendes, schnaubendes Geräusch und das Knakken von Unterholz. Gespannt blickte er in die Richtung, aus welcher der Lärm kam. Was er dann sah, ließ ihm die Haare zu Berge stehen. Das Tier, das er erblickte, war fast doppelt so groß wie ein Elefant und sah aus wie eine Echse. Doch kroch es nicht dicht am Boden entlang, sondern bewegte sich behäbig auf vier mächtigen Beinen. Das Tier schien alt zu sein, und es hatte eine schlimme Verletzung am Hals. Immer wieder knickte es vor Schwäche in den Vorderläufen ein und schleppte sich nur mühsam bis zur Quelle und trank daraus.

»Das ist die Drachenmutter«, flüsterte Eva ihrem Begleiter ins Ohr. »Bleib hier und rühr dich nicht von der Stelle!«

Zwar gefiel ihm das gar nicht, aber sie war schon auf die Lichtung gelaufen. Sie zeigte sich der Drachenmutter, die den Kopf hob und wütend schnaubte. Sie konnte Eva nicht mehr erkennen, da diese durch die Gesellschaft des Menschen vollkommen anders roch. Eva aber stieß lockende und besänftigende Töne aus und versuchte, sich dem alten Tier zu nähern. Doch das richtete sich hoch auf und stieß Drohlaute aus. Eva ließ sich sofort hinfallen und wälzte sich im Gras. Das schien die Alte zu besänftigen, denn sie ließ sich schnaufend wieder auf alle viere nieder und brummte. Eva lief über die ganze Wiese und zupfte Kräuter aus. Als sie genug gesammelt hatte, lief sie zu der Alten und summte dabei einen lieblichen Singsang in tiefen Tönen. Das schien der Alten zu gefallen, denn sie blieb ruhig liegen und ließ sich von Eva die Wunde lecken. Das dauerte bei dem riesigen Tier eine längere Zeit. Dann kaute Eva die Blätter, wie sie es schon bei Adam gemacht hatte, und schmierte den Brei in die Wunde. Obwohl die Drachenmutter Schmerzen haben mußte, hielt sie still und gab keinen Laut von sich. Zu gefährlich war es, jeder Laut konnte die anderen Drachen herbeirufen. Tränen liefen über ihr schuppiges Gesicht, sie begann, sich zu erinnern, und ihr Herz floß über vor Liebe zu Eva. Dankbar blickte sie ihr in die Augen und leckte über ihre Hand. Auch Eva weinte vor Liebe und Freude, die alte Drachenmutter wiederzusehen, doch sie wußte, daß sie nicht bleiben konnte. Eva verneigte sich stumm vor der alten Drachenmutter. Auch diese neigte den Kopf, schaute ihr noch einmal in die Augen und verschwand still im Wald.

Adam hatte diese Szene gebannt beobachtet. Das ganze Ereignis war so unwirklich, daß es ihm bestimmt niemand glauben würde. Doch er hatte sich vorgenommen, über all das, was er mit Eva erlebte, zu schweigen.

Nachdem sich die Drachenmutter wieder in den Wald zurückgezogen hatte, kam Eva zu ihm zurück.

»Hast du alles genau gesehen?«

»Ja, es war unheimlich und sehr aufregend. Ich habe große Angst um dich gehabt.«

»Die alte Drachenmutter ist durch die Wunde sehr geschwächt. Sie hätte uns nicht mehr fangen können.«

»Trotzdem wäre es ihr ein leichtes gewesen, dich mit ihrem Gewicht zu erdrücken.«

»Nein, nein. So ist sie nicht, warum sollte sie das tun? Die Verletzung an ihrem Hals stammte von einem anderen Drachen, vielleicht von dem Alten. Weißt du, ich bin dir sehr dankbar, daß du darauf bestanden hast, hierherzukommen. Sie hat mich aufgezogen, und ich liebe sie sehr. Danke, daß ich sie durch dich noch einmal sehen konnte!«

Eva umarmte Adam und schluchzte ein paarmal tief auf. Dann löste sie sich und richtete sich auf, ihr Gesicht wurde ernst.

»Willst du noch mehr Drachen sehen, oder können wir von hier verschwinden? Ich warne dich. Triffst du mit den jungen Drachen zusammen, dann geht es nicht so zahm zu wie jetzt. Dann wird es lebensgefährlich. Selbst ich würde mich nicht in ihre Nähe wagen.«

»Nein, laß uns schnell verschwinden, bevor es ganz dunkel ist.«

Sie brachen auf und liefen noch ein Stück. Als es finster wurde, suchten sie sich ein sicheres Versteck und legten sich zur Ruhe nieder.

»Hast du keine Angst, daß einer deiner Drachen jetzt hier vorbeikommt?«

»Nein, zu dieser Zeit sind sie schon in der Höhle, die bestimmt nicht weit von der Quelle entfernt ist. Morgen früh, wenn es gerade anfängt zu dämmern, werden wir in aller Eile weiterziehen. Wenn die Drachen meine Witterung aufnehmen, werden sie uns folgen. Aber im Moment sind wir sicher, deshalb schlafe gut, ich werde dich beizeiten wecken. Ich hoffe nur, der Alten geht es wieder gut!«

***

Am frühen Morgen brachen sie auf. Eva legte dabei einen derartig schnellen Schritt vor, daß Adam trotz der Übung, die er mittlerweile hatte, ins Schwitzen kam. In dieser Geschwindigkeit gingen sie bis zum Nachmittag weiter, ohne zu rasten oder etwas zu sich zu nehmen. Als sie dann in eine Gegend kamen, die ihnen vertraut war und wo sie sich sicher fühlen konnten, liefen sie ein wenig langsamer, gingen aber stetig weiter. Erst als die Dämmerung einsetzte, suchten sie sich einen Ort, an dem sie die Nacht verbringen konnten. Erschöpft ließ sich Adam auf das Lager sinken, während Eva die Umgebung erkundete. Er erwachte erst am nächsten Morgen, als die Sonne bereits sichtbar am Himmel stand. Eva stand in der Nähe und beobachtete ihn lächelnd.

»Ich habe geschlafen wie ein Bär.«

»Das habe ich gemerkt. Du bist nicht aufgewacht, weder als ich gestern abend zurückkam, noch als ich heute morgen aufstand. Dieser feste Schlaf hat dir gutgetan, wie ich sehe. Aber in der Natur solltest du auch im Schlaf über dich wachen. Ich frage mich, ob du das schon kannst.«

»Ich glaube schon. Die Geräusche, die du beim Kommen und Gehen machst, sind mir mittlerweile sehr vertraut. Ich spüre selbst im Schlaf, daß du es bist und keine Gefahr besteht. Deshalb schrecke ich nicht auf. Dagegen werde ich sofort wach, wenn in der Nähe etwas nicht in Ordnung, fremd oder bedrohlich ist.«

»Du hast viel gelernt, hier im Wald. Jetzt, da du dein Ziel erreicht und einen Drachen gesehen hast, können wir ja wieder nach Hause gehen.«

»Nach Hause gehen? Ist die Hütte für dich ein Zuhause geworden?«

»Ja, dort ist es schön, und ich fühle mich wohl.«

»Wie war das, als du bei den Drachen warst? Ich hatte den Eindruck, daß du dich dort auch sicher gefühlt hast.«

»Ja, aber das ist eine andere Art von Sicherheit. Ich kenne ja die Gepflogenheiten der Drachen. Wenn ich in ihrem Revier bin, verhalte ich mich unwillkürlich wieder so wie früher. Dadurch fühle ich mich geschützt. Aber das ist eine ganz andere Empfindung, als wenn ich bei dir zu Hause bin. Dort kann ich mich viel besser entspannen, meine

Wachsamkeit ist viel niedriger als im Drachenrevier. Die Drachen haben bestimmt am Morgen unsere Witterung aufgenommen und sind ihr gefolgt. Nach einiger Zeit werden sie gemerkt haben, daß wir schneller sind als sie. Wenn sie in der Zwischenzeit Nahrung gefunden haben, werden sie die Jagd auf uns vielleicht aufgeben, aber sie können auch stur sein und einer Fährte stundenlang folgen. Es ist besser, sich an einem Ort aufzuhalten, an dem es viele Tiere gibt. Die Freßgier der Drachen wird sie dann in eine andere Richtung lenken.«

»So hast du mir das Leben gerettet?«

»Nein, dein Leben war nicht wirklich in Gefahr. Dafür hatten wir einen zu großen Vorsprung, weil wir schon so früh losgelaufen sind. Es war nur etwas, was ich bei anderen Tieren beobachtet habe, die sich den Drachen auf diese Weise immer wieder entzogen haben. Die Natur ist ein guter Lehrmeister, wenn du deine Sinne immer wachhältst und nichts vergißt.«

»Ja, Eva, du hast recht. Aber ich muß dir sagen, daß ich mich im Augenblick einmal von der Natur selbst erholen möchte. Ein bißchen Bequemlichkeit und Sicherheit sind ja auch nicht zu verachten, oder? Das Erlebnis gestern war der Höhepunkt meiner Lehrzeit als Waldläufer und Drachensucher. Jetzt glaube ich auch, daß es Zeit wird, wieder nach Hause zu gehen. Komm, machen wir uns auf den Weg!«

ENDE

Folgende Titel könnten Sie ebenfalls interessieren:

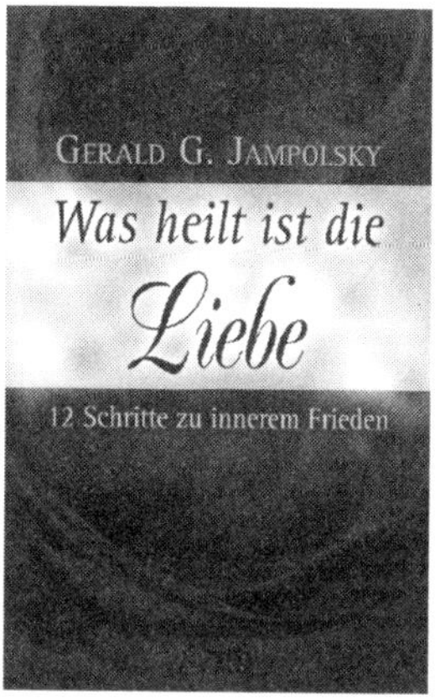

Gerald G. Jampolski

Was heilt ist die Liebe
12 Schritte zu innerem Frieden

ISBN 978-3-89767-509-4

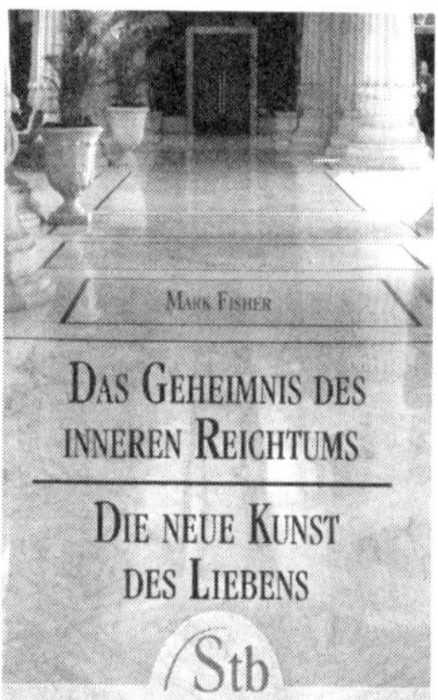

Mark Fisher

Das Geheimnis
des inneren Reichtums
–
Die neue Kunst des Liebens

ISBN 978-3-89767-440-0

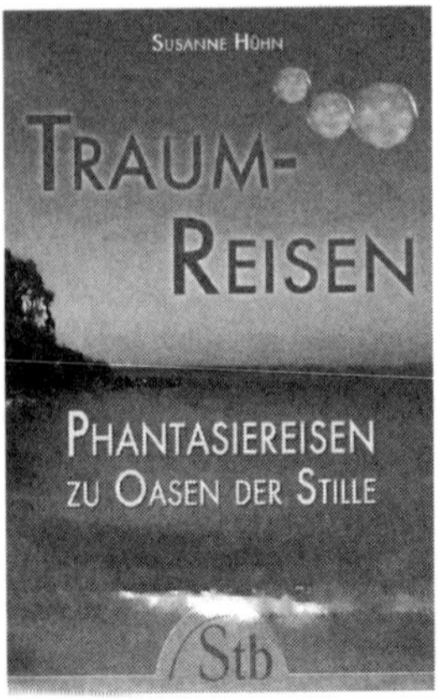

Susanne Hühn

Traumreisen

Phantasiereisen zu Oasen der Stille

ISBN 978-3-8434-4465-1

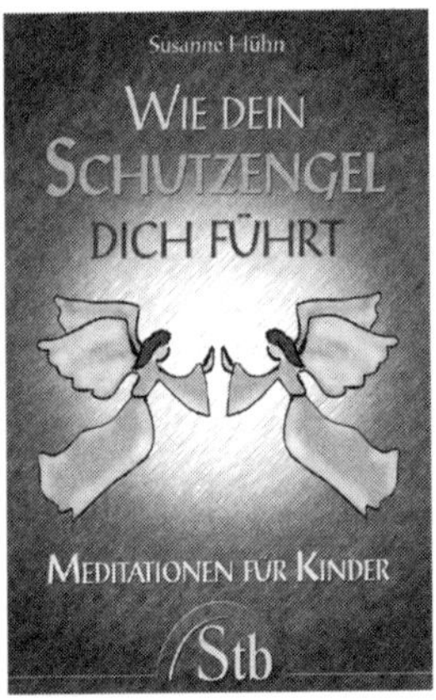

Susanne Hühn

Wie dein Schutzengel dich führt

Meditationen für Kinder

ISBN 978-3-89767-445-5

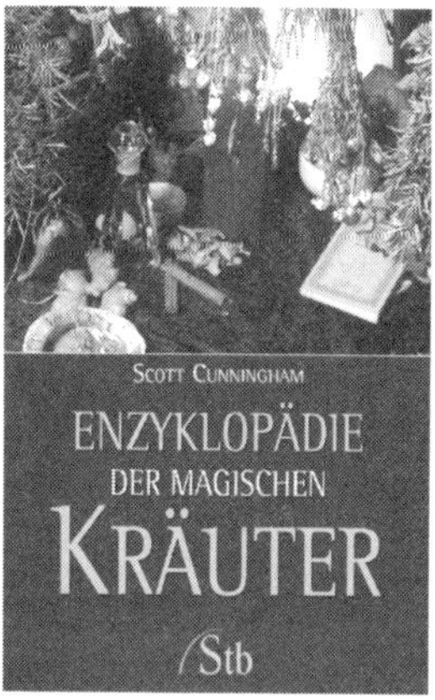

Scott Cunningham

Enzyklopädie der
magischen Kräuter

ISBN 978-3-89767-503-2

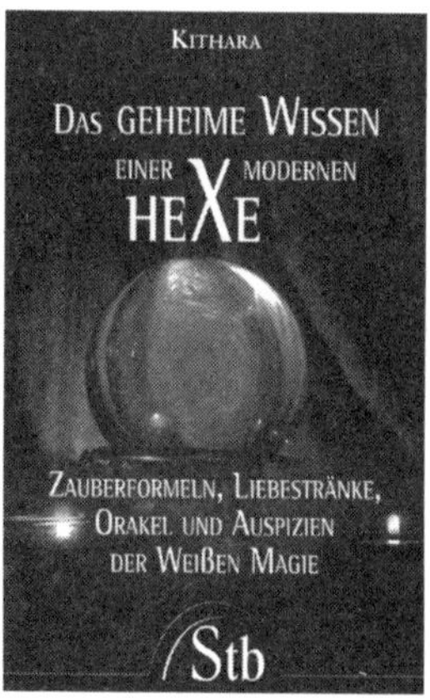

Kithara

Das geheime Wissen
einer modernen Hexe

ISBN 978-3-89767-495-0

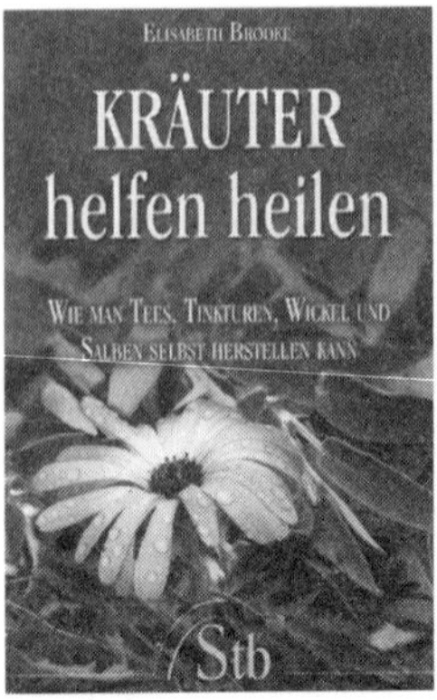

Elisabeth Brooke

Kräuter helfen heilen

Wie man Tees, Tinkturen, Wickel und Salben selbst herstellen kann

ISBN 978-3-89767-407-3

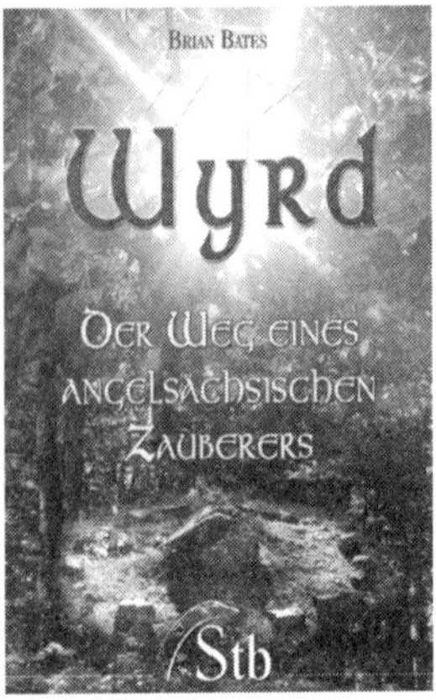

Brian Bates

Wyrd

Der Weg eines angelsächsischen Zauberers

ISBN 978-3-89767-441-7